Rudolf Kutz

Patientenorientiertes Qualitätsmanagement

disserta
Verlag

Kutz, Rudolf: Patientenorientiertes Qualitätsmanagement. Hamburg, disserta Verlag, 2014

Buch-ISBN: 978-3-95425-626-6
PDF-eBook-ISBN: 978-3-95425-627-3
Druck/Herstellung: disserta Verlag, Hamburg, 2014
Covermotiv: © carlosgardel – Fotolia.com

Bibliografische Information der Deutschen Nationalbibliothek:
Die Deutsche Nationalbibliothek verzeichnet diese Publikation in der Deutschen Nationalbibliografie; detaillierte bibliografische Daten sind im Internet über http://dnb.d-nb.de abrufbar.

© disserta Verlag, Imprint der Diplomica Verlag GmbH
Hermannstal 119k, 22119 Hamburg
http://www.disserta-verlag.de, Hamburg 2014
Printed in Germany

Inhalt

Modul I: Grundlagen des Qualitätsmanagements

Lernziele:

Wenn Sie dieses Kapitel durchgearbeitet haben, können Sie

- Definitionen des QM unterscheiden
- Merkmale des internen und externen QM unterscheiden
- Zertifizierungen zum QM zuordnen
- das Grundkonzept von Donabedian erkennen.

1. 1 Einleitung

Qualitätsmanagement (QM) im Gesundheits- und Sozialwesen ist gegenwärtig ein heiß diskutiertes Thema.

Seit dem Gesundheitsstrukturgesetz 2000 sind ambulant tätige Therapeuten und Ärzte sowie Krankenhäuser, Rehakliniken und Pflegeeinrichtungen zur internen Qualitätssicherung verpflichtet. Darüber hinaus haben sie sich an interorganisatorischen und segment-übergreifenden QM-Maßnahmen zu beteiligen (§ 135 SGB V).

Die Flut an Literatur zum QM ist von Fachleuten kaum noch zu systematisieren und für Laien wie Studenten nicht mehr transparent.

Die Konzepte und Begriffe reichen von TQM, UQM, KTQ, EFQM, DIN EN ISO 9000 ff. und PQM über HMO's, JCAHO und BQS bis hin zu DMP's, DRG's, evidenz based medicine, Managed Care, Home Care, Pflegequalität, pathway's, Struktur-, Prozess- und Ergebnisqualität usw.

Dieser Informationsflut lässt sich nur unter spezifischen Fragestellungen ansatzweise systematisieren. Deshalb beginne ich mit einem kurzen historischen Exkurs über die bundesdeutsche Entwicklung. Das Programm 2000 der WHO aus dem Jahre 1984 wird aus Gründen der internationalen Entwicklung voran gestellt.

Der Sachverständigenrat zur konzertierten Aktion im Gesundheitswesen hat sich im Jahre 1989 erstmals dezidiert mit einer sozialpolitischen Analyse und entsprechenden Empfehlungen zum QM geäußert, wobei die Auffassung des Rates sich von einer Stärkung der **Selbstregulationsmechanismen** bis zu einer Verpflichtung zum internen und externen QM fortentwickelt hat. Die Empfehlungen des Rates haben mithin eine Intensivierung der QM-Konzepte und eine kritische Diskussion eingeleitet. Deshalb ist es empfehlenswert, die Gutachten des Rates zu studieren, da ebenfalls eine sehr gute Literaturliste, zur Vertiefung der Thematik, angefügt ist.

Abschnitt 2 des Moduls versucht, Sie mit der Problematik des QM ein wenig vertraut zu machen, damit Sie die im Modul III dargestellten QM-Ansätze, gezielt lernen und einordnen können.

Die Differenzierung zwischen externem und internem QM (Punkt 1.4) können als strukturelle Aspekte interpretiert werden, deren unterschiedliche Ansatzpunkte der Systematisierung der QM-Konzepten dienen. Die Verknüpfung der strukturellen Aspekte mit dem Problemaufriss des Sachverständigenrates (Punkt 1.3) vermittelt einerseits, wie wichtig eine systematische Trennung von internem und externem QM ist und andererseits, welche methodischen Probleme entstehen, wenn beide Aspekte undifferenziert verwendet werden.

1.2 Historischer Exkurs

Zur Bedeutung der Qualitätssicherung bezog die WHO bereits im Jahre 1984 in ihrem Programm 'Gesundheit 2000' folgende Position:
"Bis zum Jahre 1990 sollte es im Gesundheitsversorgungssystem jedes Mitgliedstaates effektive Verfahren zur Qualitätssicherung in der Patientenversorgung geben. Dieses Ziel könnte erreicht werden durch:

- die Einführung von Methoden und Verfahren zur systematischen Überwachung der Qualität der Patientenversorgung,
- die Bewertung diagnostischer und therapeutischer Verfahren,
- die Definition von Standards und ihre Einführung in den medizinischen Alltag
- und die Aus-, Fort- und Weiterbildung des ärztlichen und nichtärztlichen Personals im Bereich der Qualitätssicherung." (zitiert nach Kutz 1991)

Der Sachverständigenrat für die konzertierte Aktion im Gesundheitswesen führt bereits 1989 in seinem Jahresgutachten aus:
"Eine Qualitätssicherung ärztlichen Handelns wird von allen an der Gesundheitsversorgung Beteiligten gefordert. Die Gründe dafür liegen vor allem in

- dem verstärkten Bemühen der Ärzte um eine Verbesserung ihrer Qualität,
- dem wachsenden Bewußtsein und Wissen, dass ärztliches Handeln unvollkommen sein kann,
- der steigenden Sensibilität der Patienten gegenüber der Qualität der ärztlichen Leistungen,
- der Behauptung, daß die gegenwärtigen Bemühungen um Kostendämpfung zu einer unkontrollierten Senkung der Qualität führen könnten,
- der Hoffnung, mit Hilfe qualitätssichernder Maßnahmen das ärztliche Handeln stärker zu kontrollieren und sie als Instrument zur Steigerung der Wirtschaftlichkeit einsetzen zu können."

Bezogen auf Deutschland zeigt sich jedoch, dass eine intensive Diskussion im Gesundheitswesen erst mit der gesetzlichen Fixierung der Qualitätssicherung im SGB V einsetzte: Vorschriften zur Qualitätssicherung sind in den §§ 135-139 SGB V geregelt.

*Das SGB V verpflichtete seit 1989 im § 137 die nach § 108 SGB V zugelassenen Krankenhäuser sowie Versorgungs- und Rehabilitationseinrichtungen, mit denen Versorgungsverträge bestehen, zur **'Teilnahme'** an Qualitätssicherungsmaßnahmen. Die Verfahrens- und Prüfungsgrundsätze der Qualitätsprüfungen in den Krankenhäusern sind in zweiseitigen Verträgen zwischen Landesverbänden der Krankenkassen bzw. den Verbänden der Ersatzkassen und den Landeskrankenhausgesellschaften bzw. den Vereinigungen der Krankenhausträger der Länder zu vereinbaren (§ 112 SGB V). Für die ambulante kassenärztliche bzw. vertragsärztliche und die kassenzahnärztliche bzw. vertragszahnärztliche Versorgung erlassen die Kassenärztliche Bundesvereinigungen Richtlinien zur Durchführung der Qualitätssicherung (§ 135 Abs. 3 SGB V). Die Bundesausschüsse der Ärzte und Krankenkassen haben ihrerseits Richtlinien für die Sicherung der ärztlichen Versorgung im einzelnen zu beschließen, die eine Gewähr für eine ausreichende, zweckmäßige und wirtschaftliche Versorgung der Versicherten bieten müssen (§ 92 Abs. 1 SGB V). (Sachverständigenrat 1989).*

Versuche einer freiwilligen Implementation der Qualitätssicherung und -kontrolle im Versorgungssystem des Gesundheitswesens scheiterten in der Vergangenheit immer wieder an den unterschiedlichsten Einwänden bestimmter Berufsgruppen, die primär die Kontrolle und Transparenz ihrer Leistungen sowie Eingriffe in diagnostische und therapeutische Freiheit befürchteten. (vgl. Igl 1992, Sachverständigenrat 1995)

Vor diesem Hintergrund hat mit Einführung des SGB V, insbesondere aber seit 1990 eine Diskussion begonnen, die in allen Bereichen des Gesundheits- und Sozialwesens, insbesondere im Bereich des ambulanten und stationären, pflegerischen und rehabilitativen Versorgungssystems, Qualitätssicherungsprogramme und damit Transparenz, Effektivität und Effizienz von Gesundheitsleistungen zum Gegenstand hat.

Fast 20 Jahre mussten vergehen, bevor die Forderungen der WHO zur Qualitätssicherung im Gesundheitsstrukturgesetz 2000 für den ambulanten und stationären Versorgungsbereich im SGB V, SGB IX und SGB XI (vgl. Kap. 2 in dieser Arbeit) verpflichtend geregelt wurden.

Die gesetzlichen Grundlagen des Qualitätsmanagements sind zwar für einzelne Segmente fixiert, aber sofern ein sozialpolitisches Gesamtkonzept der Qualitätssicherung im gesundheitlichen Versorgungssystem in den Mittelpunkt der Betrachtung gestellt wird, zeigen sich in der Praxis und Theorie leider nur Ansätze für die Entwicklung und Implementation von Qualitätssicherungsprogrammen.
Die freiwillige Etablierung des Qualitätsmanagement auf allen Ebenen des Versorgungssystems steht noch aus (vgl. Sachverständigenrat 2000/2001).

1.3 Problematik

Im Gutachten 2000/2001 definiert der Rat:
"Methoden der Qualitätssicherung bzw. des Qualitätsmanagements befassen sich mit der Art und Weise, wie vorhandene Einrichtungen, Verfahren, Maßnahmen und Dienstleistungen zum gesundheitlichen Wohl des Patienten verbessert und wie mögliche versorgungsbedingte Schäden vermieden werden können. Der Rat hält es insofern für sinnvoll, sie als ‚sekundäre Technologien' zu bezeichnen, die zur Optimierung sogenannter ‚primärer Technologien' der Diagnostik, Therapie, Rehabilitation oder Beratung eingesetzt werden.
Sie haben den Zweck, Gesundheitsberufe, Einrichtungen der Gesundheitsversorgung und Patienten dabei zu unterstützen, gewünschte Gesundheits- bzw. Versorgungsziele zu erreichen." (Sachverständigenrat 2001)

Diese Entwicklung hat schließlich im Gesundheitsstrukturgesetz 2000 zu einer für im Gesundheitssystem Tätigen verpflichtenden Regelung geführt, deren Ausführungsbestimmungen eine Etablierung des Qualitätsmanagements, insbesondere im stationären Versorgungsbereich bis 2003 fordern.
Was immer noch fehlt, ist eine hinreichende Ausgestaltung von Qualitätsmanagementprogrammen auf allen Ebenen des gesundheitlichen und sozialen Versorgungssystems (Vernetzung/ Verzahnung der Segmente). Im Besonderen fehlt es aber an einheitlicher und ausdifferenzierter Ausgestaltung der **externer Qualitätssicherung** und **-kontrolle** (vgl. Kutz 2001).

Der Rat führt hierzu aus: "Die bisherigen Probleme bei der Durchführung qualitätssichernder Maßnahmen lassen sich im Wesentlichen auf folgende Defizite zurückführen:

–   Die durchgeführten Maßnahmen sind unvollständig und decken nur einzelne Phasen des problemorientierten Qualitätszyklus ab.

–   Die Erfassung der Langzeitergebnisse diagnostisch-therapeutischen Handelns ist unzureichend.

–   Motivationsprobleme und fehlende Anreize erschweren die Entwicklung und Durchführung qualitätssichernder Maßnahmen.

–   Die qualitätssichernden Maßnahmen brechen an Grenzen von Institutionen und Professionen ab.

Ein weiteres Problem der im stationären Bereich bislang dominierenden Verfahren der externen Qualitätskontrolle (z. B. der Qualitätssicherung bei Fallpauschalen und Sonderentgelten) ist darin zu sehen, dass diese in der Reaktion auf mögliche Qualitätsdefizite außerordentlich schwerfällig sind. Zwischen der Erhebung evtl. auffälliger Daten und der Einleitung gezielter Maßnahmen können im Einzelfall Jahre vergehen.

4

Die geplante Umstellung der Krankenhausvergütung auf ein umfassendes pauscha- liertes Entgeltsystems erhöht aus der Sicht des Rates die Notwendigkeit einer kon- sequenten Qualitätssicherung, um potentiellen Gefährdungen der Versorgungsqua- lität durch eine Unterversorgung wirksam zu begegnen. Teilweise überwiegt bei den Ärzten (Professionellen) vor Ort der Eindruck, Qualitäts- sicherung bestehe in erster Linie aus mehr Arbeit, Kontrolle und Sanktionen. Im Ge- gensatz zu anderen Wirtschaftszweigen, für welche die modernen Konzepte des Qualitätsmanagements entwickelt wurden, fehlt im deutschen Gesundheitswesen (und Sozialwesen) der Anreiz, sich durch einen Qualitätswettbewerb positiv von an- deren Leistungserbringern abzusetzen." (Sachverständigenrat 2001)

Die Diskussion in der einschlägigen Literatur (vgl. Kellnhauser 1992, Schiemann 1992; Görres 1992; Beyer 1992; Kurrath-Lies 1992; Schöniger 1991, VDR 1992, Selbmann 1990, 1994, 1996, 2000, Besken 1991, Häußler 1991, Viethen 1996, Paeger 1996, 1997, 1998; Rienhoff 1998, Hermanek 1995, Engert 1995,) offenbart leider auch erhebliche Defizite im Hinblick auf die Zusammenhänge zwischen Struk- tur-, Prozess- und Ergebnisqualität.

Ergebnisqualität wird vorwiegend im Zusammenhang mit Effizienzaspekten diskutiert, während die Ausgestaltung expliziter Qualitätssicherungskonzepte auf der Basis adäquater **Evaluationsprogramme** zur Planung, Implementation und Erfolgsmes- sung wiederum keine allgemeine Verbreitung gefunden hat (vgl. Kloster/Ruprecht 1992; Görres 1992). Die QM-Konzepte wie TQM, UQM, KTQ, EFQM werden der wissenschaftlichen Diskussion teilweise entzogen, indem private (EFQM, UQM) und öffentlich rechtliche Institutionen (KTQ) ihre Konzepte quasi "patentrechtlich" schüt- zen und zum Teil nur in Verbindung mit entsprechenden Schulungen verkaufen. Da- mit ist die Transparenz und kritisch-wissenschaftliche Diskussion dieser Konzepte kaum gewährleistet.

Die Methodik, die Instrumente vor allem aber ein pragmatischer Ansatz der Qualitäts- sicherung werden kaum thematisiert, genausowenig wie Qualitätskontrolle, Sanktio- nen bei Verstoß und öffentliche Transparenz der Qualität der medizinischen Versor- gung oder Integration und Partizipation der Nutzer, Patienten oder Kunden (vgl. Kutz 1991, 2001; Paeger 1997; Viethen 1995).

1.4 Strukturen des Qualitätsmanagements

Qualitätsmanagement im Gesundheits- und Sozialsystem bezeichnet Transparenz und Nachprüfbarkeit systemimmanenter Strukturen und Handlungskonzepte, den Grad der Kooperation innerhalb und zwischen Organisationen und Beteiligten, Ko- ordination der diagnostischen und therapeutischen Maßnahmen, Effektivität und Effi- zienz von Leistungen, die von professionell organisierten Institutionen erbracht und von einer spezifischen Gruppe - den Versicherten, Patienten, Nutzern, Kunden, Kli- enten usw. - in Anspruch genommen werden.

Qualitätssicherung heißt danach nichts anderes, als dass die Klienten oder Nutzer einen Anspruch auf Leistungen haben, die dem gegenwärtigen Stand der wissenschaftlichen Erkenntnisse entsprechen, dem Prinzip der ökonomischen Rationalität folgen und für alle Beteiligten transparent und nachprüfbar sind.

Qualitätsmangement ist vor diesem Hintergrund mehr als nur ökonomisches Regulationsinstrumentarium für das Gesundheits- und Sozialwesen.

Qualitätsmanagement (Qualitätssicherung und -kontrolle) ist gleichermaßen

- ein Instrumentarium zur Reflexion professionellen Handelns,
- ein Instrument für zielgerichtetes planvolles Handeln,
- ein Instrument zur Prüfung, ob Beratung, Intervention, Diagnostik und Therapie sich an beobachtbaren Fakten und an Standards orientieren;
- eine Kontrolle der professionellen Handlungsintentionen und Handlungsmuster, die dem Stand der gegenwärtigen wissenschaftlichen Erkenntnisse entsprechen müssen,

und

- es dient dazu, Interventionsverläufe durch Dokumentation adäquater Maßnahmen **valide**, nachvollziehbar, **reliabel** und letztendlich auch für die Betroffen transparent und objektivierbar zu gestalten.

Qualitätsmanagement hat nicht nur das Ziel, die Effektivität professionellen Handelns zu messen und verbessern, sondern auch die Effizienz der erbrachten Leistungen zu erhöhen, um die Kosten im Gesundheits- und Sozialwesen zukünftig besser regulieren sowie ziel- und erfolgsorientierter einsetzen zu können.

1.4.1 Externe Qualitätssicherung

Der Ansatz der externen Qualitätssicherung unterstellt, dass eine interne Qualitätssicherung bei den Leistungsanbietern nicht ausreicht. Die sogenannten Selbstregulationsmechanismen in den Organisationen erschweren die Herstellung von Transparenz über Effektivität und Effizienz der Leistungen.

Die immensen Kostensteigerungen im Gesundheitswesen und die Konsolidierung kommunaler Haushalte, Kranken- und Pflegekassen zwingen letztendlich zur Prüfung der Sachlage, welcher optimale rsp. minimale Mitteleinsatz zu welchen spezifischen Erfolgen führen kann.

Die Entwicklung und Implementation von Standards im Bereich der Struktur-, Prozess- und Ergebnisqualität sollte Objektivität und Vergleichbarkeit gewährleisten. Diese können - nach Erfahrungen in den Niederlanden und USA - aber sehr viel eher durch externe (neutrale) Qualitätssicherungsorganisationen oder durch Qualitätskontrollen der Kostenträger gewährleistet werden (vgl. Pflegeversicherungsgesetz) (Geraedts 1999, Kutz 2001, Joint Commission 1999).

Durch allgemein verbindliche Handlungsstandards ist zunächst eine Marktsteuerung im Hinblick auf die Zulassung von Leistungsanbietern, eine Transparenz im Rahmen des gesamten Leistungsspektrums der Anbieter, Bewertungsmaßstäbe für Leistungsangebote, eine Vergleichbarkeit von Kosten und Nutzen zwischen Anbietern (Benchmarking) in jeweiligen Funktionssystemen (Behandlung, Rehabilitation und Pflege) sowie den Funktionsebenen (ambulant, teilstationär, stationär) möglich. Eine Prüfung der tatsächlich durchgeführten Maßnahmen und Analysen im Bereich der Effektivität und Effizienz, Defizitdetektion und deren Beseitigung können ebenfalls eher von einer neutralen Organisation gewährleistet werden.

Ein **Minimalprogramm** im Rahmen einer externen Qualitätssicherung und -kontrolle sollte folgende Aspekte beinhalten:

- Schweregrad der Erkrankung, Leistungseinschränkungen und Pflegebedürftigkeit (Diagnostik)
- Aufnahmebedingungen und -dokumentation
- Einheitliche Vertragsbedingungen
- Beratung (welche Dienstleistung)
- Inanspruchnahme von bestimmten Maßnahmen (Dauer dieser Maßnahmen)
- Sterberate, insbesondere in den ersten 6 Monaten (Begründungen),
- allgemeine und individuelle Maßnahmenpläne,
- Therapieplanung,
- Begründung von Modifikationen Therapie, Zustand),
- Dokumentation (Aufnahme, Planung, Ziele, Maßnahmen, Modifikationen, Komplikationen, Defizite, Analysen zur Verbesserung, Verbrauch von Pflegemitteln),
- Kosten-Nutzen-Rechnung (unter Berücksichtigung der Fördermittel)
- jährlicher Bericht zur Qualitätssicherung.

Bei der externen Qualitätssicherung und -kontrolle ist zu prüfen, welche organisatorische Konstruktion gewählt wird, d.h. welche zentrale oder dezentrale Organisation übernimmt die Qualitätskontrolle der am Versorgungsprozess Beteiligten.

Darüber hinaus fällt in diesen Bereich das Benchmarking, um die Qualität durch Vergleiche mit anderen Institutionen zu messen (vgl. Paeger 1998, Kutz 1991).

Gegenwärtig erschöpft sich das externe Qualitätsmanagement im bundesdeutschen Sozial- und Gesundheitswesen vorwiegend in Zertifizierungen von Einrichtungen. Zertifizierungen werden von den unterschiedlichsten Organisationen (TÜV, priv. Unternehmensberatungen, BQS, EFQM e.V.) durchgeführt. Die jeweiligen Zertifizierungsinstitutionen haben spezifische Anforderungsprofile entwickelt und prüfen über eine sogenannte Fremdbewertung, ob die Anforderungen für das interne QM erfüllt werden. Sofern eine medizinische Organisation das Anforderungsprofil erfüllt, erhält es eine schriftliche Bestätigung für die Existenz eines internen QM. Diese Zertifizierung sagt aber nur etwas darüber aus, dass ein Krankenhaus, Pflegeheim, Erziehungsheim usw. die formalen QM-Anforderungen erfüllt hat. Es sagt nichts darüber aus, inwiefern QM auch wirklich praktiziert wird, ob die etablierten QZ auch ihre fach-spezifischen Aufgaben erfüllen, ob die im Handbuch fixierten Standards, Leitlinien und Empfehlungen auch tatsächlich angewendet werden, ob die Qualitätsindikatoren (sofern sie überhaupt Bestandteil des QM-Konzeptes sind) Grundlage der Ergebnis-qualität sind und ob eine externe Qualitätskontrolle gewährleistet ist usw.?

Zertifizierungen in den USA beispielsweise, die von der JCAHO (Joint Commission of Akkreditation on Health Care Organizations) vergeben werden, haben die Funktion, Gesundheitsorganisationen erst einen Zugang zum Markt zu eröffnen, d.h. eine Zer-tifizierung ist die Voraussetzung für den Abschluss eines Versorgungsvertrages mit einem Kostenträger (vgl. Geraedts 1999, Kutz 2001).

Dies ist in der Bundesrepublik aber nicht der Fall. Hier werden Zertifizierungen von Gesundheitsorganisationen angestrebt, die bereits seit langer Zeit etabliert sind. Auf-grund der Zuständigkeit der Länder für Krankenhausplanung, des Gesetzgebers für den Bereich der GKV, des Besitzstandes von Einrichtungen durch Kostenträger und öffentliche Hand und einer Bestimmung des Leistungsumfanges durch Ärzte **(ange-botsinduzierte** Nachfrage), ist zu bezweifeln, dass in der Bundesrepublik ein Ge-sundheitsmarkt existiert. (vgl. Hujer 1999)

Interessant sind Zertifizierungen dann, wenn neue Anbieter von Sozial- und Gesund-heitsleistungen Versorgungsverträge mit den Kostenträgern anstreben, weil dann vor Abschluss des Versorgungsvertrages geprüft werden kann, ob die spezifischen An-forderungen auch erfüllt werden. Eine nachträgliche Zertifizierung von etablierten Einrichtungen wirkt eher kostenextensiv und innovationshemmend, auch deshalb, weil je nach Größe der Einrichtung unterschiedlich lange Prüfzeiträume zu berück-sichtigen sind. Darüber hinaus darf man nicht vergessen, dass sowohl die Kranken-kassen als auch die Rentenversicherungsträger eigene Kliniken besitzen und sicher-lich nicht motiviert werden können, Kliniken zu schließen, die die Anforderungen an eine Zertifizierung nicht erfüllen.

Vor diesem Hintergrund ist eine gesetzliche Verpflichtung zum internen QM sehr sinnvoll, aber bei den etablierten Einrichtungen sollte diskutiert werden, ob eine Zer-tifizierung den Zielvorstellungen des QM entspricht. Viel wichtiger sind möglicher-weise externe Qualitätskontrollen, die in bestimmten Zeitabschnitten von den Kos-tenträgern oder einer beauftragten neutralen Institution durchgeführt werden. Eine neutrale externe Qualitätskontrolle gewährleistet, dass internes QM auch faktisch praktiziert wird, sofern geeignete Sanktionen bei Nichterfüllung zur Verfügung ste-hen. (vgl. hierzu Kutz 2001)

1.4.2 Internes Qualitätsmanagement

Die **interne Qualitätssicherung**, die einerseits die externen Qualitätsanforderungen und -programme zu berücksichtigen hat und darüber hinaus noch zusätzliche interne Qualitätssicherungsmaßnahmen umsetzt und entwickelt, gilt als die effektivste Art der Qualitätssicherung. Die Erfahrungen in den Niederlanden (Geraedts 1999, Giebing 1991), und den USA (Besken 1987, Gebert 1989, Nippert 1992, Paeger 1998) zeigen, dass Selbstregulationsmechanismen der Qualitätssicherung dann am besten funktionieren, wenn die Mitarbeiter sich mit den Zielen und der Notwendigkeit der Maßnahmen identifizieren können.
Partizipation bei der Entwicklung von Standards und bei der Defizitanalyse sowie bei der Beseitigung von Defiziten, ein kooperativer Führungsstil im Rahmen der Prozessqualität bieten dem Personal entsprechende Motivationen zur Akzeptanz von Programmen (vgl. Besken 1987, Kutz 1991, Kügler 1990, Görres 1992, Amelung 1999).

In diesem Bereich haben sich besonders Qualitätszirkel oder Projektgruppen bewährt, die sowohl fachabteilungsspezifisch als auch fachabteilungsübergreifend konstituiert werden können und entsprechende Berichte und Analysen anfertigen (s. Kapitel: QM in der Pflege).
An eine externe Beratung wäre in dem Fall zu denken, wenn nicht lösbare Probleme auftauchen oder wenn eine Einführung und Konstituierung von Arbeitsgruppen ansteht (regionale oder überregionale Qualitätssicherungsorganisationen).

Den internen Qualitätszirkeln bleibt es auch vorbehalten, in Eigeninitiative entsprechende Defizite zu beseitigen oder interne Vorschläge zur Verbesserung und Weiterentwicklung der Qualitätssicherung zu machen. Je besser die interne Qualitätssicherung, desto weniger braucht Kontrolle gefürchtet zu werden und desto besser die Außendarstellung (vgl. Görres 1992, Kügler 1990, von Ferber 1990, Paeger 1998, Amelung 1999, Kutz 2001).

Im Bereich der internen Qualitätssicherung haben sich in der Bundesrepublik folgende Qualitätsmangementkonzepte durchgesetzt, die in Modul IV dargestellt werden:

- KTQ   - EFQM
- TQM   - DIN EN ISO 9000ff.
- UQM   - PQM

Diese internen QM-Konzepte zielen derzeit primär auf eine Zertifizierung ab, wobei zunächst eine interne Selbstbewertung durchgeführt wird, aus der dann das QM-Konzept entwickelt werden sollte bzw. die bei der Selbstbewertung herauskristallisierten Defizite und Mängel werden beseitigt, um die Zertifizierungsanforderungen zu erfüllen. Konzepte des interne QM intendieren jedoch eine permanente Diskussion und interne Kontrolle, damit ein kontinuierlicher Prozess des Qualitätsmanagements

etabliert werden kann und Veränderungsprozesse zur Anpassung an sich verändernde Rahmenbedingungen und Standards problemlos integriert werden können.

Dabei haben sich international die Begriffe von Donabedian (1966, 1976) durchgesetzt:

- **Strukturqualität**
- **Prozessqualität**
- **Ergebnisqualität.**

Zwischen diesen Ebenen besteht ein Zusammenhang: **die Ergebnisqualität kann
nur so gut sein wie die Struktur- und Prozessqualität.**

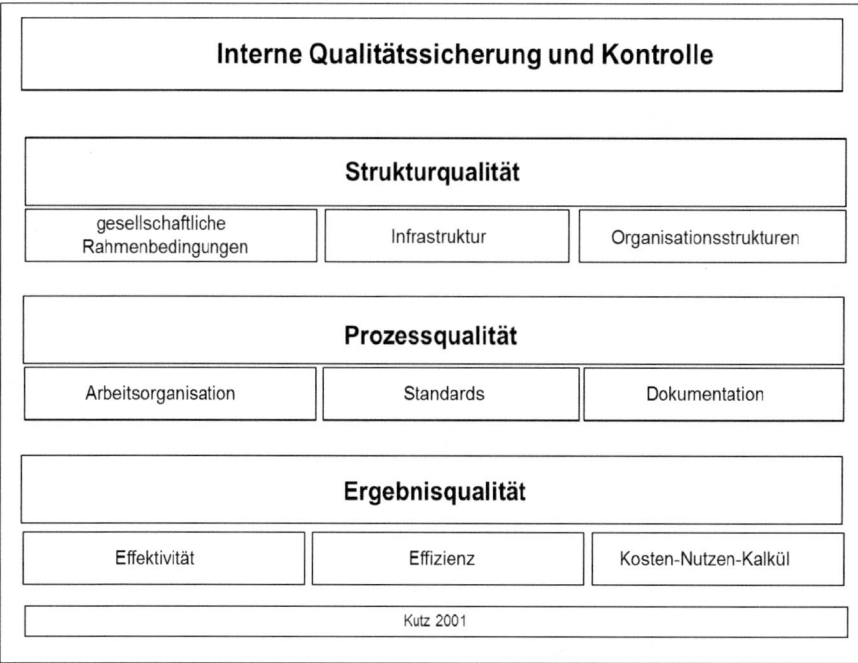

Abb. 1: Internes Qualitätsmanagement (Donabedian 1966)

1.5 Zusammenfassung

Qualitätsmanagement wird heute in allen Bereichen des Gesundheits- und Sozialwesen diskutiert – ob nun in Reha-Kliniken, Krankenhäusern, bei ambulanten oder
teilstationären Versorgungseinrichtungen, in Kindergärten, Kinderheimen oder Be-
rufsbildungswerken. Eine methodische Systematik ist angesichts der unüberseh-
baren Anzahl von Artikeln und Büchern nicht mehr möglich. Deshalb wurde in diesem Kapitel zunächst eine allgemeinere Darstellung gewählt, die Sie mit dem Voka-
bular und den Problemen vertraut macht.

Der historische Exkurs zeigte die Entwicklung im sozialpolitischen Bereich, der - in
Anlehnung an die Auffassungen der WHO zum QM - die im Verlaufe der Zeit veränderten Einstellungen des Sachverständigenrates zur konzertierten Aktion im Gesundheitswesen demonstriert.

Die Aussagen des Rates sind für die Entwicklungen in unserem Land deshalb von
Bedeutung, weil er in seinen Analysen und Empfehlungen zukünftige Konzepte vor-
wegnimmt und die gesetzlichen Veränderung beeinflusst.

Die strukturellen Aspekte des QM's vermittelten Ihnen zunächst eine erweiterte Definition des QM. Die groben Differenzierungskriterien interne und externe QS und QK
sind Grundlage für die Systematisierung der QM-Konzepte, die derzeit angewendet
werden.

Die externe Qualitätssicherung und -kontrolle als Ausdruck einer Fremdprüfung oder
in Form von Anforderungsprofilen für Versorgungseinrichtungen ist für die öffentliche
Transparenz und Objektivität von Leistungen und Angeboten unerlässlich.

Das Interne QM ist die lebendige Praxis, ein kontinuierlicher Prozess zur Verbesserung der Versorgungsqualität von Patienten, Kunden oder Nutzern des Systems. Es
bietet aber gleichwohl den Professionellen die Möglichkeit, zur Datenerhebung, Dokumentation der Prozesse, Reflexion des eigenen Handelns, Arbeiten nach Standards, Leitinien und Empfehlungen sowie deren Einhaltung, für Medizincontrolling in
Form der Nachweisbarkeit von Effektivität und Effizienz der Versorgungs- und Ver-
waltungsprozesse. Letztendlich können neuere Entwicklungen in Diagnostik, Therapie und Nachsorge problemlos in ein bestehendes QM-Konzept integriert werden.
Defizite und Mängel können sehr rasch erkannt und durch entsprechende Analysen
und Konzepte verändert werden, so dass demzufolge der Auffassung, interne QM sei
die effektivste Form des QM uneingeschränkt zugestimmt werden kann.

Modul II: Gesetzliche Grundlagen des QM (Stand 2005)

Lernziele:

Wenn Sie dieses Kapitel durchgearbeitet haben, dann können Sie:

- die gesetzlichen Grundlagen des QM (SGB V)
- die gesetzlichen Grundlagen des QM (SGB IX)
- die gesetzlichen Grundlagen des QM (SGB XI-- PQsG)

2.1 Einleitung

Blslang wurden Änderung in der Sozialgesetzgebung, insbesondere im Gesundheitswesen, fast ausschließlich unter dem Begriff Gesundheitsstrukturgesetze diskutiert. Die letzte Änderung liegt gerade 3 Jahre zurück und sollte eine weitere ökonomische Expansion – ein weiteres Ansteigen der Kostenspirale – verhindern. Die Patientenrechte sollten gestärkt werden und das Qualitätsmanagement wurde in allen Segmenten des Gesundheitswesens verpflichtend. Bis zum Jahre 2003 sollten alle Krankenhäuser über ein internes QM verfügen.

Diese Ansprüche wurden bis heute nicht realisiert, Krankenhäuser verfügen – wenn überhaupt – über eine Zertifizierung, aber Qualitätsberichte, die eine öffentliche Diskussion über Qualität im Versorgungssystem zuließen, existieren nur in sehr wenigen Einrichtung, werden aber selten veröffentlicht. Die Schnittstellenprobleme, die den Anspruch nach Kontinuität und Nahtlosigkeit der Behandlung etablieren sollten, wurden nur im Bereich der Disease-Management-Programme verwirklicht und die Kostenspirale ist weiter angestiegen.

Die neuere Entwicklung verändert auch die Begrifflichkeiten. Die derzeitigen gesetzlichen Modifikation nennt man ‚Gesundheitsmodernisierungsgesetz' und ihre Zielorientierung ist primär auf Beitragsstabilität, insbesondere auf Beitragssenkung in Form von Präferenzen wie Eigenverantwortung, Privatisierung der Krankenversicherung und mehr Selbstbeteiligung ausgerichtet. Im Entwurf des Gesundheitsmodernisierungsgesetzes heißt es zur Begründung:

"Die Reform der gesetzlichen Krankenversicherung umfasst strukturelle Reformen sowie eine Neuordnung der Finanzierung. Die strukturellen Maßnahmen verbessern die Qualität und Wirtschaftlichkeit der Versorgung. Die Transparenz wird erhöht, Eigenverantwortung und Beteiligungsrechte der Patientinnen und Patienten werden gestärkt, die Arbeitsbedingungen für die Beschäftigten und freien Berufe verbessert, leistungsfähige Strukturen geschaffen, die solidarische Wettbewerbsordnung wird weiterentwickelt und Bürokratie abgebaut. Die Neuordnung der Finanzierung ermöglicht deutliche Beitragssatzsenkungen und umfasst ausgewogene Sparbeiträge aller Beteiligten und unter Aspekten der sozialen Gerechtigkeit neu gestaltete Zuzahlungs- und Befreiungsregelungen für Versicherte." (BD 15/1525:1)

"Die Reform der gesetzlichen Krankenversicherung umfasst strukturelle Reformen sowie eine Neuordnung der Finanzierung. Die strukturellen Maßnahmen verbessern
- die Qualität und Wirtschaftlichkeit der Versorgung.
- Die Transparenz wird erhöht,
- Eigenverantwortung und Beteiligungsrechte der Patientinnen und Patienten werden gestärkt,
- die Arbeitsbedingungen für die Beschäftigten und freien Berufe verbessert,
- leistungsfähige Strukturen geschaffen,
- die solidarische Wettbewerbsordnung wird weiterentwickelt und Bürokratie abgebaut.
- Die Neuordnung der Finanzierung ermöglicht deutliche Beitragssatzsenkungen und umfasst ausgewogene Sparbeiträge aller Beteiligten und unter Aspekten der sozialen Gerechtigkeit neu gestaltete Zuzahlungs- und Befreiungsregelungen für Versicherte." (BD 15/1525: 2) (Diskussion dieser Ziele)

Im Pressebericht der Bundesregierung heißt es unter Punkt 2. (Maßnahmen zur Verbesserung der Qualität der Patientenversorgung):
Eine Verbesserung der Qualität der Patientenversorgung gehört zu den zentralen Zielen der Reform. Die Qualität der medizinischen Versorgung in Deutschland zeichnet sich durch ein hohes Niveau aus. Jedoch gibt es strukturelle Mängel und einen ständigen Verbesserungsbedarf. Deshalb werden die Strukturen bei den Institutionen der Selbstverwaltung effizienter gestaltet und es werden gezielte Anreize für effizientes und qualitätsorientiertes Handeln der Leistungserbringer und Krankenkassen etabliert. Ferner werden Bürokratie abgebaut und die Abläufe werden vereinfacht. Dies alles trägt dazu bei, dass sich alle an der medizinischen Versorgung Beteiligten künftig wieder umfassender auf ihre eigentliche Aufgabe - die Patientenversorgung - konzentrieren können.
Im Einzelnen ist vorgesehen:
- Die Partner der gemeinsamen Selbstverwaltung errichten ein unabhängiges Institut für Qualität und Wirtschaftlichkeit im Gesundheitswesen. Zu diesem Zweck kann auch eine privatrechtliche Stiftung gegründet werden. Die Aufgabenstellung des Instituts erstreckt sich auf Fragen von grundsätzlicher Bedeutung, insbesondere:
- Recherche, Darstellung und Bewertung des aktuellen medizinischen Wissensstandes zu diagnostischen und therapeutischen Verfahren bei ausgewählten Krankheiten,
- Erstellung von wissenschaftlichen Ausarbeitungen, Gutachten und Stellungnahmen zu Fragen der Qualität und Wirtschaftlichkeit der im Rahmen der gesetzlichen Krankenversicherung erbrachten Leistungen unter Berücksichtigung alters-, geschlechts- und lebenslagenspezifischer Besonderheiten,
- Bewertung evidenzbasierter Leitlinien für die epidemiologisch wichtigsten Erkrankungen,
- Abgabe von Empfehlungen zu Disease-Management-Programmen,
- Nutzen-Bewertung von Arzneimitteln,

- Bereitstellung von auch für alle Bürgerinnen und Bürger verständlichen allgemeinen Informationen zur Qualität und Effizienz in der Gesundheitsversorgung.

Das Institut bearbeitet die Aufgaben im Auftrag des Gemeinsamen Bundesausschusses, indem es seinerseits Aufträge zu wissenschaftlichen Stellungnahmen an externe Sachverständige, z.B. wissenschaftlich-medizinische Fachgesellschaften, Qualitätssicherungsinstitutionen der Selbstverwaltungspartner oder an Dritte vergibt; dazu zählen auch wissenschaftliche Forschungseinrichtungen und Universitäten im In- und Ausland.

- Alle Ärzte und sonstige Gesundheitsberufe müssen durch kontinuierliche interessenunabhängige Fortbildung ihren Beitrag zur Qualitätssicherung leisten. Die Kassenärztlichen Vereinigungen sind verpflichtet, die Einhaltung der Fortbildungspflichten zu überprüfen. Wer keinen Fortbildungsnachweis erbringt, muss Vergütungsabschläge hinnehmen.
- Ferner haben ärztliche Praxen ein internes Qualitätsmanagement einzuführen. Die Vorgaben hierzu werden von dem Gemeinsamen Bundesausschuss festgelegt. Die Kassenärztlichen Vereinigungen tragen zukünftig eine stärkere Verantwortung für die Qualitätssicherung in ihrem Verantwortungsbereich. Über ihre entsprechenden Aktivitäten haben sie regelmäßig einen Bericht zu erstellen, der auch für Versicherte verständlich sein muss. (www. Bundesregierung.de)

2.2 Grundlagen im SGB V

2.2.1 Ambulante Versorgung

§ 73c Förderung der Qualität in der vertragsärztlichen Versorgung

(1) In den Gesamtverträgen sollen Versorgungsaufträge vereinbart werden, deren Durchführung bestimmte qualitative oder organisatorische Anforderungen an die Vertragsärzte stellt. Dabei sind außerdem Regelungen zu treffen, wie die Erfüllung dieser besonderen Versorgungsaufträge zu vergüten ist sowie ob und wie diese Vergütung auf die in den Gesamtverträgen nach § 85 oder § 85a vereinbarten Vergütungen anzurechnen ist. Bundesmantelvertragliche Regelungen sind möglich.

(2) In den Verträgen nach Absatz 1 ist zu regeln, ob Vertragsärzte, die der Kassenärztlichen Vereinigung nachweisen, dass sie die vereinbarten Anforderungen erfüllen, einen Anspruch auf Durchführung der Versorgungsaufträge im Rahmen der vertragsärztlichen Versorgung haben. Wird keine Vereinbarung nach Satz 1 geschlossen, können Krankenkassen mit Vertragsärzten Verträge zur Durchführung der nach Absatz 1 gesamtvertraglich vereinbarten Versorgungsaufträge schließen.

§ 81a Stellen zur Bekämpfung von Fehlverhalten im Gesundheitswesen

(1) Die Kassenärztlichen Vereinigungen und die Kassenärztlichen Bundesvereinigungen richten organisatorische Einheiten ein, die Fällen und Sachverhalten nachzugehen haben, die auf Unregelmäßigkeiten oder auf rechtswidrige oder zweckwidrige Nutzung von Finanzmitteln im Zusammenhang mit den Aufgaben der jeweiligen Kassenärztlichen Vereinigung oder Kassenärztlichen Bundesvereinigung hindeuten. Sie nehmen Kontrollbefugnisse nach § 67c Abs. 3 des Zehnten Buches wahr.

(2) Jede Person kann sich in den Angelegenheiten des Absatzes 1 an die Kassenärztlichen Vereinigungen und Kassenärztlichen Bundesvereinigungen wenden. Die Einrichtungen nach Absatz 1 gehen den Hinweisen nach, wenn sie auf Grund der einzelnen Angaben oder der Gesamtumstände glaubhaft erscheinen.

(3) Die Kassenärztlichen Vereinigungen und die Kassenärztlichen Bundesvereinigungen haben zur Erfüllung der Aufgaben nach Absatz 1 untereinander und mit den Krankenkassen und ihren Verbänden zusammenzuarbeiten.

(4) Die Kassenärztlichen Vereinigungen und die Kassenärztlichen Bundesvereinigungen sollen die Staatsanwaltschaft unverzüglich unterrichten, wenn die Prüfung ergibt, dass ein Anfangsverdacht auf strafbare Handlungen mit nicht nur geringfügiger Bedeutung für die gesetzliche Krankenversicherung bestehen könnte.

(5) Der Vorstand hat der Vertreterversammlung im Abstand von zwei Jahren, erstmals bis zum 31. Dezember 2005, über die Arbeit und Ergebnisse der organisatorischen Einheiten nach Absatz 1 zu berichten. Der Bericht ist der zuständigen Aufsichtsbehörde zuzuleiten."

§ 106 Wirtschaftlichkeitsprüfung in der vertragsärztlichen Versorgung

(1) Die Krankenkassen und die Kassenärztlichen Vereinigungen überwachen die Wirtschaftlichkeit der vertragsärztlichen Versorgung.

(2) Die Wirtschaftlichkeit der Versorgung wird geprüft durch
1. arztbezogene Prüfung ärztlicher und ärztlich verordneter Leistungen nach Durchschnittswerten oder bei Überschreitung der Richtgrößen nach § 84 (Auffälligkeitsprüfung),

2. arztbezogene Prüfung ärztlicher und ärztlich verordneter Leistungen auf der Grundlage von arztbezogenen und versichertenbezogenen Stichproben, die **mindestens** 2 vom Hundert der Ärzte je Quartal umfassen (Zufälligkeitsprüfung). Die Höhe der Stichprobe nach Satz 1 Nr. 2 ist nach Arztgruppen gesondert zu bestimmen; der Prüfungsausschuss kann für die Zwecke der Prüfung Gruppen abweichend von den Fachgebieten nach ausgewählten Leistungsmerkmalen bilden. Die Landesverbände der Krankenkassen und die Verbände der Ersatzkassen können gemeinsam und

einheitlich mit den Kassenärztlichen Vereinigungen über die in Satz 1 vorgesehenen Prüfungen hinaus andere arztbezogene Prüfungsarten vereinbaren; dabei dürfen versichertenbezogene Daten nur nach den Vorschriften des 10. Kapitels erhoben, verarbeitet oder genutzt werden.

Die Prüfungen nach Satz 1 umfassen auch die Häufigkeit von Überweisungen, Krankenhauseinweisungen und Feststellungen der Arbeitsunfähigkeit sowie die Häufigkeit und den Umfang sonstiger veranlasster Leistungen, insbesondere aufwendiger medizinisch-technischer Leistungen. Eine erneute Prüfung nach Satz 1 Nr. 2 findet im Regelfall nicht vor Ablauf von zwei Jahren nach Einleitung dieser Prüfung statt. Die Prüfungen nach Durchschnittswerten sind für den Zeitraum eines Quartals, die Prüfungen bei Überschreitung der Richtgrößen für den Zeitraum eines Kalenderjahres durchzuführen. In die Prüfungen sind auch die Leistungen einzubeziehen, die im Rahmen der Kostenerstattung vergütet worden sind.

(2a) Gegenstand der Beurteilung der Wirtschaftlichkeit in den Prüfungen nach Absatz 2 Satz 1 Nr. 2 sind, soweit dafür Veranlassung besteht,

1. die medizinische Notwendigkeit der Leistungen (Indikation),
2. die Eignung der Leistungen zur Erreichung des therapeutischen oder diagnostischen Ziels (Effektivität),
3. die Übereinstimmung der Leistungen mit den anerkannten Kriterien für ihre fachgerechte Erbringung (Qualität), insbesondere mit den in den Richtlinien der Bundesausschüsse enthaltenen Vorgaben,
4. die Angemessenheit der durch die Leistungen verursachten Kosten im Hinblick auf das Behandlungsziel,
5. bei Leistungen des Zahnersatzes und der Kieferorthopädie auch die Vereinbarkeit der Leistungen mit dem Heil- und Kostenplan.

(3) Die in Absatz 2 Satz 4 genannten Vertragspartner vereinbaren die Verfahren zur Prüfung der Wirtschaftlichkeit nach Absatz 2 gemeinsam und einheitlich. (..) Der einer Prüfung nach Absatz 2 Satz 1 Nr. 2 zugrunde zu legende Zeitraum beträgt mindestens ein Jahr. (..) Für den Fall wiederholt festgestellter Unwirtschaftlichkeit sind pauschale Honorarkürzungen vorzusehen.

(3a) Ergeben die Prüfungen nach Absatz 2 und nach § 275 Abs. 1 Nr. 3b, Abs. 1a und Abs. 1b, daß ein Arzt Arbeitsunfähigkeit festgestellt hat, obwohl die medizinischen Voraussetzungen dafür nicht vorlagen, kann der Arbeitgeber, der zu Unrecht Arbeitsentgelt gezahlt hat, und die Krankenkasse, die zu Unrecht Krankengeld gezahlt hat, von dem Arzt Schadensersatz verlangen, wenn die Arbeitsunfähigkeit grob fahrlässig oder vorsätzlich festgestellt worden ist, obwohl die Voraussetzungen dafür nicht vorgelegen hatten.

(4) Die in Absatz 2 Satz 4 genannten Vertragspartner bilden bei den Kassenärztlichen Vereinigungen gemeinsame Prüfungs- und Beschwerdeausschüsse. Den Ausschüssen gehören Vertreter der Ärzte und der Krankenkassen in gleicher Zahl an. Den Vorsitz führt jährlich wechselnd ein Vertreter der Ärzte und ein Vertreter der Krankenkassen. Bei Stimmengleichheit gibt die Stimme des Vorsitzenden den Ausschlag.

(1) Der Prüfungsausschuss führt die Prüfungen nach Absatz 2 durch; er entscheidet, ob der Vertragsarzt, der ermächtigte Arzt oder die ermächtigte ärztlich geleitete Einrichtung gegen das Wirtschaftlichkeitsgebot verstoßen hat und welche Maßnahmen zu treffen sind. Dabei sollen gezielte Beratungen weiterer Maßnahmen in der Regel vorangehen. (..) Gegen die Entscheidungen der Prüfungsausschüsse können die betroffenen Ärzte und ärztlich geleiteten Einrichtungen, die Krankenkasse, die betroffenen Landesverbände der Krankenkassen sowie die Kassenärztlichen Vereinigungen die Beschwerdeausschüsse anrufen. Die Anrufung hat aufschiebende Wirkung. Für das Verfahren sind § 84 Abs. 1 und § 85 Abs. 3 des Sozialgerichtsgesetzes anzuwenden. Das Verfahren vor dem Beschwerdeausschuß gilt als Vorverfahren (§ 78 des Sozialgerichtsgesetzes).

(5a) Prüfungen bei Überschreitung der Richtgrößen nach § 84 Abs. 3 werden durchgeführt, wenn die Richtgrößen um mehr als fünf vom Hundert überschritten werden und auf Grund der vorliegenden Daten nicht davon auszugehen ist, dass die Überschreitung durch Praxisbesonderheiten begründet ist. Bei einer Überschreitung der Richtgrößen um mehr als 15 vom Hundert hat der Vertragsarzt den sich aus der Überschreitung der Richtgrößen ergebenden Mehraufwand zu erstatten, soweit dieser nicht durch Praxisbesonderheiten begründet ist. Absatz 5 Satz 4 gilt entsprechend. Eine Klage gegen die Entscheidung des Beschwerdeausschusses hat keine aufschiebende Wirkung. (..)

(6) Die Absätze 1 bis 5 gelten auch für die Prüfung der Wirtschaftlichkeit der im Krankenhaus erbrachten ambulanten ärztlichen und belegärztlichen Leistungen; § 83 Abs. 2 gilt entsprechend.

§ 111 Versorgungsverträge mit Vorsorge- oder Rehabilitationseinrichtungen

(1) Die Krankenkassen dürfen medizinische Leistungen zur Vorsorge (§ 23 Abs. 4) oder Rehabilitation einschließlich der Anschlußheilbehandlung (§ 40), die eine stationäre Behandlung, aber keine Krankenhausbehandlung erfordern, nur in Vorsorge- oder Rehabilitationseinrichtungen erbringen lassen, mit denen ein Versorgungsvertrag nach Absatz 2 besteht.

(2) Die Landesverbände der Krankenkassen und die Verbände der Ersatzkassen gemeinsam schließen mit Wirkung für ihre Mitgliedskassen einheitliche Versorgungsverträge über die Durchführung der in Absatz 1 genannten Leistungen mit Vorsorge- oder Rehabilitationseinrichtungen, die
    1. die Anforderungen des § 107 Abs. 2 erfüllen und
    2. für eine bedarfsgerechte, leistungsfähige und wirtschaftliche Versorgung der Versicherten ihrer Mitgliedskassen mit stationären medizinischen Leistungen zur Vorsorge oder Rehabilitation einschließlich der Anschlußheilbehandlung notwendig sind.
§ 109 Abs. 1 Satz 1 gilt entsprechend. Die Landesverbände der Krankenkassen eines anderen Bundeslandes und die Verbände der Ersatzkassen können einem nach Satz 1 geschlossenen Versorgungsvertrag beitreten, soweit für die Behandlung der Versicherten ihrer Mitgliedskassen in der Vorsorge- oder Rehabilitationseinrichtung ein Bedarf besteht.

(3) Bei Vorsorge- oder Rehabilitationseinrichtungen, die vor dem 1. Januar 1989 stationäre medizinische Leistungen für die Krankenkassen erbracht haben, gilt ein Versorgungsvertrag in dem Umfang der in den Jahren 1986 bis 1988 erbrachten Leistungen als abgeschlossen. Satz 1 gilt nicht, wenn die Einrichtung die Anforderungen nach Absatz 2 Satz 1 nicht erfüllt und die zuständigen Landesverbände der Krankenkassen und die Verbände der Ersatzkassen gemeinsam dies bis zum 30. Juni 1989 gegenüber dem Träger der Einrichtung schriftlich geltend machen.

(4) Mit dem Versorgungsvertrag wird die Vorsorge- oder Rehabilitationseinrichtung für die Dauer des Vertrages zur Versorgung der Versicherten mit stationären medizinischen Leistungen zur Vorsorge oder Rehabilitation zugelassen. Der Versorgungsvertrag kann von den Landesverbänden der Kran-kenkassen und den Verbänden der Ersatzkassen gemein-sam mit einer Frist von einem Jahr gekündigt werden, wenn die Voraussetzungen für seinen Abschluß nach Absatz 2 Satz 1 nicht mehr gegeben sind. Mit der für die Krankenhausplanung zuständigen Landesbehörde ist Einvernehmen über Abschluß und Kündigung des Versorgungsvertrags anzustreben.

(5) Die Vergütungen für die in Absatz 1 genannten Leistungen werden zwischen den Krankenkassen und den Trägern der zugelassenen Vorsorge- oder Rehabilitationseinrichtungen vereinbart.

(6) Soweit eine wirtschaftlich und organisatorisch selbständige, gebietsärztlich geleitete Vorsorge- oder Rehabilitationseinrichtung an einem zugelassenen Krankenhaus die Anforderungen des Absatzes 2 Satz 1 erfüllt, gelten im übrigen die Absätze 1 bis 5.

§ 111a Rahmenempfehlungen über Vorsorge- und Rehabilitationsmaßnahmen

Die Spitzenverbände der Krankenkassen gemeinsam und einheitlich und die für die Wahrnehmung der Interessen der ambulanten und stationären Vorsorge- und Rehabilitationseinrichtungen auf Bundesebene maßgeblichen Spitzenorganisationen sollen unter Berücksichtigung der Richtlinie nach § 92 Abs. 1 Satz 2 Nr. 8 gemeinsam Rahmenempfehlungen für ambulante und stationäre medizinische Vorsorgeleistungen sowie ambulante und stationäre medizinische Rehabilitationsleistungen abgeben; für Vorsorge- und Rehabilitationseinrichtungen, die einer Kirche oder einer Religionsgemeinschaft des öffentlichen Rechts oder einem sonstigen freigemeinnützigen Träger zuzuordnen sind, können die Rahmenempfehlungen gemeinsam mit den übrigen Partnern der Rahmenempfehlungen auch von der Kirche oder der Religionsgemeinschaft oder von dem Wohlfahrtsverband abgeschlossen werden, dem die Einrichtung angehört. In den Empfehlungen sind insbesondere zu regeln:

1. die Konkretisierung der Ziele und Inhalte von medizinischen Vorsorge- und Rehabilitationsmaßnahmen,
2. ein Katalog von Indikationen,
3. die individuellen Voraussetzungen für medizinische Vorsorge- und Rehabilitationsmaßnahmen unter Beachtung der Vorrangigkeit ambulanter Behandlungsmöglichkeiten,

4. *aus medizinischen Gründen notwendige Abweichungen von der gesetzlichen Regeldauer von Vorsorge- und Rehablitationsmaßnahmen,* **(aufgehoben ab dem 1.1.2001)**

5. Umfang und Inhalt der Zusammenarbeit der Vorsorge- und Rehabilitationseinrichtungen mit Vertragsärzten und Krankenhäusern,

6. Maßnahmen zur Sicherung der Qualität der Behandlung, der Versorgungsabläufe und der Behandlungsergebnisse, **soweit nicht der Anwendungsbereich von § 137 d betroffen ist,**

7. Maßstäbe und Grundsätze für die Wirtschaftlichkeit der Leistungserbringung,

8. Maßnahmen zur Förderung eines gleichmäßigen Leistungsgeschehens.
   Vor Abschluß der Rahmenempfehlungen ist der Kassenärztlichen Bundesvereinigung und zu der Regelung nach Satz 2 Nr. 5 auch der Deutschen Krankenhausgesellschaft Gelegenheit zur Stellungnahme zu geben; die Stellungnahmen sind in den Entscheidungsprozeß der Partner der Rahmenempfehlungen einzubeziehen.

§ 113 Qualitäts- und Wirtschaftlichkeitsprüfung der Krankenhausbehandlung

(1) Die Landesverbände der Krankenkassen, die Verbände der Ersatzkassen und der Landesausschuß des Verbandes der privaten Krankenversicherung können gemeinsam die Wirtschaftlichkeit, Leistungsfähigkeit und Qualität der Krankenhausbehandlung eines zugelassenen Krankenhauses durch einvernehmlich mit dem Krankenhausträger bestellte Prüfer untersuchen lassen. Kommt eine Einigung über den Prüfer nicht zustande, wird dieser auf Antrag innerhalb von zwei Monaten von der Landesschiedsstelle nach § 114 Abs. 1 bestimmt. Der Prüfer ist unabhängig und an Weisungen nicht gebunden.

(2) Die Krankenhäuser und ihre Mitarbeiter sind verpflichtet, dem Prüfer und seinen Beauftragten auf Verlangen die für die Wahrnehmung ihrer Aufgaben notwendigen Unterlagen vorzulegen und Auskünfte zu erteilen.

(3) Das Prüfungsergebnis ist, unabhängig von den sich daraus ergebenden Folgerungen für eine Kündigung des Versorgungsvertrags nach § 110, in der nächstmöglichen Pflegesatzvereinbarung mit Wirkung für die Zukunft zu berücksichtigen. Die Vorschriften über Wirtschaftlichkeitsprüfungen nach der Bundespflegesatzverordnung bleiben unberührt.

(4) Die Wirtschaftlichkeit und Qualität der Versorgung durch psychiatrische Institutsambulanzen (§ 118) und sozialpädiatrische Zentren (§ 119) werden von den Krankenkassen in entsprechender Anwendung der nach § 83 Abs. 2, § 106 Abs. 2 und 3 und § 136 geltenden Regelungen geprüft.

§ 114 Landesschiedsstelle

(1) Die Landesverbände der Krankenkassen und die Verbände der Ersatzkassen gemeinsam und die Landeskrankenhausgesellschaften oder die Vereinigungen der Krankenhausträger im Land gemeinsam bilden für jedes Land eine Schiedsstelle. Diese entscheidet in den ihr nach diesem Buch zugewiesenen Aufgaben.

(2) Die Landesschiedsstelle besteht aus Vertretern der Krankenkassen und zugelassenen Krankenhäuser in gleicher Zahl sowie einem unparteiischen Vorsitzenden und zwei weiteren unparteiischen Mitgliedern. Die Vertreter der Krankenkassen und deren Stellvertreter werden von den Landesverbänden der Krankenkassen und den Verbänden der Ersatzkassen, die Vertreter der zugelassenen Krankenhäuser und deren Stellvertreter von der Landeskrankenhausgesellschaft bestellt. Der Vorsitzende und die weiteren unparteiischen Mitglieder werden von den beteiligten Organisationen gemeinsam bestellt. Kommt eine Einigung nicht zustande, werden sie in entsprechender Anwendung des Verfahrens nach § 89 Abs. 3 Satz 3 und 4 durch Los bestellt. Soweit beteiligte Organisationen keine Vertreter bestellen oder im Verfahren nach Satz 3 keine Kandidaten für das Amt des Vorsitzenden oder der weiteren unparteiischen Mitglieder benennen, bestellt die zuständige Landesbehörde auf Antrag einer beteiligten Organisation die Vertreter und benennt die Kandidaten; die Amtsdauer der Mitglieder der Schiedsstelle beträgt in diesem Fall ein Jahr.

(3) Die Mitglieder der Schiedsstelle führen ihr Amt als Ehrenamt. Sie sind an Weisungen nicht gebunden. Jedes Mitglied hat eine Stimme. Die Entscheidungen werden mit der Mehrheit der Mitglieder getroffen. Ergibt sich keine Mehrheit, gibt die Stimme des Vorsitzenden den Ausschlag.

(4) Die Aufsicht über die Geschäftsführung der Schiedsstelle führt die zuständige Landesbehörde.

(5) Die Landesregierungen werden ermächtigt, durch Rechtsverordnung das Nähere über die Zahl, die Bestellung, die Amtsdauer und die Amtsführung, die Erstattung der baren Auslagen und die Entschädigung für Zeitaufwand der Mitglieder der Schiedsstelle und der erweiterten Schiedsstelle (§ 115 Abs. 3), die Geschäftsführung, das Verfahren, die Erhebung und die Höhe der Gebühren sowie über die Verteilung der Kosten zu bestimmen.

§ 135 Bewertung von Untersuchungs- und Behandlungsmethoden

(1) Neue Untersuchungs- und Behandlungsmethoden dürfen in der vertragsärztlichen und vertragszahnärztlichen Versorgung zu Lasten der Krankenkassen nur erbracht werden, wenn die Bundesausschüsse der Ärzte und Krankenkassen auf Antrag einer Kassenärztlichen Bundesvereinigung, einer Kassenärztlichen Vereinigung oder eines Spitzenverbandes der Krankenkassen in Richtlinien nach § 92 Abs. 1 Satz 2 Nr. 5 Empfehlungen abgegeben haben über
1. die Anerkennung des diagnostischen und therapeutischen Nutzens der neuen Methode sowie deren medizinische Notwendigkeit und Wirtschaftlichkeit - auch im Vergleich zu be-

reits zu Lasten der Krankenkassen erbrachte Methoden - nach dem jeweiligen Stand der wissenschaftlichen Erkenntnisse in der jeweiligen Therapierichtung,

2. die notwendige Qualifikation der Ärzte, die apparativen Anforderungen sowie Anforderungen an Maßnahmen der Qualitätssicherung, um eine sachgerechte Anwendung der neuen Methode zu sichern, und

3. die erforderlichen Aufzeichnungen über die ärztliche Behandlung.

Die Bundesausschüsse überprüfen die zu Lasten der Krankenkassen erbrachten vertragsärztlichen und vertragszahnärztlichen Leistungen daraufhin, ob sie den Kriterien nach Satz 1 Nr. 1 entsprechen. Falls die Überprüfung ergibt, daß diese Kriterien nicht erfüllt werden, dürfen die Leistungen nicht mehr als vertragsärztliche oder vertragszahnärztliche Leistungen zu Lasten der Krankenkassen erbracht werden. Die Bundesausschüsse der Ärzte und Krankenkassen stimmen ihren Arbeitsplan und die Bewertungsergebnisse nach Satz 2 mit dem Ausschuss Krankenhaus (§ 137 c) ab.

§ 135a Verpflichtung zur Qualitätssicherung

(1) Die Leistungserbringer sind zur Sicherung und Weiterentwicklung der Qualität der von ihnen erbrachten Leistungen verpflichtet. Die Leistungen müssen dem jeweiligen Stand der wissenschaftlichen Erkenntnisse entsprechen und in der fachlich gebotenen Qualität erbracht werden.

(2) Vertragsärzte, medizinische Versorgungszentren, zugelassene Krankenhäuser, Erbringer von Vorsorgeleistungen oder Rehabilitationsmaßnahmen und Einrichtungen, mit denen ein Versorgungsvertrag nach § 111a besteht, sind nach Maßgabe der §§ 136a, 136b, 137 und 137d verpflichtet,

1. sich an einrichtungsübergreifenden Maßnahmen der Qualitätssicherung zu beteligen, die insbesondere zum Ziel haben, die Ergebnisqualität zu verbessern und

2. einrichtungsintern ein Qualitätsmanagement einzuführen und weiterzuentwickeln."

§ 136 Förderung der Qualität durch die Kassenärztlichen Vereinigungen.

(1) Die Kassenärztlichen Vereinigungen haben Maßnahmen zur Förderung der Qualität der vertragsärztlichen Versorgung durchzuführen. Die Ziele und Ergebnisse dieser Qualitätssicherungsmaßnahmen sind von den Kassenärztlichen Vereinigungen zu dokumentieren und jährlich zu veröffentlichen."

(2) Der Gemeinsame Bundesausschuss entwickelt in Richtlinien nach § 92 Kriterien zur Qualitätsbeurteilung in der vertragsärztlichen Versorgung sowie Auswahl, Umfang und Verfahren der Stichprobenprüfungen nach Satz 1.
Satz 2 gilt für den vertragszahnärztlichen Bereich entsprechend."

§ 136 a Qualitätssicherung in der vertragsärztlichen Versorgung

Der Bundesausschuss der Ärzte und Krankenkassen bestimmt für die vertragsärztliche Versorgung durch Richtlinien nach § 92

1. die verpflichtenden Maßnahmen der Qualitätssicherung nach § 135 a Abs. 2 und

2. Kriterien für die indikationsbezogene Notwendigkeit und Qualität der durchgeführten diagnostischen und therapeutischen Leistungen, insbesondere aufwendiger medizintechnischer Leistungen.

Vor der Entscheidung des Bundesausschusses über die Richtlinien ist der Bundesärztekammer und der Deutschen Krankenhausgesellschaft Gelegenheit zur Stellungnahme zu geben.

§ 136 b Qualitätssicherung in der vertragszahnärztlichen Versorgung

(1) Der Bundesausschuss der Zahnärzte und Krankenkassen bestimmt für die vertragszahnärztliche Versorgung durch Richtlinien nach § 92

    1. die verpflichtenden Maßnahmen der Qualitätssicherung nach § 135 a Abs. 2 und

    2. Kriterien für die indikationsbezogene Notwendigkeit und Qualität aufwendiger diagnostischer und therapeutischer Leistungen.

    Vor der Entscheidung des Bundesausschusses über die Richtlinien ist der Bundeszahnärztekammer Gelegenheit zur Stellungnahme zu geben.

(2) Der Bundesausschuss hat auch Qualitätskriterien für die Versorgung mit Füllungen und Zahnersatz zu beschließen. Bei der Festlegung von Qualitätskriterien für Zahnersatz ist der Verband Deutscher Zahntechniker-Innungen zu beteiligen; die Stellungnahmen sind in die Entscheidung einzubeziehen. Der Zahnarzt übernimmt für Füllungen und die Versorgung mit Zahnersatz eine zweijährige Gewähr. Identische und Teilwiederholungen von Füllungen sowie die Erneuerung und Wiederherstellung von Zahnersatz einschließlich Zahnkronen sind in diesem Zeitraum vom Zahnarzt kostenfrei vorzunehmen. Ausnahmen hiervon bestimmen die Kassenzahnärztliche Bundesvereinigung und die Spitzenverbände der Krankenkassen gemeinsam und einheitlich. § 195 des Bürgerlichen Gesetzbuches bleibt unberührt. Längere Gewährleistungsfristen können zwischen den Kassenzahnärztlichen Vereinigungen und den Landesverbänden der Krankenkassen und den Verbänden der Ersatzkassen sowie in Einzel- oder Gruppenverträgen zwischen Zahnärzten und Krankenkassen vereinbart werden. Die Krankenkassen können hierfür Vergütungszuschläge gewähren; der Eigenanteil der Versicherten bei Zahnersatz bleibt unberührt. Die Zahnärzte, die ihren Patienten eine längere Gewährleistungsfrist einräumen, können dies ihren Patienten bekannt machen.

2.2.2 Stationäre Versorgung

§ 137 Qualitätssicherung bei zugelassenen Krankenhäusern

(1) Der Gemeinsame Bundesausschuss beschließt unter Beteiligung des Verbandes der privaten Krankenversicherung, der Bundesärztekammer sowie der Berufsorganisationen der Krankenpflegeberufe Maßnahmen der Qualitätssicherung für nach § 108 zugelassene Krankenhäuser einheitlich für alle Patienten. Dabei sind die Erfordernisse einer sektor- und berufsgruppenübergreifenden Versorgung angemessen zu berücksichtigen. Da-

zu ist der Kassenärztlichen Bundesvereinigung Gelegenheit zur Stellungnahme zu geben. Die Beschlüsse nach Satz 1 regeln insbesondere

1. die verpflichtenden Maßnahmen der Qualitätssicherung nach § 135 a Abs. 2 sowie die grundsätzlichen Anforderungen an ein einrichtungsinternes Qualitätsmanagement,

2. Kriterien für die indikationsbezogene Notwendigkeit und Qualität der im Rahmen der Krankenhausbehandlung durchgeführten diagnostischen und therapeutischen Leistungen, insbesondere aufwändiger medizintechnischer Leistungen; dabei sind auch Mindestanforderungen an die Strukturqualität einschließlich im Abstand von fünf Jahren zu erfüllender Fortbildungspflichten der Fachärzte und an die Ergebnisqualität festzulegen.

3. Grundsätze zur Einholung von Zweitmeinungen vor Eingriffen und Vergütungsabschläge für zugelassene Krankenhäuser, die ihre Verpflichtungen zur Qualitätssicherung nicht einhalten.

(2) Die Beschlüsse nach Absatz 1 sind für zugelassene Krankenhäuser unmittelbar verbindlich. Sie haben Vorrang vor Verträgen nach § 112 Abs. 1, soweit diese keine ergänzenden Regelungen zur Qualitätssicherung enthalten. Verträge zur Qualitätssicherung nach § 112 Abs. 1 gelten bis zum Abschluss von Vereinbarungen nach Absatz 1 fort.

§ 137 b Förderung der Qualitätssicherung in der Medizin

Der gemeinsame Bundesausschuß hat den Stand der Qualitätssicherung im Gesundheitswesen festzustellen, sich daraus ergebenden Weiterentwicklungsbedarf zu benennen, eingeführte Qualitätssicherungsmaßnahmen auf ihre Wirksamkeit hin zu bewerten und Empfehlungen für eine an einheitlichen Grundsätzen ausgerichtete sowie sektoren- und berufsgruppenübergreifende Qualitätssicherung im Gesundheitswesen einschließlich ihrer Umsetzung zu erarbeiten. Er erstellt in regelmäßigen Abständen einen Bericht über den Stand der Qualitätssicherung..

§ 137c Bewertung von Untersuchungs- und Behandlungsmethoden im Krankenhaus

(1) Der Gemeinsame Bundesausschuss nach § 91 überprüft auf Antrag eines Spitzenverbandes der Krankenkassen, der Deutschen Krankenhausgesellschaft oder eines Bundesverbandes der Krankenhausträger Untersuchungs- und Behandlungsmethoden, die zu Lasten der gesetzlichen Krankenkassen im Rahmen einer Krankenhausbehandlung angewandt werden oder angewandt werden sollen, daraufhin, ob sie für eine ausreichende, zweckmäßige und wirtschaftliche Versorgung der Versicherten unter Berücksichtung des allgemein anerkannten Standes der medizinischen Erkenntnisse erforderlich sind. Ergibt die Überprüfung, dass die Methode nicht den Kriterien nach Satz 1 entspricht, erlässt der Gemeinsame Bundesausschuss eine entsprechende Richtlinie.

(2) Wird eine Beanstandung des Bundesministeriums für Gesundheit und Soziale Sicherung nach § 94 Abs. 1 Satz 2 nicht innerhalb der von ihm gesetzten Frist behoben, kann das Bundesministerium die Richtlinie erlassen. Ab dem Tag des Inkrafttretens einer Richtlinie darf die ausgeschlossene Methode im Rahmen einer Krankenhausbehandlung nicht mehr zu Lasten der Krankenkassen erbracht werden; die Durchführung klinischer Studien bleibt unberührt.

§ 137 d Qualitätssicherung bei der ambulanten und stationären Vorsorge oder Rehabilitation

(1) Für stationäre Vorsorge- oder Rehabilitationseinrichtungen, mit denen ein Vertrag nach § 111 besteht, vereinbaren die Spitzenverbände der Krankenkassen gemeinsam und einheitlich mit den für die Wahrnehmung der Interessen der stationären Vorsorge- oder Rehabilitationseinrichtungen auf Bundesebene maßgeblichen Spitzenorganisationen die Maßnahmen der Qualitätssicherung nach § 135 a Abs. 2 sowie die grundsätzlichen Anforderungen an ein einrichtungsinternes Qualitätsmanagement.

(2) Für Leistungserbringer, die ambulante Vorsorgeleistungen oder Rehabilitationsmaßnahmen nach § 23 Abs. 2 oder § 40 Abs. 1 erbringen, vereinbaren die Spitzenverbände der Krankenkassen gemeinsam und einheitlich, die Kassenärztliche Bundesvereinigung und die Bundesverbände der Leistungserbringer, die ambulante Vorsorgeleistungen oder Rehabilitationsmaßnahmen durchführen, Maßnahmen der Qualitätssicherung nach § 135 a Abs. 2 sowie die grundsätzlichen Anforderungen an ein einrichtigungsinternes Qualitätsmanagement.

(3) Die Vertragspartner haben durch geeignete Maßnahmen sicherzustellen, dass die Anforderungen an die Qualitätssicherung für die ambulante und stationäre Vorsorge und Rehabilitation einheitlichen Grundsätzen genügen, und die Erfordernisse einer sektor- und berufsgruppenübergreifenden Versorgung angemessen berücksichtigt sind. Bei Vereinbarungen nach Absatz 1 ist der Bundesärztekammer und der Deutschen Krankenhausgesellschaft Gelegenheit zur Stellungnahme zu geben.

§ 137f
a) Absatz 1 Satz 1:
(1) Der Gemeinsame Bundesausschuss nach § 91 empfiehlt dem Bundesministerium für Gesundheit und Soziale Sicherung für die Abgrenzung der Versichertengruppen nach § 267 Abs. 2 Satz 4 nach Maßgabe von Satz 2 geeignete chronische Krankheiten, für die strukturierte Behandlungsprogramme entwickelt werden sollen, die den Behandlungsablauf und die Qualität der medizinischen Versorgung chronisch Kranker verbessern.

b) Absatz 2
aa) Satz 1:
Der Gemeinsame Bundesausschuss nach § 91 empfiehlt dem Bundesministerium für Gesundheit und Soziale Sicherung für die Rechtsverordnung nach § 266 Abs. 7 Anforderungen an die Ausgestaltung von Behandlungsprogrammen nach Absatz 1.
bb) Satz 2 Nr. 1:
1. *Behandlung nach dem aktuellen Stand der medizinischen Wissenschaft unter Berücksichtigung von evidenzbasierten Leitlinien oder nach der jeweils besten, verfügbaren Evidenz sowie unter Berücksichtigung des jeweiligen Versorgungssektors.*
cc) Satz 3:
Das Bundesministerium für Gesundheit und Soziale Sicherung gibt dem Gemeinsamen Bundesausschuss nach Satz 1 bekannt, für welche chronischen Krankheiten nach Absatz

1 die Anforderungen zu empfehlen sind; die Empfehlung ist unverzüglich nach dieser Bekanntgabe vorzulegen.

§ 139 Qualitätssicherung bei Hilfsmitteln

(1) Die Spitzenverbände der Krankenkassen gemeinsam und einheitlich sollen zur Sicherung einer ausreichenden, zweckmäßigen, funktionsgerechten und wirtschaftlichen Versorgung der Versicherten mit Hilfsmitteln für bestimmte Hilfsmittel Qualitätsstandards entwickeln. Die Qualitätsstandards sind im Hilfsmittelverzeichnis nach § 128 zu veröffentlichen.

(1) Voraussetzung der Aufnahme neuer Hilfsmittel in das Hilfsmittelverzeichnis ist, daß der Hersteller die Funktionstauglichkeit und den therapeutischen Nutzen des Hilfsmittels sowie seine Qualität nachweist. Über die Aufnahme in das Hilfsmittelverzeichnis entscheiden die Spitzenverbände der Krankenkassen gemeinsam und einheitlich, nachdem der Medizinische Dienst die Voraussetzungen geprüft hat.
Das Verfahren zur Aufnahme in das Hilfsmittelverzeichnis regeln die Spitzenverbände der Krankenkassen. Dabei ist darauf hinzuwirken, dass die Unterlagen innerhalb von sechs Monaten nach Antragsstellung vollständig vorliegen, und sicherzustellen, dass die Entscheidung spätestens sechs Monate nach Vorlage der vollständigen Unterlagen getroffen wird. Über die Entscheidung ist ein Bescheid zu erteilen.

(3) Die Spitzenverbände der Krankenkassen gemeinsam und einheitlich geben produktgruppenbezogene Empfehlungen zur Fortbildung der Leistungserbringer von Hilfsmitteln und zur Qualitätssicherung der Leistungserbringung ab.

§ 139a Institut für Qualität und Wirtschaftlichkeit im Gesundheitswesen

(1) Der Gemeinsame Bundesausschuss nach § 91 gründet ein fachlich unabhängiges, rechtsfähiges, wissenschaftliches Institut für Qualität und Wirtschaftlichkeit im Gesundheitswesen und ist dessen Träger. Hierzu kann eine Stiftung des privaten Rechts errichtet werden.

(2) Die Bestellung der Institutsleitung hat im Einvernehmen mit dem Bundesministerium für Gesundheit und Soziale Sicherung zu erfolgen. Wird eine Stiftung des privaten Rechts errichtet, erfolgt das Einvernehmen innerhalb des Stiftungsvorstands, in den das Bundesministerium für Gesundheit und Soziale Sicherung einen Vertreter entsendet.

(3) Das Institut wird zu Fragen von grundsätzlicher Bedeutung für die Qualität und Wirtschaftlichkeit der im Rahmen der gesetzlichen Krankenversicherung erbrachten Leistungen insbesondere auf folgenden Gebieten tätig:
1. Recherche, Darstellung und Bewertung des aktuellen medizinischen Wissensstandes zu diagnostischen und therapeutischen Verfahren bei ausgewählten Krankheiten,
2. Erstellung von wissenschaftlichen Ausarbeitungen, Gutachten und Stellungnahmen zu Fragen der Qualität und Wirtschaftlichkeit der im Rahmen der gesetzlichen Kranken-

versicherung erbrachten Leistungen unter Berücksichtigung alters-, geschlechts- und lebenslagenspezifischer Besonderheiten,

3. Bewertungen evidenzbasierter Leitlinien für die epidemiologisch wichtigsten Krankheiten,

4. Abgabe von Empfehlungen zu Disease-Management-Programmen,

5. Bewertung des Nutzens von Arzneimitteln,

6. Bereitstellung von für alle Bürgerinnen und Bürger verständlichen allgemeinen Informationen zur Qualität und Effizienz in der Gesundheitsversorgung.

(1) Das Institut hat in regelmäßigen Abständen über die Arbeitsprozesse und -ergebnisse einschließlich der Grundlagen für die Entscheidungsfindung öffentlich zu berichten.

(2) Den für die Wahrnehmung der Interessen der Patientinnen und Patienten und der Selbsthilfe chronisch kranker und behinderter Menschen maßgeblichen Organisationen sowie der oder dem Beauftragten der Bundesregierung für die Belange der Patientinnen und Patienten ist im Rahmen der Aufgabenerfüllung des Instituts Gelegenheit zur Stellungnahme zu geben.

(6) Zur Sicherstellung der fachlichen Unabhängigkeit des Instituts haben die Beschäftigten vor ihrer Einstellung alle Beziehungen zu Interessenverbänden, Auftragsinstituten, insbesondere der pharmazeutischen Industrie und der Medizinprodukteindustrie, einschließlich Art und Höhe von Zuwendungen offen zu legen.

§ 139b Aufgabendurchführung

(1) Der Gemeinsame Bundesausschuss nach § 91 beauftragt das Institut mit Arbeiten nach § 139a Abs. 3. Die den Gemeinsamen Bundesausschuss bildenden Institutionen, das Bundesministerium für Gesundheit und Soziale Sicherung und die für die Wahrnehmung der Interessen der Patientinnen und Patienten und der Selbsthilfe chronisch kranker und behinderter Menschen maßgeblichen Organisationen sowie die oder der Beauftragte der Bundesregierung für die Belange der Patientinnen und Patienten können die Beauftragung des Institutes beim Gemeinsamen Bundesausschuss beantragen.

(2) Das Bundesministerium für Gesundheit und Soziale Sicherung kann die Bearbeitung von Aufgaben nach § 139a Abs. 3 unmittelbar beim Institut beantragen. Das Institut kann einen Antrag des Bundesministeriums für Gesundheit und Soziale Sicherung als unbegründet ablehnen, es sei denn, das Bundesministerium für Gesundheit und Soziale Sicherung übernimmt die Finanzierung der Bearbeitung des Auftrags.

(3) Zur Erledigung der Aufgaben nach § 139a Abs. 3 Nr. 1 bis 5 hat das Institut wissenschaftliche Forschungsaufträge an externe Sachverständige zu vergeben. Diese haben alle Beziehungen zu Interessenverbänden, Auftragsinstituten, insbesondere der pharmazeutischen Industrie und der Medizinprodukteindustrie, einschließlich Art und Höhe von Zuwendungen offen zu legen.

(4) Das Institut leitet die Arbeitsergebnisse der Aufträge nach den Absätzen 1 und 2 dem Gemeinsamen Bundesausschuss nach § 91 als Empfehlungen zu. Der Gemeinsame Bundesausschuss hat die Empfehlungen im Rahmen seiner Aufgabenstellung zu berücksichtigen.

§ 139c Finanzierung

(1) Die Finanzierung des Instituts nach § 139a Abs. 1 erfolgt jeweils zur Hälfte durch die Erhebung eines Zuschlags für jeden abzurechnenden Krankenhausfall und durch die zusätzliche Anhebung der Vergütungen für die ambulante vertragsärztliche und vertragszahnärztliche Versorgung nach den §§ 85 und 85a um einen entsprechenden Vomhundertsatz. Die im stationären Bereich erhobenen Zuschläge werden in der Rechnung des Krankenhauses gesondert ausgewiesen; sie gehen nicht in die Gesamtbeträge nach den §§ 3 und 4 des Krankenhausentgeltgesetzes oder nach § 6 der Bundespflegesatzverordnung sowie nicht in die entsprechenden Erlösausgleiche ein. Der Zuschlag für jeden Krankenhausfall, die Anteile der Kassenärztlichen und der Kassenzahnärztlichen Vereinigungen sowie das Nähere zur Weiterleitung dieser Mittel an eine zu benennende Stelle werden durch den Gemeinsamen Bundesausschuss festgelegt.

(2) Die Regelung nach Absatz 1 gilt nur, wenn der Gemeinsame Bundesausschuss zur Errichtung des Institutes nach § 139a Abs. 1 eine Stiftung des privaten Rechts gegründet hat. Wird eine Stiftung nicht gegründet, erfolgt die Finanzierung des Instituts jeweils zur Hälfte durch die Verbände der Leistungserbringer und die Spitzenverbände der Krankenkassen."

2.3 SGB IX Rehabilitation

Definition: "Die Rehabilitation umfaßt alle Maßnahmen, die das Ziel haben, das Einwirken jener Bedingungen, die zu Einschränkungen oder Benachteiligungen führen, abzuschwächen und die eingeschränkten und benachteiligten Personen zu befähigen, soziale Integration zu erreichen. Rehabilitation zielt nicht nur darauf ab, eingeschränkte und benachteiligte Personen zu befähigen, ihr Leben auf ihre Umwelt abzustimmen, sondern auch auf Interventionen und Vermittlung innerhalb ihrer unmittelbaren Umgebung sowie innerhalb der Gesellschaft insgesamt, um ihre soziale Integration zu erleichtern und zu fördern."(REHA-KOMM. 1991)

Sachverständigenrat 1995
"Der Rat empfiehlt die Fortentwicklung der Rehabilitation im Sozialversicherungssystem durch eine verbesserte Harmonisierung und Koordination der Leistungen in normativer und faktischer Hinsicht mit dem Ziel, die Nahtlosigkeit und Kontinuität der Versorgungskette von Prävention, medizinischer Behandlung, Rehabilitation und Nachsorge sicherzustellen." (Sachverständigenrat 1995)

Im deutschen Recht wird neuerdings - seit Einführung des SGB IX - ein enger Zusammenhang zwischen Behinderung und Rehabilitation dargestellt:

Nach § 2, Absatz 1, SGB IX wird Behinderung folgendermaßen definiert

(1) Menschen sind behindert, wenn ihre körperliche Funktion, geistige Fähigkeit oder seeli-sche Gesundheit mit hoher Wahrscheinlichkeit länger als sechs Monate von dem für das Lebensalter typischen Zustand abweichen und daher ihre Teilhabe am Leben in der Ge-sellschaft beeinträchtigt ist. Sie sind von Behinderung bedroht, wenn die Beeinträchtigung zu erwarten ist.

Während im Bereich der Behandlung die sogenannte Behandlungsbedürftigkeit im Vordergrund steht, ist für die Rehabilitation der Begriff der Reha-Bedürftigkeit entscheidend. Ebenfalls ist die Rehabilitation ein Aspekt, wenn es um die Kontinuität und Nahtlosikeit der Behandlung geht. Die Schnittstelle zwischen Akutbehandlung und Rehabilitation weist einige Schwäche auf, die insbesondere auf die unterschiedliche Diagnostik der Segmente zurückzuführen sind. Die Diag-nostik im Akutbereich ist primär eine somatisch orientierte Diagnostik, die Diagnostik im Reha-Bereich ist primär eine funktionsorientiert.

Die Rehabilitation unterscheidet

■ medizinische,
■ berufliche
■ und soziale Rehabilitation.

In unserem Kontext wird die medizinische Rehabilitation in den Mittelpunkt der Betrachtung gestellt, insbesondere aus Gründen der Zielgruppe. Physio- und Ergotherapeuten arbeiten pri-mär im Bereich der medizinischen Rehabilitation, die hier auch so zu verstehen ist, dass nie-dergelassene selbständig arbeitende Therapeuten der medizinischen Rehabilitation subsumiert werden.
Der Sachverständigenrat zur konzertierten Aktion im Gesundheitswesen empfiehlt bereits im Jahre 1995: "... die Fortentwicklung der Rehabilitation im Sozialversicherungssystem durch eine verbesserte Harmonisierung und Koordination der Leistungen in normativer und fakti-scher Hinsicht mit dem Ziel, die Nahtlosigkeit und Kontinuität der Versorgungskette von Prä-vention, medizinischer Behandlung, Rehabilitation und Nachsorge sicherzustellen."
In der Begründung zum Gesundheitsstrukturgesetz 2000 wird zur Förderung der Rehabilita-tion ausgeführt: "Der Stellenwert der Rehabilitation als eine vorrangige Aufgabe im System der gesundheitlichen Versorgung wird insbesondere durch folgende Maßnahmen erhöht:

-    Abgrenzung des Rehabilitationsbegriffs von Krankenbehandlung und Vorsorge,
-    Absenkung von Zuzahlungen für stationäre Rehabilitationsleistungen auf das Niveau der Zuzahlungen für Krankenhausbehandlung,
-    Flexibilisierung der dreiwöchigen Regeldauer für die stationäre Vorsorge und Rehabi-litation durch von den Spitzenverbänden zu vereinbarende Leitlinien, in denen eine indikationsspezifische Regeldauer festgelegt wird."

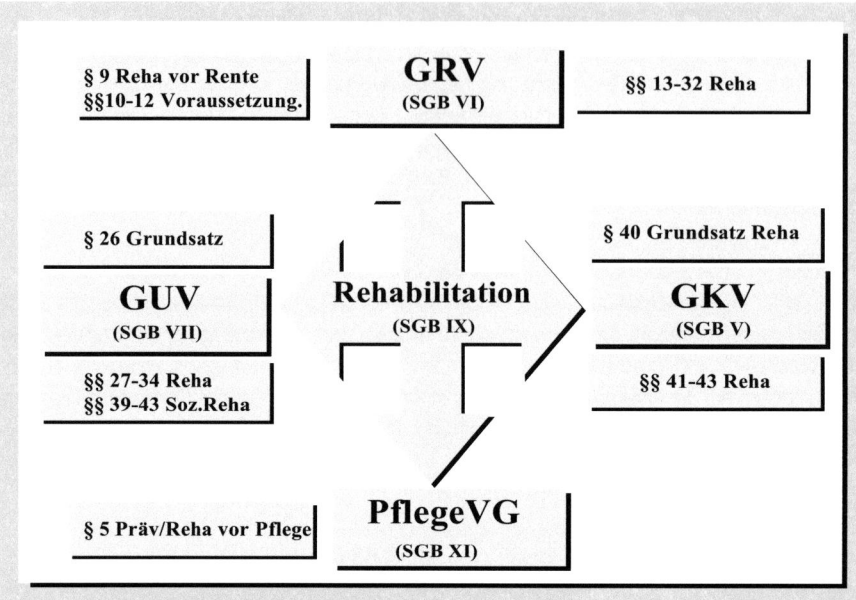

Abb. 2: Rechtsgrundlagen der Rehabilitation

§ 8 Vorrang von Leistungen zur Teilhabe

(1) Werden bei einem Rehabilitationsträger Sozialleistungen wegen oder unter Berücksichtigung einer Behinderung oder einer drohenden Behinderung beantragt oder erbracht, prüft dieser unabhängig von der Entscheidung über diese Leistungen, ob Leistungen zur Teilhabe voraussichtlich erfolgreich sind.

(2) Leistungen zur Teilhabe haben Vorrang vor Rentenleistungen, die bei erfolgreichen Leistungen zur Teilhabe nicht oder voraussichtlich erst zu einem späteren Zeitpunkt zu erbringen wären. ..

(3) Absatz 1 ist auch anzuwenden, um durch Leistungen zur Teilhabe Pflegebedürftigkeit zu vermeiden, zu überwinden, zu mindern oder eine Verschlimmerung zu verhüten.

§ 9 Wunsch- und Wahlrecht der Leistungsberechtigten

(1) Bei der Entscheidung über die Leistungen und bei der Ausführung der Leistungen zur Teilhabe wird berechtigten Wünschen der Leistungsberechtigten entsprochen. Dabei wird auch auf die persönliche Lebenssituation, das Alter, das Geschlecht, die Familie sowie die religiösen und weltanschaulichen Bedürfnisse der Leistungsberechtigten Rücksicht genommen; im Obrigen gilt §33 des Ersten Buches. ....

(2) Sachleistungen zur Teilhabe, die nicht in Rehabilationseinrichtungen auszuführen sind, können auf Antrag der Leistungsberechtigten als Geldleistungen erbracht werden, wenn die **Leistungen hierdurch voraussichtlich bei gleicher Wirksamkeit wirtschaftlich zumindest gleichwertig ausgeführt werden können. Für die Beurteilung der Wirksamkeit stellen die Leistungsberechtigten dem Rehabilitationsträger geeignete Unterlagen zur Verfügung.** Der Rehabilitationsträger begründet durch Bescheid, wenn er den Wünschen des Leistungsberechtigten nach den Absätzen 1 und 2 nicht entspricht.

(3) Leistungen, Dienste und Einrichtungen lassen den Leistungsberechtigten möglichst viel Raum zu eigenverantwortlicher Gestaltung ihrer Lebensumstände und fördern ihre Selbstbestimmung.

(4) Die Leistungen zur Teilhabe bedürfen der Zustimmung der Leistungsberechtigten.

§ 10 Koordinierung der Leistungen

(1)   Soweit Leistungen verschiedener Leistungsgruppen oder mehrerer Rehabilitationsträger erforderlich sind, ist der nach § 14 leistende Rehabilitationsträger dafür verantwortlich, dass die beteiligten Rehabilitationsträger im Benehmen miteinander und in Abstimmung mit den Leistungsberechtigten die nach dem individuellen Bedarf voraussichtlich erforderlichen Leistungen funktionsbezogen feststellen und schriftlich so zusammenstellen, dass sie nahtlos ineinander greifen. Die Leistungen werden entsprechend dem Verlauf der Rehabilitation angepasst und darauf ausgerichtet, den Leistungsberechtigten unter Berücksichtigung der Besonderheiten des Einzelfalls die den Zielen der §§ 1 und 4 Abs. 1 entsprechende umfassende Teilhabe am Leben in der Gesellschaft zügig, wirksam, wirtschaftlich und auf Dauer zu ermöglichen. Dabei sichern die Rehabilitationsträger durchgehend das Verfahren entsprechend dem jeweiligen Bedarf und gewährleisten, dass die wirksame und wirtschaftliche Ausführung der Leistungen nach gleichen Maßstäben und Grundsätzen erfolgt.

§ 11 Zusammenwirken der Leistungen (Kontinuität und Nahtlosigkeit der Versorgung)

(1) Soweit es im Einzelfall geboten ist, prüft der zuständige Rehabilitationsträger gleichzeitig mit der Einleitung einer Leistung zur medizinischen Rehabilitation, während ihrer Ausführung und nach ihrem Abschluss, ob durch geeignete Leistungen zur Teilhabe am Arbeitsleben die Erwerbsfähigkeit des behinderten oder von Behinderung bedrohten Menschen erhalten, gebessert oder wiederhergestellt werden kann. Er beteiligt die Bundesanstalt für Arbeit nach § 38.

§ 12 Zusammenarbeit der Rehabilitationsträger

(1) Im Rahmen der durch Gesetz, Rechtsverordnung oder allgemeine Verwaltungsvorschrift getroffenen Regelungen sind die Rehabilitationsträger verantwortlich, dass
1 . die im Einzelfall erforderlichen Leistungen zur Teilhabe nahtlos, zügig sowie nach Gegenstand, Umfang und Ausführung einheitlich erbracht werden,

2. Abgrenzungsfragen einvernehmlich geklärt werden,

3. Beratung entsprechend den in §§ 1 und 4 genannten Zielen geleistet wird,

4. Begutachtungen <u>möglichst</u> nach einheitlichen Grundsätzen durchgeführt werden sowie ...

§ 19 Rehabilitationsdienste und –einrichtungen (Sicherstellung des Angebotes)

(1) Die Rehabilitationsträger wirken gemeinsam unter Beteiligung der Bundesregierung und der Landesregierungen darauf hin, dass die fachlich und regional erforderlichen Rehabilitationsdienste und -einrichtungen in ausreichender Zahl und Qualität zur Verfügung stehen. Dabei achten sie darauf, dass für eine ausreichende Zahl solcher Rehabilitationsdienste und -einrichtungen Zugangs- und Kommunikationsbarrieren nicht bestehen. ...

(2) Soweit die Ziele nach Prüfung des Einzelfalls mit vergleichbarer Wirksamkeit erreichbar sind, werden Leistungen unter Berücksichtigung der persönlichen Umstände in ambulanter, teilstationärer oder betrieblicher Form und gegebenenfalls unter Einbeziehung familienentlastender und -unterstützender Dienste erbracht.

(3) ....

(4) Nehmen Rehabilitationsträger zur Ausführung von Leistungen besondere Dienste (Rehabilitationsdienste) oder Einrichtungen (Rehabilitationseinrichtungen) in Anspruch, erfolgt die Auswahl danach, weicher Dienst oder welche Einrichtung die **Leistung in der am besten geeigneten Form ausführt**; dabei werden Dienste und Einrichtungen freier oder gemeinnütziger Träger entsprechend ihrer Bedeutung für die Rehabilitation und Teilhabe behinderter Menschen berücksichtigt und die Vielfalt der Träger von Rehabilitationsdiensten oder -einrichtungen gewahrt sowie deren Selbständigkeit, Selbstverständnis und Unabhängigkeit beachtet § 35 Satz 2 Nr. 4 ist anzuwenden.

(5) Rehabilitationsträger können nach den für sie geltenden Rechtsvorschriften Rehabilitationsdienste oder -einrichtungen fördern, wenn dies zweckmäßig ist und die Arbeit dieser Dienste oder Einrichtungen in anderer Weise nicht sichergestellt werden kann.

(6) Rehabilitationsdienste und -einrichtungen mit gleicher Aufgabenstellung sollen Arbeitsgemeinschaften bilden.

§ 20 Qualitätssicherung

(1) Die Rehabilitationsträger nach § 6 Abs. 1 Nr. 1 bis 5 vereinbaren gemeinsame Empfehlungen zur Sicherung und Weiterentwicklung der Qualität der Leistungen, insbesondere zur barrierefreien Leistungserbringung, sowie für die Durchführung vergleichender Qualitätsanalysen als Grundlage für ein effektives Qualitätsmanagement der Leistungserbringer. § 13 Abs. 4 ist entsprechend anzuwenden. Die Rehabilitationsträger nach § 6 Abs. 1 Nr. 6 und 7 <u>können</u> den Empfehlungen beitreten.

(2) Die Erbringer von Leistungen stellen ein Qualitätsmanagement sicher, das durch zielgerichtete und systematische Verfahren und Maßnahmen die Qualität der Versorgung
gewährleistet und kontinuierlich verbessert.

(3) Die Bundesarbeitsgemeinschaft für Rehabilitation bereitet die Empfehlungen nach Absatz 1 vor. Sie beteiligt die Verbände behinderter Menschen einschließlich der Verbände der Freien Wohlfahrtspflege, der Selbsthilfegruppen und der Interessenvertre-
tungen behinderter Frauen sowie die nach § 19 Abs. 6 gebildeten Arbeitsgemeinschaften und die für die Wahrnehmung der Interessen der ambulanten und stationären Rehabilitationseinrichtungen auf Bundesebene maßgeblichen Spitzenverbände. Deren Anliegen wird bei der Ausgestaltung der Empfehlungen nach Möglichkeit Rechnung getragen.

(4) § 13 Abs. 3 ist entsprechend anzuwenden für Vereinbarungen auf Grund gesetzlicher
Vorschriften für die Rehabilitationsträger.

§ 21 Verträge mit Leistungserbringern

(1) Die Verträge über die Ausführung von Leistungen durch Rehabilitationsdienste und
-einrichtungen, die nicht in der Trägerschaft eines Rehabilitationsträgers stehen, enthalten insbesondere Regelungen über

1. Qualitätsanforderungen an die Ausführung der Leistungen, das beteiligte Personal
und die begleitenden Fachdienste,

4. angemessene Mitwirkungsmöglichkeiten der Teilnehmer an der Ausführung der Leistungen,

2.4 Rechtsgrundlagen des QM in der Pflege

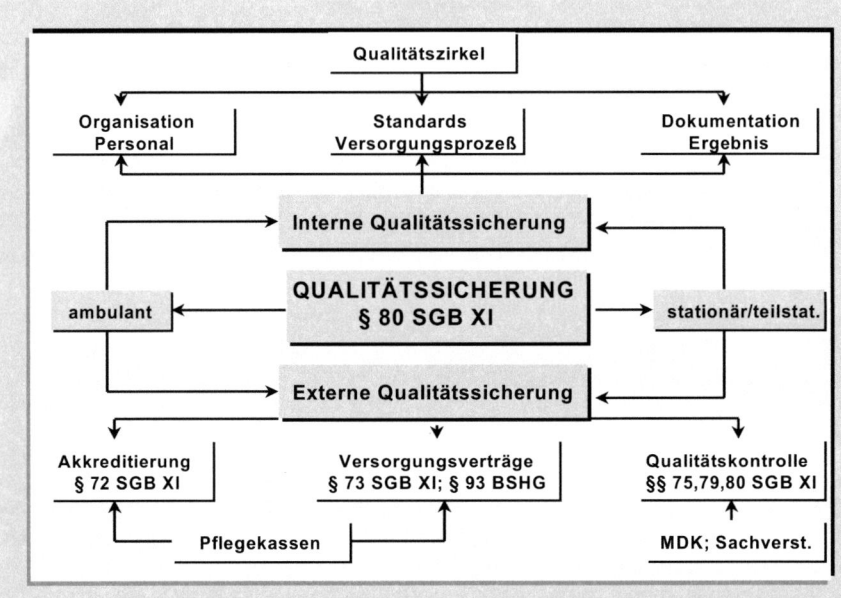

Abb. 3: Rechtsgrundlagen der Pflege SGB XI

§ 80 Maßstäbe und Grundsätze zur Sicherung und Weiterentwicklung der Pflegequalität

(1) Die Spitzenverbände der Pflegekassen, die Bundesarbeitsgemeinschaft der überörtlichen Träger der Sozialhilfe, die Bundesvereinigung der kommunalen Spitzenverbände und die Vereinigungen der Träger der Pflegeeinrichtungen auf Bundesebene vereinbaren gemeinsam und einheitlich unter Beteiligung des Medizinischen Dienstes der Spitzenverbände der Krankenkassen sowie unabhängiger Sachverständiger Grundsätze und Maßstäbe für die Qualität und die Qualitätssicherung der ambulanten und stationären Pflege sowie für die Entwicklung eines einrichtungsinternen Qualitätsmanagements, das auf eine stetige Sicherung und Weiterentwicklung der Pflegequalität ausgerichtet ist. Sie arbeiten dabei mit dem Verband der privaten Krankenversicherung e.V., den Verbänden der Pflegeberufe sowie den Verbänden der Behinderten und der Pflegebedürftigen eng zusammen. Die Vereinbarungen sind im Bundesanzeiger zu veröffentlichen; sie sind für alle Pflegekassen und deren Verbände sowie für die zugelassenen Pflegeeinrichtungen unmittelbar verbindlich.

(2) Die Vereinbarungen nach Absatz 1 können von jeder Partei mit einer Frist von einem Jahr ganz oder teilweise gekündigt werden. Nach Ablauf des Vereinbarungszeitraums oder der Kündigungsfrist gilt die Vereinbarung bis zum Abschluss einer neuen Vereinbarung weiter.

(3) Kommt eine Vereinbarung nach Absatz 1 innerhalb von zwölf Monaten ganz oder teilweise nicht zustande, nachdem eine Vertragspartei schriftlich zu Verhandlungen aufgefordert hat, kann ihr Inhalt durch Rechtsverordnung der Bundesregierung mit Zustimmung des Bundesrates festgelegt werden.

§ 80a Leistungs- und Qualitätsvereinbarung mit Pflegeheimen

(1) Bei teil- oder vollstationärer Pflege setzt der Abschluss einer Pflegesatzvereinbarung nach dem Achten Kapitel ab dem 1. Januar 2004 den Nachweis einer wirksamen Leistungs- und Qualitätsvereinbarung durch den Träger des zugelassenen Pflegeheims voraus; für Pflegeeinrichtungen, die erstmals ab dem 1. Januar 2002 zur teil- oder vollstationären Pflege nach § 72 zugelassen werden, gilt dies bereits für den Abschluss der ersten und jeder weiteren Pflegesatzvereinbarung vor dem 1. Januar 2004. Parteien der Leistungs- und Qualitätsvereinbarung sind die Vertragsparteien nach § 85 Abs. 2.

(2) In der Leistungs- und Qualitätsvereinbarung sind die wesentlichen Leistungs- und Qualitätsmerkmale festzulegen. Dazu gehören insbesondere:
1. die Struktur und die voraussichtliche Entwicklung des zu betreuenden Personenkreises, gegliedert nach Pflegestufen, besonderem Bedarf an Grundpflege, medizinischer Behandlungspflege oder sozialer Betreuung,
2. Art und Inhalt der Leistungen, die von dem Pflegeheim während des nächsten Pflegesatzzeitraums oder der nächsten Pflegesatzzeiträume (§ 85 Abs. 3) erwartet werden, sowie
3. die personelle und sächliche Ausstattung des Pflegeheims einschließlich der Qualifikation der Mitarbeiter.
Die Festlegungen nach Satz 2 sind für die Vertragsparteien nach § 85 Abs. 2 und für die Schiedsstelle als Bemessungsgrundlage für die Pflegesätze und die Entgelte für Unterkunft und Verpflegung nach dem Achten Kapitel unmittelbar verbindlich.

(3) Die Leistungs- und Qualitätsvereinbarung ist in der Regel zusammen mit der Pflegesatzvereinbarung nach § 85 abzuschließen; sie kann auf Verlangen einer Pflegesatzpartei auch zeitlich unabhängig von der Pflegesatzvereinbarung abgeschlossen werden. Kommt eine Vereinbarung nach Absatz 1 innerhalb von 6 Wochen ganz oder teilweise nicht zustande, nachdem eine Vertragspartei schriftlich zu Vertragsverhandlungen aufgefordert hat, entscheidet die Schiedsstelle nach § 76 auf Antrag einer Vertragspartei über die Punkte, über die keine Einigung erzielt werden konnte. § 73 Abs. 2 sowie § 85 Abs. 3 Satz 2 bis 4 gelten entsprechend.

(4) Der Träger des Pflegeheims ist verpflichtet, mit dem in der Leistungs- und Qualitätsvereinbarung als notwendig anerkannten Personal die Versorgung der Heimbewohner jederzeit sicherzustellen. Er hat bei Personalengpässen oder -ausfällen durch geeignete Maßnahmen sicherzustellen, dass die Versorgung der Heimbewohner nicht beeinträchtigt wird. Bei unvorhersehbaren wesentlichen Veränderungen in den Belegungs oder Leistungsstrukturen des Pflegeheims kann jede Vereinbarungspartei eine Neuverhandlung der Leistungs- und Qualitätsvereinbarung verlangen. § 85 Abs. 7 gilt entsprechend.

(5) Auf Verlangen einer Vertragspartei nach Absatz 1 Satz 2 hat der Träger einer Einrichtung in einem Personalabgleich nachzuweisen, dass seine Einrichtung das nach Absatz 2 Satz 2 Nr. 3 als notwendig anerkannte und vereinbarte Personal auch tatsächlich bereitgestellt und bestimmungsgemäß einsetzt.

§ 81 Verfahrensregelungen

(1) Die Landesverbände der Pflegekassen (§ 52) erfüllen die ihnen nach dem Siebten und Achten Kapitel zugewiesenen Aufgaben gemeinsam. Kommt eine Einigung ganz oder teilweise nicht zustande, gilt § 213 Abs. 2 des Fünften Buches entsprechend.

(2) Bei Entscheidungen, die von den Landesverbänden der Pflegekassen mit den Arbeitsgemeinschaften der örtlichen Sozialhilfeträger oder den überörtlichen Sozialhilfeträgern gemeinsam zu treffen sind, werden die Arbeitsgemeinschaften oder die überörtlichen Träger mit zwei Vertretern an der Beschlussfassung nach Absatz 1 in Verbindung mit § 213 Abs. 2 des Fünften Buches beteiligt. Kommt bei zwei Beschlussfassungen nacheinander eine Einigung mit den Vertretern der Sozialhilfeträger nicht zustande, kann jeder Beteiligte nach Satz 1 die Entscheidung des Vorsitzenden und der weiteren unparteiischen Mitglieder der Schiedsstelle nach § 76 verlangen. Sie entscheiden für alle Beteiligten verbindlich über die streitbefangenen Punkte unter Ausschluss des Rechtswegs. Die Kosten des Verfahrens nach Satz 2 und das Honorar des Vorsitzenden sind von allen Beteiligten anteilig zu tragen.

(3) Die Absätze 1 und 2 gelten für die den Spitzenverbänden der Pflegekassen (§ 53) nach dem Siebten Kapitel zugewiesenen Aufgaben entsprechend mit der Maßgabe, dass bei Nichteinigung ein Schiedsstellenvorsitzender zur Entscheidung von den Beteiligten einvernehmlich auszuwählen ist.

Elftes Kapitel (PQsG)
Qualitätssicherung, sonstige Regelungen zum Schutz der Pflegebedürftigen

§ 112 Grundsätze

(1) Die Träger der Pflegeeinrichtungen bleiben, unbeschadet des Sicherstellungsauftrages der Pflegekassen (§ 69), für die Qualität der Leistungen ihrer Einrichtungen einschließlich der Sicherung und Weiterentwicklung der Pflegequalität verantwortlich. Maßstäbe für die Beurteilung der Leistungsfähigkeit einer Pflegeeinrichtung und die Qualität ihrer Leistungen sind die für sie verbindlichen Anforderungen in den Vereinbarungen nach § 80 sowie in den Leistungs- und Qualitätsvereinbarungen nach § 80a.

(2) Die zugelassenen Pflegeeinrichtungen sind verpflichtet, sich an Maßnahmen zur Qualitätssicherung zu beteiligen und in regelmäßigen Abständen die erbrachten Leistungen und deren Qualität nachzuweisen; bei stationärer Pflege erstreckt sich die Quali-

tätssicherung neben den allgemeinen Pflegeleistungen auch auf die medizinische Behandlungspflege, die soziale Betreuung, die Leistungen bei Unterkunft und Verpflegung (§ 87) sowie auf die Zusatzleistungen (§ 88).

(3) Die Pflegeeinrichtungen haben auf Verlangen der Landesverbände der Pflegekassen dem Medizinischen Dienst der Krankenversicherung oder den von den Landesverbänden bestellten Sachverständigen die Prüfung der erbrachten Leistungen und deren Qualität durch Einzelprüfungen, Stichproben und vergleichende Prüfungen zu ermöglichen. Die Prüfungen sind auf die Qualität, die Versorgungsabläufe und die Ergebnisse der in Absatz 2 genannten Leistungen sowie auf deren Abrechnung zu erstrecken.

(4) Der Medizinische Dienst der Krankenversicherung soll im Rahmen seiner Möglichkeiten die Pflegeeinrichtungen in Fragen der Qualitätssicherung beraten, mit dem Ziel, Qualitätsmängeln rechtzeitig vorzubeugen und die Eigenverantwortung der Pflegeeinrichtungen und ihrer Träger für die Sicherung und Weiterentwicklung der Pflegequalität zu stärken. Ein Anspruch auf Beratung besteht nicht.

§ 113 Leistungs- und Qualitätsnachweise

(1) Die Träger zugelassener Pflegeeinrichtungen sind verpflichtet, den Landesverbänden der Pflegekassen in regelmäßigen Abständen die von ihnen erbrachten Leistungen und deren Qualität nachzuweisen (Leistungs- und Qualitätsnachweise).

(2) Die Erteilung von Leistungs- und Qualitätsnachweisen nach Absatz 1 ist eine öffentliche Aufgabe. Sie kann wirksam nur durch von den Landes- oder Bundesverbänden der Pflegekassen anerkannte unabhängige Sachverständige oder Prüfstellen wahrgenommen werden. Die Anerkennung setzt voraus, dass der Sachverständige oder die Prüfstelle die Anforderungen der Rechtsverordnung nach § 118 erfüllt; sie gilt bundesweit, soweit in dem Anerkennungsbescheid nichts anderes bestimmt ist. Die Rechtsaufsicht über Sachverständige oder Prüfstellen, deren Anerkennung sich über das Gebiet eines Landes hinaus erstreckt, führt das Bundesversicherungsamt; die Rechtsaufsicht über Sachverständige oder Prüfstellen, deren Anerkennung sich nicht über das Gebiet eines Landes hinaus erstreckt, führt die nach Landesrecht zuständige Behörde.

(3) Inhalt des Leistungs- und Qualitätsnachweises kann nur die Feststellung sein, dass die geprüfte Pflegeeinrichtung zum Zeitpunkt der Prüfung wenigstens die Qualitätsanforderungen nach diesem Buch erfüllt. Erfüllt die Einrichtung diese Anforderungen, hat ihr Träger Anspruch auf Erteilung eines Leistungs- und Qualitätsnachweises gegenüber den nach Absatz 2 für die Prüfung verantwortlichen Sachverständigen oder Prüfstellen. Diese haben den Landesverbänden der Pflegekassen, den zuständigen Trägern der Sozialhilfe, dem Verband der privaten Krankenversicherung e. V. sowie, bei vollstationärer Pflege, auch der für die Durchführung des Heimgesetzes zuständigen Landesbehörde (Heimaufsichtsbehörde) eine Kopie des Leistungs- und Qualitätsnachweises zuzuleiten.

(4) Qualitätsprüfungen nach § 114 können durch Leistungs- und Qualitätsnachweise nach dieser Vorschrift nicht ausgeschlossen oder eingeschränkt werden. Maßnahmen und Prüfungen nach dem Heimgesetz bleiben unberührt.

(5) Ab dem 1. Januar 2004 hat eine Pflegeeinrichtung nur dann Anspruch auf Abschluss einer Vergütungsvereinbarung nach dem Achten Kapitel, wenn sie einen Leistungs- und Qualitätsnachweis vorlegt, dessen Erteilung nicht länger als zwei Jahre zurückliegt.

(6) Für Rechtsstreitigkeiten aus dieser Vorschrift gilt § 73 Abs. 2 entsprechend.

§ 114 Örtliche Prüfung

(1) Der Medizinische Dienst der Krankenversicherung oder die von den Landesverbänden der Pflegekassen bestellten Sachverständigen sind in Wahrnehmung ihres Prüfauftrags nach § 112 Abs. 3 berechtigt und verpflichtet, an Ort und Stelle zu überprüfen, ob die ambulanten oder stationären zugelassenen Pflegeeinrichtungen die Leistungs- und Qualitätsanforderungen nach diesem Buch weiterhin erfüllen. Soweit eine Pflegeeinrichtung einen Leistungs- und Qualitätsnachweis nach § 113 vorlegt, dessen Erteilung nicht länger als ein Jahr zurückliegt, ist dies bei der Bestimmung von Zeitpunkt und Umfang der Prüfungen nach Satz 1 angemessen zu berücksichtigen.

(2) Bei teil- oder vollstationärer Pflege sind der Medizinische Dienst und die von den Landesverbänden der Pflegekassen bestellten Sachverständigen berechtigt, zum Zwecke der Qualitätssicherung die für das Pflegeheim benutzten Grundstücke und Räume jederzeit angemeldet oder unangemeldet zu betreten, dort Prüfungen und Besichtigungen vorzunehmen, sich mit den Pflegebedürftigen, ihren Angehörigen oder Betreuern in Verbindung zu setzen sowie die Beschäftigten und den Heimbeirat oder den Heimfürsprecher zu befragen.
Prüfungen und Besichtigungen zur Nachtzeit sind nur zulässig, wenn und soweit das Ziel der Qualitätssicherung zu anderen Zeiten nicht erreicht werden kann. Soweit Räume einem Wohnrecht der Heimbewohner unterliegen, dürfen sie ohne deren Zustimmung nur betreten werden, soweit dies zur Verhütung dringender Gefahren für die öffentliche Sicherheit und Ordnung erforderlich ist; das Grundrecht der Unverletzlichkeit der Wohnung (Artikel 13 Abs. 1 Grundgesetz) wird insoweit eingeschränkt. Der Medizinische Dienst soll die zuständige Heimaufsichtsbehörde an unangemeldeten Prüfungen beteiligen, soweit dadurch die Prüfung nicht verzögert wird.

(2) Bei der ambulanten Pflege sind der Medizinische Dienst und die von den Landesverbänden der Pflegekassen bestellten Sachverständigen berechtigt, die Qualität der Leistungen des Pflegedienstes mit Zustimmung des Pflegebedürftigen auch in dessen Wohnung zu überprüfen. Soweit der Pflegedienst auch Leistungen der häuslichen Krankenpflege nach § 37 des Fünften Buches erbringt, sind diese in die Prüfung nach Satz 1 einzubeziehen. Dabei ist auch zu prüfen, ob die Versorgung des Pflegebedürftigen den Anforderungen des § 2 Nr. 8 in Verbindung mit § 23 Abs. 2 des Infektionsschutzgesetzes entspricht. Im Übrigen gilt Absatz 2 entsprechend.

(3) Unabhängig von ihren eigenen Prüfungsbefugnissen nach Absatz 1 bis 3 sind der Medizinische Dienst der Krankenversicherung oder die von den Landesverbänden der Pflegekassen bestellten Sachverständigen befugt, sich sowohl an angemeldeten als auch an unangemeldeten Überprüfungen von zugelassenen Pflegeheimen zu beteiligen, soweit sie von der zuständigen Heimaufsichtsbehörde nach Maßgabe des Heimgesetzes durchgeführt werden. Sie haben in diesem Fall ihre Mitwirkung an der Überprüfung des Heims auf den Bereich der Qualitätssicherung nach diesem Buch zu beschränken.

(4) Soweit ein Pflegebedürftiger in den Fällen der Absätze 2 und 3 die Zustimmung nicht selbst erteilen kann, darf sie nur durch eine vertretungsberechtigte Person oder einen bestellten Betreuer ersetzt werden.

(5) Auf Verlangen sind Vertreter der betroffenen Pflegekassen oder ihrer Verbände, des zuständigen Sozialhilfeträgers sowie des Verbandes der privaten Krankenversicherung e. V. an den Prüfungen nach den Absätzen 1 bis 3 zu beteiligen. Der Träger der Pflegeeinrichtung kann verlangen, dass eine Vereinigung, deren Mitglied er ist (Trägervereinigung), an der Prüfung nach Absatz 1 bis 3 beteiligt wird. Ausgenommen ist eine Beteiligung nach den Sätzen 1 oder 2, soweit dadurch die Durchführung einer Prüfung voraussichtlich verzögert wird.

§ 115 Ergebnisse von Qualitätsprüfungen

(1) Die Medizinischen Dienste der Krankenversicherung sowie die von den Landesverbänden der Pflegekassen für Qualitätsprüfungen bestellten Sachverständigen haben das Ergebnis einer jeden Qualitätsprüfung sowie die dabei gewonnenen Daten und Informationen den Landesverbänden der Pflegekassen und den betroffenen Sozialhilfeträgern sowie bei stationärer Pflege zusätzlich den zuständigen Heimaufsichtsbehörden und bei häuslicher Pflege den zuständigen Pflegekassen zum Zwecke der Erfüllung ihrer gesetzlichen Aufgaben sowie der betroffenen Pflegeeinrichtung mitzuteilen.
Das Gleiche gilt für die Ergebnisse von Qualitätsprüfungen, die Durch sonstige Qualitätsprüfer nach diesem Buch durchgeführt werden. Die Landesverbände der Pflegekassen sind befugt und auf Anforderung verpflichtet, die ihnen nach Satz 1 oder 2 bekannt gewordenen Daten und Informationen mit Zustimmung des Trägers der Pflegeeinrichtung auch seiner Trägervereinigung zu übermitteln, soweit deren Kenntnis für die Anhörung oder eine Stellungnahme der Pflegeeinrichtung zu einem Bescheid nach Absatz 2 erforderlich ist. Gegenüber Dritten sind die Prüfer und die Empfänger der Daten zur Verschwiegenheit verpflichtet.

(2) Soweit bei einer Prüfung nach diesem Buch Qualitätsmängel festgestellt werden, entscheiden die Landesverbände der Pflegekassen nach Anhörung des Trägers der Pflegeeinrichtung und der beteiligten Trägervereinigung unter Beteiligung des zuständigen Sozialhilfeträgers, welche Maßnahmen zu treffen sind, erteilen dem Träger der Einrichtung hierüber einen Bescheid und setzen ihm darin zugleich eine angemessene Frist zur Beseitigung der festgestellten Mängel. Werden nach Satz 1 festgestellte Mängel nicht fristgerecht beseitigt, können die Landesverbände der Pflegekassen gemeinsam den Versorgungsvertrag gemäß § 74 Abs. 1, in schwerwiegenden Fällen nach § 74 Abs. 2, kündigen. § 73 Abs. 2 gilt entsprechend.

(3) Hält die Pflegeeinrichtung ihre gesetzlichen oder vertraglichen Verpflichtungen, insbesondere ihre Verpflichtungen zu einer qualitätsgerechten Leistungserbringung aus dem Versorgungsvertrag (§ 72) oder aus der Leistungs- und Qualitätsvereinbarung (§ 80a) ganz oder teilweise nicht ein, sind die nach dem Achten Kapitel vereinbarten Pflegevergütungen für die Dauer der Pflichtverletzung entsprechend zu kürzen. Über die Höhe des Kürzungsbetrags ist zwischen den Vertragsparteien nach § 85 Abs. 2 Einvernehmen anzustreben.

Kommt eine Einigung nicht zustande, entscheidet auf Antrag einer Vertragspartei die Schiedsstelle nach § 76 in der Besetzung des Vorsitzenden und der beiden weiteren unparteiischen Mitglieder. Gegen die Entscheidung nach Satz 3 ist der Rechtsweg zu den Sozialgerichten gegeben; ein Vorverfahren findet nicht statt, die Klage hat aufschiebende Wirkung. Der vereinbarte oder festgesetzte Kürzungsbetrag ist von der Pflegeeinrichtung bis zur Höhe ihres Eigenanteils an die betroffenen Pflegebedürftigen und im Weiteren an die Pflegekassen zurückzuzahlen; soweit die Pflegevergütung als nachrangige Sachleistung von einem anderen Leistungsträger übernommen wurde, ist der Kürzungsbetrag an diesen zurückzuzahlen. Der Kürzungsbetrag kann nicht über die Vergütungen oder Entgelte nach dem Achten Kapitel refinanziert werden. Schadensersatzansprüche der betroffenen Pflegebedürftigen nach anderen Vorschriften bleiben unberührt; § 66 des Fünften Buches gilt entsprechend.

(4) Bei Feststellung schwerwiegender, kurzfristig nicht behebbarer Mängel in der stationären Pflege sind die Pflegekassen verpflichtet, den betroffenen Heimbewohnern auf deren Antrag eine andere geeignete Pflegeeinrichtung zu vermitteln, welche die Pflege, Versorgung und Betreuung nahtlos übernimmt. Bei Sozialhilfeempfängern ist der zuständige Träger der Sozialhilfe zu beteiligen.

(5) Stellt der Medizinische Dienst schwerwiegende Mängel in der ambulanten Pflege fest, kann die zuständige Pflegekasse dem Pflegedienst auf Empfehlung des Medizinischen Dienstes die weitere Betreuung des Pflegebedürftigen vorläufig untersagen; § 73 Abs. 2 gilt entsprechend. Die Pflegekasse hat dem Pflegebedürftigen in diesem Fall einen anderen geeigneten Pflegedienst zu vermitteln, der die Pflege nahtlos übernimmt; dabei ist so weit wie möglich das Wahlrecht des Pflegebedürftigen nach § 2 Abs. 2 zu beachten. Absatz 4 Satz 2 gilt entsprechend.

(6) In den Fällen der Absätze 4 und 5 haftet der Träger der Pflegeeinrichtung gegenüber den betroffenen Pflegebedürftigen und deren Kostenträgern für die Kosten der Vermittlung einer anderen ambulanten oder stationären Pflegeeinrichtung, soweit er die Mängel in entsprechender Anwendung des § 276 des Bürgerlichen Gesetzbuches zu vertreten hat. Absatz 3 Satz 7 bleibt unberührt.

§ 116 Kostenregelungen

(1) Die notwendigen Kosten von Leistungs- und Qualitätsnachweisen nach § 113 sind von dem Träger der geprüften Pflegeeinrichtung zu tragen. Sie sind als Aufwand in der nächstmöglichen Vergütungsvereinbarung nach dem Achten Kapitel zu berücksichtigen; sie können auch auf mehrere Vergütungszeiträume verteilt werden.

(2) Für die Prüfkosten bei Wirtschaftlichkeitsprüfungen nach § 79 gilt Absatz 1 entsprechend.

Modul III: Modelle des Qualitätsmanagements

Lernziele:

Wenn Sie dieses Kapitel durchgearbeitet haben, dann können Sie die Modelle einordnen, unterscheiden bzw. ihre Gemeinsamkeiten erkennen und analysieren.
- Modell EFQM
- Modell DIN-EN-ISO (TÜV)
- Modell der KTQ
- Modell PQM

3.1 Einleitung

Qualitätsmanagement in den Institutionen des Gesundheitswesens heißt nichts anderes, als das ein Kunde ein Recht darauf hat, eine Behandlung zu erhalten, die dem gegenwärtigen Stand der wissenschaftlichen Erkenntnisse entspricht, d.h. Diagnose, Therapie und Nachsorge basieren auf Evidenz-based-Erkenntnissen, sind wissenschaftlich belegbar bzw. gelten als ‚State of the Art' der Behandlung.
Der Stand der wissenschaftlichen Erkenntnisse muss aber formuliert sein und Verbindlichkeit beanspruchen können, so dass bei den Patienten ein nachhaltiges Vertrauen in die Arbeitsweisen der Institutionen des Gesundheitssystems entwickelt werden kann und dieses System nur dann in Anspruch genommen wird, wenn es notwendig ist. Die Notwendigkeit der Inanspruchnahme wiederum kann nur dann gewährleistet werden, wenn in der Bevölkerung ein hinreichendes Wissen über Bagatellkrankheiten existiert, d.h. eine Information über Gesundheit und relativ eindeutige Hinweise auf Bagatellerkrankungen, die keiner unmittelbaren professionellen Intervention bedürfen.

Um die Ziele des Qualitätsmanangements zu erreichen, haben sich verschiedene Organisationen mit der expliziten Ausgestaltung von Qualitätsmanagementkonzepten beschäftigt. Der TÜV mit Hilfe der DIN-EN-ISO 9000 ff., die Krankenkassen mit ihrer KTQ (Konferenz für Transparenz und Qualitätsmangement im Gesundheitswesen) und auf europäischer Ebene die EFQM (European Foundation for Quality Management), wobei das Basismodell der KTQ auf das EFQM-Modell zurückgreift.
Generell darf man unterstellen, dass die Ähnlichkeit der Modelle frapierend ist und alle – gleichgültig ob aus den USA, der Schweiz, Niederlande, Schweden usw. – das Basismodell von Donabedian (1966) (Struktur-, Prozess- und Ergebnisqualität) für ihre Ausgestaltungen in Anspruch nehmen. Insofern dürfte keine dieser Institutionen Originalitäts- oder Patentansprüche anmelden, denn dafür sind die Differenzen zu gering.
Vor diesem Hintergrund vereinigt das PQM-Modell (Patientenorientiertes Qualitätsmanagement) die einzelnen Konzepte zu einem Integrationsmodell, dessen oberste Priorität die Patienten- bzw. Kundenorientierung ist.

3.2 Das europäische Modell für Umfassendes QM

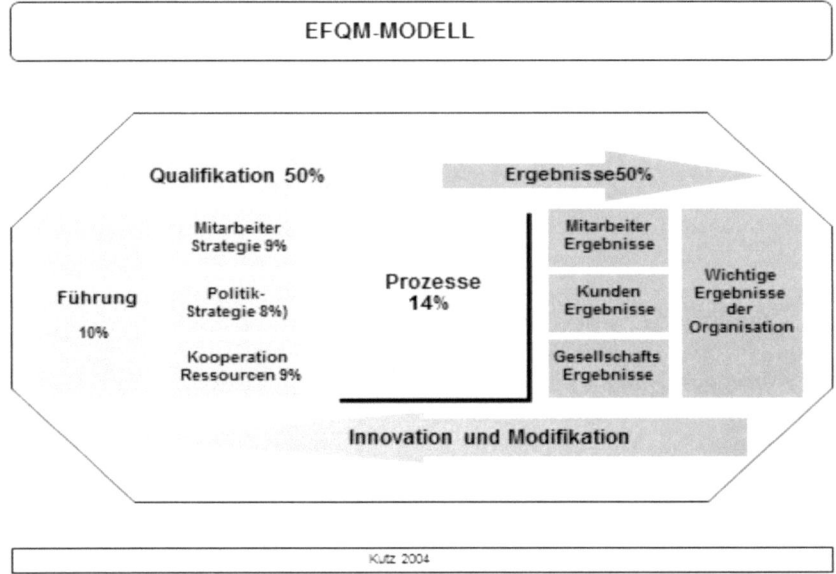

Abb. 5: EFQM-Modell

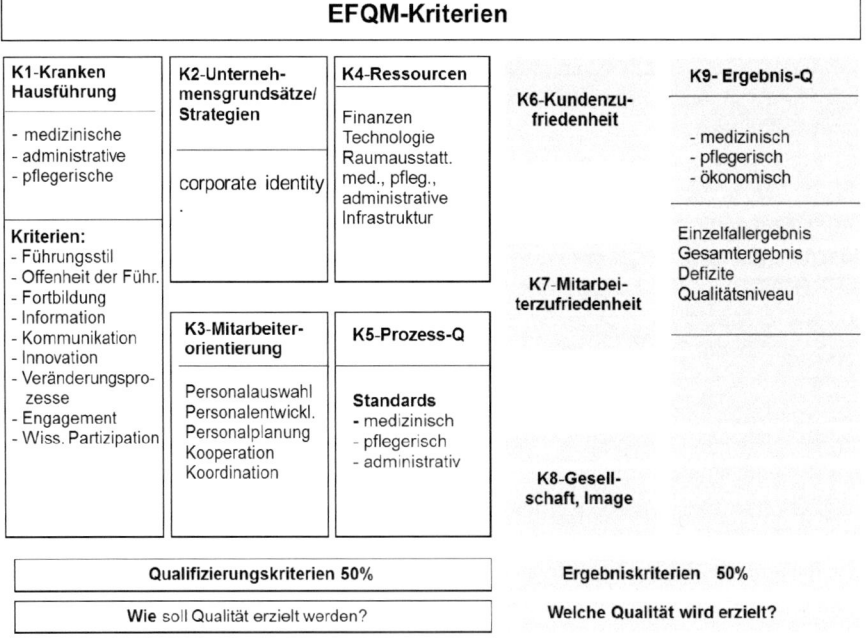

Abb. 6: EFQM-Kriterien (EFQM 2000)

44

(1) Führung

Definition: Das Verhalten aller Führungskräfte, um das Unternehmen zu Umfassender Qualität zu führen.

Aus der Selbstbewertung sollte hervorgehen:

1a. Wie Führungskräfte ihr Engagement für eine Kultur des TQM sichtbar unter Beweis stellen.

1b. Wie Führungskräfte den Verbesserungsprozess und die Mitwirkung daran fördern, indem sie geeignete Ressourcen zur Verfügung stellen und Unterstützung gewähren.

1c. Wie Führungskräfte sich um Kunden und Lieferanten und um andere externe Organisationen bemühen.

1d. Wie Führungskräfte Anstrengungen und Erfolge der Mitarbeiter anerkennen und würdigen.

(2) Politik & Strategie

Definition: Daseinszweck, Wertesystem, Leitbild und strategische Ausrichtung des Unternehmens sowie die Art und Weise der Verwirklichung dieser Aspekte.

Aus der Selbstbewertung sollte hervorgehen:

2a. Wie Politik und Strategie auf relevanten und umfassenden Informationen beruhen.

2b. Wie Politik und Strategie entwickelt werden.

2c. Wie Politik und Strategie bekanntgemacht und eingeführt werden.

2d. Wie Politik und Strategie regelmäßig aktualisiert und verbessert werden.

(3) Mitarbeiterorientierung

Definition: Der Umgang des Unternehmens mit seinen Mitarbeitern.

Aus der Selbstbewertung sollte hervorgehen:

3a. Wie Mitarbeiterressourcen geplant und verbessert werden.

3b. Wie die Fähigkeiten der Mitarbeiter aufrechterhalten und weiterentwickelt werden.

3c. Wie Ziele mit Mitarbeitern vereinbart und die Leistungen kontinuierlich überprüft wird.

3d. Wie die Mitarbeiter beteiligt, zu selbstständigem Handeln autorisiert und ihre Leistungen anerkannt werden.

3e. Wie ein effektiver Dialog zwischen den Mitarbeitern und der Organisation erreicht wird.

3f. Wie für die Mitarbeiter gesorgt wird.

(4) Ressourcen

Definition: Wie die Ressourcen des Unternehmens wirksam zur Unterstützung der Unternehmenspolitik und -strategie entfaltet werden.

Aus der Selbstbewertung sollte hervorgehen:

4a. Wie die Organisation ihre finanziellen Ressourcen handhabt.

4b. Wie die Organisation ihre Informations-Ressourcen handhabt.

4c. Wie die Organisation ihre Beziehungen zu Lieferanten handhabt und wie Material bewirtschaftet wird.

4d. Wie die Organisation Gebäude, Einrichtungen und anderes Anlagevermögen handhabt.

4f. Wie die Organisation Technologie und geistiges Eigentum handhabt.

(5) Prozesse

Definition: Wie Prozesse identifiziert, überprüft und gegebenenfalls geändert werden, um eine ständige Verbesserung der Geschäftstätigkeit zu gewährleisten.

Aus der Selbstbewertung sollte hervorgehen:

5a. Wie die für den Geschäftserfolg wesentlichen Prozesse identifiziert werden.

5b. Wie Prozesse systematisch geführt werden.

5c. Wie Prozesse überprüft und Verbesserungsziele gesetzt werden.

5d. Wie Prozesse durch Innovation und Kreativität verbessert werden.

5e. Wie Prozesse geändert werden und der Nutzen der Änderung bewertet wird.

(6) Kundenzufriedenheit

Definition: Was das Unternehmen im Hinblick auf die Zufriedenheit seiner externen Kunden leistet.

Aus der Selbstbewertung sollte hervorgehen:

6a. Die Beurteilung der Produkte, Dienstleistungen und Kundenbeziehungen der Organisation aus der Sicht der Kunden.

6b. Zusätzliche Meßgrößen, die sich auf die Zufriedenheit der Kunden mit der Organisation beziehen.

(7) Mitarbeiterzufriedenheit

Definition: Was das Unternehmen im Hinblick auf die Zufriedenheit seiner Mitarbeiter leistet.

Aus der Selbstbewertung sollte hervorgehen:

   7a. Die Beurteilung der Organisation aus der Sicht der Mitarbeiter.
   7b. Zusätzliche Meßgrößen, die sich auf die Zufriedenheit der Mitarbeiter mit der Organisation beziehen.

(8) Gesellschaftliche Verantwortung

Definition: Was das Unternehmen im Hinblick auf die Erfüllung der Bedürfnisse und Erwartungen der Öffentlichkeit insgesamt leistet. Dazu gehören die Bewertung der Öffentlichkeit bezüglich der Einstellung des Unternehmens zu Lebensqualität, Umwelt und Erhaltung der globalen Ressourcen sowie der unternehmensinternen Maßnahmen in diesem Zusammenhang.

Aus der Selbstbewertung sollte hervorgehen:

   8a. Beurteilung durch die Gesellschaft
   8b. Zusätzliche Meßgrößen mit Bezug auf die Zufriedenheit.

(9) Geschäftsergebnisse

Definition: Was das Unternehmen im Hinblick auf seine geplanten Unternehmensziele und die Erfüllung der Bedürfnisse und Erwartungen aller finanziell am Unternehmen Beteiligten sowie bei der Verwirklichung seiner geplanten Geschäftsziele leistet.

Aus der Selbstbewertung sollte hervorgehen:

   9a. Die finanzielle Meßgrößen für die Leistung der Organisation.
   9b. Die zusätzlichen Meßgrößen für die Leistung der Organisation.

Bewertungstabellen EFQM

Befähiger

Bewertet wird jedes Teilkriterium durch Kombination von zwei Faktoren:

1) Den Gütegrad ihres Vorgehens ————
2) Den Grad der Umsetzung ihres Vorgehens

Vorgehen	Bewertung	Umsetzung
Anekdotisch oder ohne Wertschöpfung.	0 %	wenig effektive Anwendung
• Einige Anzeichen für fundierte Ansätze und auf Vorbeugung beruhende Systeme. • Wird gelegentlich überprüft.	25 %	Bei etwa einem Viertel des Potentials angewandt, wenn man alle relevanten Bereiche und Tätigkeiten berücksichtigt.
• Teilweise Integration in normale Geschäftstätigkeit • Nachweis für fundiertes systhematisches Vorgehen und auf Vorbeugung beruhende Systeme. • Wird regelmäßig auf geschäftliche Effektivität überprüft. • Gute Integration in normale Geschäftstätigkeit und Planung	50 %	Bei etwa der Hälfte des Potentials angewandt, wenn man alle relevanten Bereiche und Tätigkeiten berücksichtigt.
• Klarer Nachweis für fundiertes systhematisches Vorgehen und auf Vorbeugung beruhende Systeme. • Klarer Nachweis für Verfeinerung und verbessert Effektivität durch Überprüfungszyklen. • Gute Integration in normale Geschäftstätigkeit und Planung.	75 %	Bei etwa drei Viertel des Potentials angewandt, wenn man alle relevanten Bereiche und Tätigkeiten berücksichtigt.
• Klarer Nachweis für fundiertes systhematisches Vorgehen und auf Vorbeugung beruhende Systeme. • Klarer Nachweis für Verfeinerung und verbessert Effektivität durch Überprüfungszyklen. • Vorgehen ist vollkommen in normale Arbeitsabläufe integriert. Könnte als Vorbild für andere Unternehmen dienen.	100 %	Beim gesamten Potentential in allen relevanten Bereichen und Tätigkeiten angewandt.

Abb. 7: Bewertungstabelle EFQM

Bewertungstabellen EFQM

Ergebnisse

Bewertet wird jedes Teilkriterium der Ergebnisse durch Kombination von zwei Faktoren:
1) Den Gütegrad Ihrer Ergebnisse
2) Den von ihren Ergebnissen erfasste Bereiche (Umfang)

Ergebnisse	Bewertung	Umfang
• Anekdotisch	0 %	Ergebnisse betreffen wenig relevanten Bereiche und Tätigkeiten
• Einige Ergebnisse zeigen positive Trends. • In einigen Fällen Übereinstimmung mit den eigenen Zielen.	25 %	Ergebnisse betreffen einige relevante Bereiche und Tätigkeiten
• Einige Ergebnisse zeigen positive Trends seit mindestens 3 Jahren. • In vielen Bereichen Übereinstimmung mit den eigenen Zielen. • Einige Vergleiche mit anderen Unternehmen. • Einige Ergebnisse sind auf das Vorgehen zurückzuführen.	50 %	Ergebnisse betreffen viele relevante Bereiche und Tätigkeiten
• Die meisten Ergebnisse zeigen deutliche positive Trends seit mindestens 3 Jahren. • Günstige Vergleiche mit den eigenen Zielen in vielen Bereichen.. • Günstige Vergleiche mit anderen Unternehmen in vielen Bereichen. • Viele Ergebnisse sind auf das Vorgehen zurückzuführen.	75 %	Ergebnisse betreffen die meisten relevanten Bereiche und Tätigkeiten
• Deutliche positive Trends in allen Bereichen seit mindestens 5 Jahren. • Vorzügliche Vergleiche mit eigenen und Zielen anderer Unternehmen in den me isten Bereichen. • "Klassenbester" in vielen Tätigkeitsbereichen. • Ergebnisse sind eindeutig auf das Vorgehen zurückzuführen. • Positive Anzeichen, daß Spitzenposition beibehalten wird.	100 %	Ergebnisse betreffen alle relevanten Bereiche und Tätigkeiten

Für die Bewert. kann der Assessor entweder einen der oben angeg. Werte (0-100%) wählen oder einen interpolierten Wert.

Abb. 8: Bewertungstabelle EFQM

KTQ-Kriterien

Patientenorien-tierte Kriterien	Mitarbeiter-orientierung	Sicherheit	Informations-wesen	Führung	Qualitäts-management
Aufnahme	Planung des Personals	Gewährleistung sicherer Umgeb.	Umgang mit Patientendaten	Entwicklung Leitbild	umfassendes QM
Erstein-schätzung	Sicherstellung Qualifikation	Hygiene	Informations-weiterleitung	Zielplanung	Qualitätsma-nagementsystem
Planung der Behandlung	Sicherstellung der Integration	Bereitstellung Material	Informations-technologie	effektive effiziente Krankenhausf ührung	Sammlung/ Analyse qualitätsrele-vanter Daten
Behandlung					
Entlassung				Erfüllung eth. Aufgaben	

Abb. 9: KTQ-Kriterien

1. *Patientenorientierung in der Krankenversorgung*

1.1 Aufnahme
1.1.1 Erreichbarkeit des Krankenhauses
1.1.2 Orientierung im Krankenhaus
1.1.3 Integration von Patienten während der Aufnahme
1.1.4 Koordinierung der Patientenaufnahme

1.2 Ersteinschätzung
1.2.1 Erhebung eines Patientenstatus
1.2.2 Nutzung bisheriger Patienteninformationen

1.3 Planung der Behandlung
1.3.1 Festlegung des Behandlungsprozesses
1.3.2 Integration von Patienten in die Behandlungsplanung

1.4 Duchführung der Behandlung
1.4.1 Kooperation mit allen Beteiligten der Patientenversorgung
1.4.2 Integration von Patienten in die Behandlung
1.4.3 Durchführung einer hochwertigen und umfassenden Behandlung
1.4.4 Anwendung von Leitlinien und Pflegestandards
1.4.5 Durchführung einer evidenz-basierten Medizin
1.4.6 Koordinierte Behandlung

1.5 Entlassung

1.5.1 Bereitstellung kompletter Informationen zum Entlassungszeitpunkt
1.5.2 Integration des Patienten in die Entlassung
1.5.3 Sicherstellung einer kontinuierlichen Weiterbetreuung
1.5.4 Koordinierte Entlassung

1.6 Überprüfung der Patienten-Orientierung

1.6.1 Umgang mit Patientenwünschen und Patientenbeschwerden
1.6.2 Nutzung von Patientenbefragungen

2. Sicherstellung der Mitarbeiterorientierung

2.1 Planung des Personals

2.1.1 Planung des Personalbedarfes
2.1.2 Personalentwicklung

2.2 Sicherstellung der Qualifikation

2.2.1 Festlegung der Qualifikation
2.2.2 Einarbeitung von Mitarbeitern
2.2.3 Planung der Fort- und Weiterbildung
2.2.4 Finanzierung der Fort- und Weiterbildung
2.2.5 Durchführung von Fortbildungsmassnahmen
2.2.6 Verfügbarkeit von Fortbildungsmedien
2.2.7 Sicherstellung des Lernerfolges in angegliederten Ausbildungsstätten

2.3 Sicherstellung der Integration der Mitarbeiter

2.3.1 Praktizierung eines mitarbeiterorientierten Führungsstils
2.3.2 Einbeziehung von Mitarbeitern in strategische Planungen
2.3.3 Einhaltung geplanter Dienstzeiten
2.3.4 Umgang mit Mitarbeiterideen, Mitarbeiterwünschen und Mitarbeiterbeschwerden
2.3.5 Nutzung von Mitarbeiterbefragungen

3. Sicherheit im Krankenhaus

3.1 Gewährleistung einer sicheren Umgebung

3.1.1 Verfahren zum Arbeitsschutz
3.1.2 Verfahren zum Brandschutz
3.1.3 Verfahren zur Regelung bei Notfallsituationen und zum Katastrophenschutz

3.2 Hygiene

3.2.1 Organisation der Hygiene
3.2.2 Erfassung und Nutzung hygienerelevanter Daten
3.2.3 Planung und Durchführung hygienesichernder Massnahmen
3.2.4 Einhaltung von Hygienerichtlinien

3.3 Bereitstellung von Material

3.3.1 Verfahren zur Regelung der Bereitstellung von Arzneimitteln und Medizinprodukten

3.3.2 Regelung des Umweltschutzes

4. Informationswesen

4.1 Umgang mit Patientendaten

4.1.1 Richtlinie zur Führung und Dokumentation von Patientendaten

4.1.2 Dokumentation von Patientendaten

4.1.3 Verfügbarkeit von Patientendaten

4.2 Informationsweiterleitung

4.2.1 Informationsweitergabe zwischen verschiedenen Bereichen

4.2.2 Informationsweitergabe an zentrale Auskunftsstellen

4.2.3 Information der Öffentlichkeit

4.2.4 Berücksichtigung des Datenschutzes

4.3 Nutzung einer Informationstechnologie

4.3.1 Aufbau einer Informationstechnologie

4.3.2 Nutzung der Informationstechnologie

5. Krankenhausführung

5.1 Entwicklung eines Leitbildes

5.1.1 Entwicklung eines Leitbildes

5.2 Zielplanung

5.2.1 Entwicklung einer Zielplanung

5.2.2 Festlegung einer Organisationsstruktur

5.2.3 Entwicklung eines Finanz- und Investitionsplanes

5.3 Sicherstellung einer effektiven und Krankenhausführung

5.3.1 Sicherstellung einer effektiven Arbeitsweise bei Leitungsgremien

5.3.2 Sicherstellung einer effektiven Arbeitsweise bei Kommissionen

5.3.3 Sicherstellung einer effektiven Arbeitsweise innerhalb der Krankenhausführung

5.3.4 Information der Krankenhausführung

5.3.5 Durchführung vertrauensfördernder Massnahmen

5.4 Erfüllung ethischer Aufgaben

5.4.1 Schutz von Patientenbedürfnissen

5.4.2 Berücksichtigung ethischer Problemstellungen

6. Qualitätsmanagement

6.1 Umfassendes Qualitätsmanagement
6.1.1 Einbindung aller Krankenhausbereiche in das Qualitätsmanagement
6.1.2 Verfahren zur Entwicklung, Vermittlung und Evaluation von Qualitätszielen

6.2 Qualitätsmanagementsystem
6.2.1 Organisation des Qualitätsmanagements
6.2.2 Durchführung interner qualitätssichernder Maßnahmen
6.2.3 Entwicklung von Leitlinien und Pflegestandards

6.3 Sammlung und Auswertung
6.3.1 Sammlung qualitätsrelevanter Daten
6.3.2 Analyse und Nutzung qualitätsrelevanter Daten
(Zur weiteren Detaillierung siehe KTQ 2000)

3.4 DIN-EN-ISO (DIN: Deutsches Institut für Normierung 2000)

Das Konzept wurde von der Industrie entwickelt. Insbesondere große Firmen übten auf Zulieferfirmen Druck aus, gleichbleibende Qualität mit einer niedrigen Fehlertoleranz zu liefern. Dies war der Ansatzpunkt für Normenorganisationen in einigen Ländern, nationale Normen aufzustellen, die im Zuge der zunehmenden Globalisierung der Märkte durch die internationale Normenreihe ISO 9000 ergänzt bzw. abgelöst wurden.

Die ISO-Normen sind inzwischen auch auf den Dienstleistungsbereich (ISO 9004/Teil 2) erweitert worden. ISO 9001 besteht aus 20 einzelnen Elementen, die wiederum diverse Details enthalten. Ein Krankenhaus, das ein Zertifikat erwerben möchte, muss sich an diesen Elementen orientieren (Beispiele aus dem Krankenhaus in Klammern).

1. Verantwortung der Unternehmensleitung
   Formulierung der angestrebten Qualitätspolitik durch die oberste Leitung, die außerdem für die Überprüfung der Arbeit des QM- Systems sowie für Entscheidungen über Veränderungen zuständig ist. (Verwaltungsleitung, ärztliche Leitung, Pflegedienstleitung)
2. Qualitätsmanagement-System
   Festschreiben in einem Qualitätsmanagement-Handbuch, wie das QM-System aufgebaut ist. (Verfahrensanleitungen, Arbeits- und Prüfanweisungen).
3. Vertragsprüfung
   Überprüfung der Übereinstimmung der Inhalte des Vertrages mit den Kundenbedürfnissen. (Vereinbarungen mit Kassenbeständen, OP-Einwilligungen)
4. Designlenkung
   Anpassung der Krankenhausleitung an neue Anforderungen und Weiterentwicklungen. (Beschreibung der Merkmale der einzelnen Dienstleistungsprozesse, etc.)

5. Lenkung der Dokumente
   Definition der Relevanz von Daten, Regelungen für die Verteilung und Steuerung von Daten und Dokumenten unter Berücksichtigung von Datenschutz und Schweigepflicht. (Verfahrensanweisungen, Arbeitsanweisungen, OP-Pläne etc.)
6. Beschaffung
   Beschaffung von Dienstleistungen und Gegenständen (Lieferantenauswahl, Krankenhausapotheke)
7. Vom Auftraggeber beigestellte Produkte
   Vorgegebene Bedingungen, wie Gegenstände der Patienten behandelt werden müssen (Handhabung und Schutz des Patienteneigentums)
8. Identifikation und Rückverfolgbarkeit von erbrachten Leistungen
   Leistungsdokumentation für jeden einzelnen Patienten. Was wurde von wem wann erbracht?
9. Prozesslenkung
   Standardsanwendung bei der direkten Leistungserbringung am Patienten. (Prozess) (Arbeitsanweisungen spezifisch auf jede Arbeit im Krankenhaus abgezielt)
10. Untersuchungen
    Eingangs-, Zwischen-, und Endprüfungen bei extern und intern erbrachten Leistungen. (Hilfsmittel zur Prozesslenkung), (Geräteprüfung, Blutdruck etc.)
11. Prüfmittel
    Regelmäßige Wartung und Überprüfung der Prüfmittel (Prüfmittel vor Verstellung schützen, Verfalldaten von Diagnostica dokumentieren)
12. Prüfstatus
    Sicherstellung der Meldung von Prüfergebnissen. Nachfolgender Arbeitsschritt kann erst nach Überprüfung des vorangegangenen getätigt werden. (Fieberthermometer, Waagen, Diagnostica etc.)
13. Lenkung fehlerhafter Produkte
    Verfahrensfeststellung bei Komplikationen. Was geschieht mit dem fehlerhaften Produkt? (Verdorbene Lebensmittel, Arzneimittelverwechslung etc.)
14. Korrekturmaßnahmen
    Fehlererkennung, Fehlervermeidung, Fehlerabstellung.(Nachdosieren, Medikament absetzen etc.)
15. Handhabung, Lagerung, Verpackung, Versand
    (Umgang mit z.B. Röntgenbildern, Laborproben etc.)
16. Allgemeiner Service am Patienten (Ansprechpartner, soziale Betreuung, etc.)
17. Qualitätsaufzeichnungen
    Aufzeichnungen der Ergebnisse der Qualitätsprüfungen. Ablegung, Datensammlung. (Patientendaten, Abrechnung mit den Versicherungsträger)
18. Interne Qualitätsaudits
    Anwendungen des QMS werden kontinuierlich überprüft. Sicherstellung eines kontinuierlichen Verbesserungsprozesses. (Regelmäßige Zusammenkünfte)
19. Schulung
20. Kundendienst
21. Statistische Methoden

Auch für die DIN-EN-ISO existieren Handbücher, die Dataillierungen enthalten. Eine detaillierte Vorgehensweise der Qualitätsentwicklung, -implementation und -ergebnis werden im nächsten Modul (IV) dargestellt.

3.5 Patientenorientiertes Qualitäts-Management (PQM)

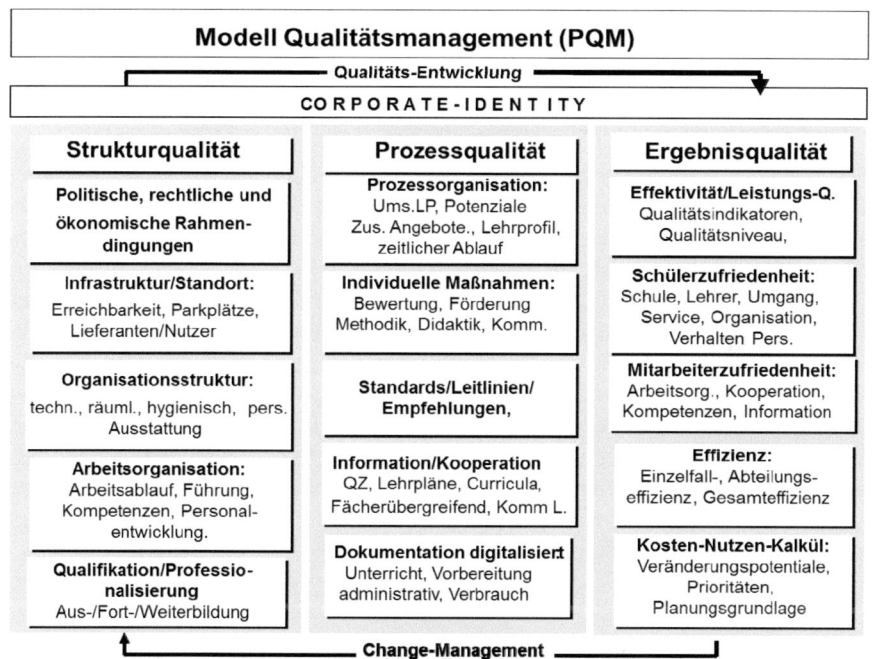

Abb. 10: Dimensionen des PQM (Beispiel Schule)

Während DIN-EN-ISO, KTQ und EFQM eine Differenzierung nach unterschiedlichen Kriterien vornehmen und bei der KTQ das Qualitätsmanagement sogar noch als Unterpunkt behandelt wird, soll das PQM-Modell die Integration der Ansätze präferieren, ohne einen besonderen Anspruch der Originalität. Im Gegensatz zu den anderen Modellen wird die Corporate Identity als übergeordnetes Kriterium – gemäß den Ansätzen des Marketing – benutzt. Denn Corporate Identity verkörpert die für das Unternehmen wichtigen Zielvorstellungen und Ausgangspositionen. Ebenso sind dort die Bereiche skizziert, die unter dem Begriff der Organisationsentwicklung bekannt sind. Ein Unternehmen, das die Führung an die erste Stelle eines QM-Modells setzt, vernachlässigt die TQM-Modalitäten und betrachtet QM eher als Führungskonzeption, die häufig auf die Produktqualität gerichtet ist, nicht als Konzeption, die das gesamte Unternehmen einschließt. Qualitätsmanagement beinhaltet eben nicht nur die Qualität eines Produktes, sondern die Qualität eines Gesamtunternehmens. Dies scheint auch der Grund dafür zu sein, dass neuerdings immer häufiger Marketing-Konzepte in Pflege und Behandlung diskutiert werden. Dabei vergisst man nur, dass QM eine Unternehmensphilosophie begründet, die Qualität in allen Bereichen eines Unternehmens transparent und messbar machen will. Es ist ein Unterschied, ob ein Unternehmen rigide Organisationsstrukturen und Führungshierarchien präferiert oder flexible, offene und teamorientierte Strukturen. Es ist gleichwohl ein Unterschied, ob ein Unternehmen die Kundenbedürfnisse in den Mittelpunkt seiner Arbeit stellt oder Ansprüche und Forderungen seines Führungspersonals. Der Kontext zwischen Teamorientierung im Führungsbereich und entsprechende Umsetzung in der Arbeitsorganisation (Kooperation) und Kundenorientierung müsste deshalb bekannt sein, weil gleichermaßen ein Kontext zwischen starren Hierarchien, autoritärem Führungsstil und einer primär funktionalen Kundenorientierung existiert.

Der Anspruch nach Integration, Kooperation und Koordination der Leistungen kann nur dort umgesetzt werden, wo Mitarbeiter- und Kundenzufriedenheit als explizite Zielformulierung des Unternehmens in der Corporate Identity fixiert und durch eine interne Kontrolle auch überprüft werden.
Darüber hinaus – siehe nächstes Kapitel – sind die Instrumente transparent zu machen, die intern eine Qualitätskontrolle realisieren. Die Corporate identity ist die Unternehmensphilosophie, in der die Grundsätze für die Qualität der Produkte und Dienstleistungen, die Ziele des Unternehmens und die Art des Umgangs mit Kunden und Mitarbeitern explizit formuliert werden, so dass für jeden, der die Dienste des Unternehmens in Anspruch nehmen will, transparent sein muss, was er erwarten kann. Im Falle erhöhter regionaler Konkurrenzsituationen muss ein Kunde differenzieren und selektieren können und das Unternehmen muss sein spezifisches Image kundenspezifisch veröffentlichen.

Modul IV: Methoden der Qualitätsentwicklung

Lernziele

Wenn Sie dieses Kapitel durchgearbeitet haben, dann kennen Sie das Instrumentarium mit dem die Qualitätsentwicklung durchgeführt wird.
- Evaluationsmodell (Marketing-Modell, Modell der Aktionsforschung)
- Change management
- NLP
- Dokumentationsgrundlagen
- Standards

4.1 Einleitung

In diesem Kapitel werden zunächst die Instrumente und Methoden vorgestellt, die ein geplantes Vorgehen erst ermöglichen. Qualitätsentwicklung erfordert wie jede Art von systematischem Vorgehen ein Modell, an dem sich die Projektverantwortlichen orientieren können und die einzelnen Schritte konzipieren.

Das Evaluationsmodell ist für eine pragmatische Projektdurchführung genauso geeignet wie der Ansatz der Aktionsforschung (z.B. Gagel 1995) oder das Marketing-Modell (z.B. Becker 1999). Für welches Modell man sich in der Praxis letztendlich entscheidet, ist auch abhängig von den eigenen Präferenzen. Generell ist es aber so, dass die Modelle einen gezielten und geplanten Ansatz für die Durchführung von Projekt- oder Forschungsvorhaben darstellen.

4.2 Das Evaluationsmodell

In den 70iger Jahren hat sich im Bereich der Implementation politischer und sozialwissenschaftlicher Programme die Evaluationsforschung durchgesetzt, deren Anliegen in einer methodisch anspruchsvollen Vorgehensweise zur Einführung innovativer Modifikationen in der öffentlichen Verwaltung, Wirtschaft oder in der Politik bestand. Ziel der Evaluation ist es: "politisches-administratives (gesundheitspolitisches-medizinisches) Handeln im Kontext seiner gesellschaftlich-ökonomischen Rahmenbedingungen und Prämissen zu analysieren und über die theoretische und empirische Aufhellung von Abhängigkeiten, interessenselektiven Mechanismen und Handlungsbarrieren aufklärend und gesellschaftsverändernd (innovationsfördernd) zu wirken." (Wollmann 1997)

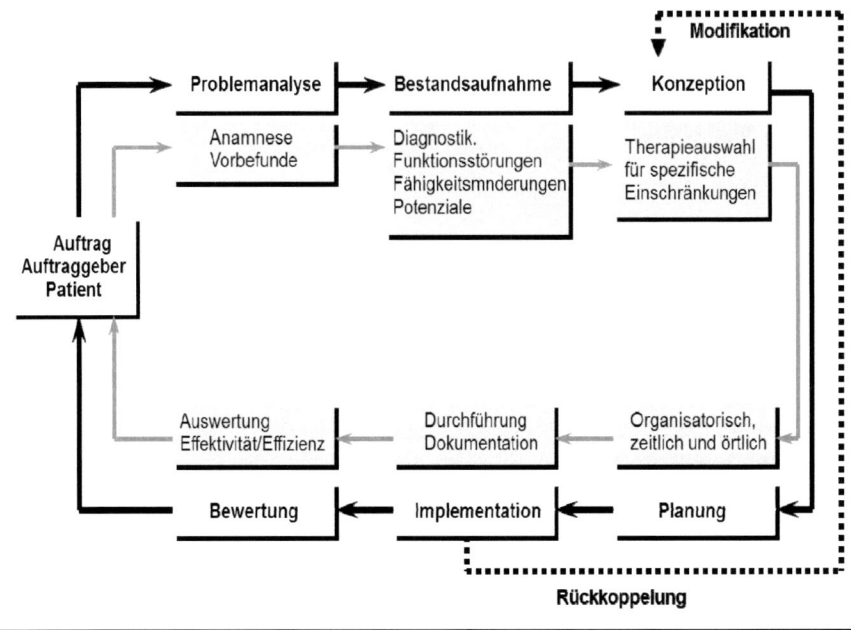

Abb. 11: Evaluationsmodell

Gerade die bereits etablierten Institutionen im Versorgungssystem implizieren eine - auf der Basis kooperationsfähiger Akteure - rationelle und rationale Vernetzung auf der Ebene der Strukturqualität.

Der klientenorientierte Versorgungsprozess (Prozessqualität) wiederum bedarf einiger forschungsrelevanter Zusatzaspekte - wie Diagnose, Therapie, Rehabilitation, Telemedizin, digitale Patientenakte und Pflege -, die auf den derzeitigen Stand der Patientenbedürfnisse und Bedarfe, den Anforderungen an einen kontinuierlichen und vollständigen Krankheitsverlauf abzielen.

Dabei zeigt sich, um dies nochmals herauszustellen, dass die Logik des Forschungsablaufes gewährleistet sein muss, insbesondere die Rückkoppelung zwischen Implementations- und Konzeptionsphase. Probleme, Defizite oder unberücksichtigte Aspekte, die in der Implementationsphase offensichtlich werden, können durch den Rückkoppelungsprozess wiederum eine Modifikation der Konzeption gewährleisten.

Für die Implementation werden aber auch Interdependenzen zwischen den am Prozess beteiligten unterschiedlichen Akteuren von entscheidender Bedeutung, um zumindest ansatzweise die intervenierenden Variablen zu berücksichtigen. Um die Akteure in den Implementationsprozess zu integrieren, ist die Bildung von Projektgruppen und Qualitätszirkeln auf den unterschiedlichen Funktionsebenen von entschei-

58

dender Relevanz, damit Integration in die Entscheidungsprozesse die Motivation und Identifikation mit den Zielen eines Qualitätsmanagementprogrammes bereits im Vorwege erleichtert. (vgl. Kutz/Moschner 1995)

4.2.1 Auftrag

Zur Einführung eines QM-Programms ist der Auftrag eindeutig. Eine Institution des Gesundheits-, Sozialwesens oder der Wirtschaft möchte ein QM-Programm einführen und einen kontinuierlichen Qualitätsprozess initiieren; denn QM ist ein dynamischer Prozess, der permanente Modifikationen aufgrund von Markt-, Defizit- und Mängelanalysen erfordert und auf Qualitätsverbesserung in allen Bereichen des Unternehmens abzielt.

4.2.2 Problemanalyse

Von entscheidender Bedeutung ist die organisatorische Form des Gremiums, dass mit der Problemanalyse befasst ist. Bewährt haben sich diesbezüglich Projektgruppen und Qualitätszirkel, deren personelle Zusammensetzung beachtet werden sollten. Chefärzten fällt es oftmals sehr schwer, mit Pflege-, Verwaltung- und Küchenpersonal zu kommunizieren bzw. zu kooperieren. Die Statusdifferenzen sollten vor der Zusammensetzung genauesten geprüft werden, um Konflikte zu vermeiden.
Um eine Identifikation aller Berufsgruppen mit dem QM-Programm zu gewährleisten, hat sich eine Integration aller beteiligten Gruppen an dem Entwicklungsprozess bewährt, so dass auf den unterschiedlichen Ebenen Qualitätszirkel etabliert werden, abteilungsintern als auch abteilungsübergreifend. Dabei ist wiederum die Koordination der Ergebnisse und die Kooperation zwischen den Gruppen durch die Übergeordnete Projektgruppe zu gewährleisten. Die Kompetenzen und Zuständigkeiten sollten gleichsam reglementiert werden, um Einzelaktionen und Widerstände mit Hilfe von Konsensfähigkeit und Gleichbehandlung zu verhindern.

Die Problemanalyse bezeichnet die Diskussion um die derzeitigen Probleme des Unternehmens, die teils auf veränderte Rahmenbedingungen (Gesetze, wiss. Innovationen), teils auf veränderte Marktbedingungen oder Absatzschwankungen und teils auf Verbesserung oder Veränderung des Unternehmensimages oder der Produkte bzw. der Dienstleistung abheben. Dazu gehört ebenfalls die Eruierung der Organisationsstrukturen, die Personalentwicklung und die Einsatzpläne, der Service und insbesondere die Kundenbedürfnisse. Im Wirtschaftsbereich sind diese Fakten Bestandteil der Marketing-Konzeption. Im Sozial- und Gesundheitswesen müssen sich diese Ansätze erst einmal durchsetzen, da Konkurrenz nur in wenigen Bereichen (etwa Pflegemarkt oder Rehabilitation – ambulante, teilstationäre stationäre -) beobachtbar ist. Aufgrund der öffentlichen Krankenhausplanung und des ambulanten Sicherstellungsauftrages der KV setzen sich im ambulanten, teilstationären und stationären Sektor der Akutbehandlung Konkurrenzbestrebungen kaum durch, da die Nachfrage fast automatisiert und eine regionale Versorgung gewährleistet ist. Dies wird durch den Gesetzgeber noch dadurch forciert, indem Krankenhäuser durch die Bedarfsplanung geschlossen werden, anstatt ein Konkurrenzsystem (d.h. auch Preiskonkurrenz) auf Anbieterseite zu etablieren. Niedergelassene Ärzte, Krankenhäuser und therapeutische Einrichtungen benötigen nur selten (private Einrichtungen) spezifische Strategien für die Beeinflussung der Nachfrage, denn die ist aufgrund der Krankheitsrisiken bereits vorhanden.

In der Medizin besteht der Prozess der Modifikation von Denkschemata generell darin, zunächst die Kunden des Systems als ökonomische Kraft wahrzunehmen und Kundenbedürfnisse erfüllen zu wollen bzw. potenzielle Kunden gewinnen zu müssen – nicht der Kunde zahlt, sondern die Krankenversicherung. Insofern kümmert sich weder Kunde noch Anbieter um die Preis-Leistungs-Gestaltung, die wird bekanntermaßen auf Verbandsebene verhandelt. Um sich gerade im Gesundheits- und Sozialwesen vor Frustrationen bei der Qualitätsentwicklung sui generis zu schützen, sollten diese Faktoren bei der Problemanalyse berücksichtigt werden, ebenso wie die Privilegien spezifischer Berufsgruppen, die die Einführung eines QM-Programmes konterkarieren können. Es muß generell geklärt werden, welche Gruppen innerhalb einer Organisation erst vom QM überzeugt werden müssen. Eine Qualitätsentwicklung ohne spezifische Problemanalysen einzelner betroffener Berufsgruppen erweist sich in der Praxis als defizitäre Konzeption, da diesbezügliche Probleme dann erst in der Implementationsphase aufgedeckt werden und die Veränderungsprozesse erheblich beeinflussen.

Die Problemanalyse schließt gleichwohl die Diskussion verschiedener QM-Ansätze ein, damit bereits zu Beginn festgelegt werden kann, welches QM-Programm für das Unternehmen geeignet ist.

Dass man im Rahmen der Problemanalyse auf externe Institutionen zurückgreift könnte, ist deshalb von Bedeutung, weil internen Qualitätsmanagern oftmals die Machtposition und die Durchsetzungsfähigkeit fehlt und leider ist es in praxi so, dass dann, wenn QM etwas kostet, die Kooperationsbereitschaft wächst, weil die Überzeugungskraft externer Institutionen scheinbar wirkungsvoller zu sein scheint als interne Motivation und Modifikationsbereitschaft.

Auch bewährte Konzepte in die Diskussion einzubeziehen, erscheint aus Gründen der Informationskanäle innerhalb einer Organisation sinnvoll, da Fehler nicht wiederholt werden und ökonomische, personelle und fachliche Ressourcen nicht defizitär kanalisiert werden. Eine der problematischsten Vorgehensweisen besteht in dem Versuch des subjektiven Anspruchs der Orginalität, der besonderen subjektiven Innovation, die teilweise durch externe Unternehmensberatungen und/oder narzißtische Ansprüche von Managern bzw. QM forciert wird. Diese durch Machtpositionen provozierte ‚Kreativität' führt dann dazu – wie es leider in unserem Gesundheitswesen häufig zu beobachten ist –, nicht die eigenen Potenziale auszuschöpfen, sondern in anderen Ländern abzukupfern und eine reine Übersetzung von einer Sprache in die andere bzw. von einem System in das andere als kreative Innovation zu deklarieren - etwa die Diskussion um DMP's und DRG's.

Der Flexibilität und Kreativität der eigenen Mitarbeiter zu vertrauen, kennzeichnet eine Konzeption, die in unserem Gesundheitswesen nur sehr selten Berücksichtigung findet, aber auch hier kann man teilweise aus der Industrie lernen. Unternehmen, die der Innovationskraft und Kreativität der eigenen Mitarbeiter vertrauen, modifizieren spezifische Prozesse aufgrund von Verbesserungsvorschlägen der Mitarbeiter, denn wer sollte dies besser beurteilen können als der unmittelbar Betroffene. Aber wenn Innovationskraft von Mitarbeitern aus Gründen von Status, Macht, rigider Hierarchiestrukturen und subjektiver Ausnutzung von Fähigkeiten oder defizitärer Förderung fehlgeleitet werden, dann muss man sich nicht wundern, wenn die Motivation für die Umsetzung eines QMP bei den Mitarbeitern auf ein Minimum beschränkt bleibt.

Als Methoden bieten sich hier die Gruppendiskussion, Brainstorming, Einzelgespräche, auch bewährte standardisierte Befragungen und Schulungen an. Es wäre ebenfalls ganz hilfreich, wenn die Projektverantwortlichen die Arbeitsbereiche durch teilnehmende Beobachtung kennenlernen, um Konfliktpotenziale zu eruieren und die Probleme der verschiedenen Berufsgruppen kennenzulernen.

Probleme im Gesundheitswesen

Diagnostik	Therapie	Medizinische Rehabilitation	Berufliche Rehabilitation	Nachsorge
Zuviel Diagnostik	Zuviele Medikamente	Zuweisungssteuerung	Funktionsdiagnostik	Standards
zuviel technische	zu teure Medikam.	Erfolgsnachweis	Berufsfindung	Therapien
Diagnostik	Zu große Packungen	Begutachtung	Reintegration	Gesundheitsförder.
defizitäre Diagnostik	zu häufig Chirurgie	Koord. d. Maßnahm.	Motivation	Mitwirkung
Info an Betroffene	Integration Betroff.	Leistungsdiagnostik	Leistungsfähigkeit	Kooperation Beteil.

Schnittstellenprobleme

Information	Kooperation	Koordination	Evaluation
Gutachten	Ambulant-stationär	Doppel-Dreifachunters	Kosten-Nutzen
Arztbrief	Krankh.--Reha	Therapiemaßn.	Effektivität
Dokumentation	Reha-Pflege	Diagnostik(Funktions)	Effizienz
			Langzeitverläufe

Qualitätsprobleme

Strukturprobleme	Prozessprobleme	Ergebnisprobleme
Vernetzung	Planung	Kontrolle
interne QM	Standards	Effektivität
Externes QM	Koordination	Effizienz
Vereinheitlichung	Dokumentation	Defitzitanalyse

Abb. 12: Beispiel einer Problemanalyse (Gesundheitswesen)

4.2.3 Bestandsaufnahme (Ist-Analyse, erste Selbstbewertung)

Die Bestandsaufnahme, die mit Hilfe einer Checkliste durchgeführt wird und auch als Ist-Analyse oder – beim EFQM-Modell – Selbstbewertung bezeichnet wird, beinhaltet eine systematische Vorgehensweise zur Erstbeurteilung (Bestandsaufnahme/Ist-Analyse) der Strukturen und Prozesse. Dabei spielen nicht nur die Organisations-strukturen eine Rolle, sondern gleichwohl die Personal-, Versorgungs-, Service-, Kommunikations-, Hierarchie-, Koordinations-, Planungs- und Informationsstrukturen. Eine systematische Vorgehensweise zeichnet sich dadurch aus, dass zunächst die Ebene der Strukturen, dann die Ebene der Prozesse und schließlich die Ebene der konsensfähigen Ergebnisse analysiert werden. Eine bekanntermaßen problemati-sche Vorgehensweise besteht darin, dass zu viele und zu unterschiedliche Personen diesen Prozess durchführen – es sollten externe und interne Fachleute sein, die z. T. aus der Projektgruppe rekrutiert werden, um eine kontinuierliche und vor allem ein-heitliche Vorgehensweise, ansatzweise Objektivität und Neutralität zu gewährleistet. Eine Bestandsaufnahme unterstellt immer ein Modell, auf dessen Basis die Be-standsdaten erhoben werden

Die Problematik besteht darin:
- geeignete Methoden einzusetzen,
- Ansprüche nicht zu formulieren,
- wertneutral zu erfassen,
- Mängel und Defizite zu erheben,
- Problembereiche ausmachen.
- nicht die Qualität zu beurteilen, sondern zunächst wirklich nur anhand der Checkliste zu prüfen, welche Aspekte sind bereits vorhanden und welche müssen entwickelt werden, z. B. extistiert eine Corporate identity, existieren Handbücher, Standards und Dokumentationsrichtlinien, ist die Führung team-orientiert oder durch rigide autoritäre Strukturen gekennnzeichnet, ist der In-formationsfluss offen, sind die Abläufe koordiniert, ist die Kooperation abtei-lungsintern oder auch abteilungsübergreifend, sind die Kompetenzen geregelt, sind die Kundenbedürfnisse bekannt, sind fachliche und temporäre Ressour-cen zielorientiert oder defizitär kanalisiert usw.

Die Selbstbewertung des EFQM-Modells ist für die Mitarbeiter deshalb intransparent, weil Prozesse bewertet werden sollen, für die überhaupt keine Messkriterien existie-ren. Eine Qualitätsbewertung setzt Messbarkeit voraus, d.h. Qualitätsindikatoren, an denen das Qualitätsniveau gemessen werden kann. Qualitätsindikatoren unterstellen aber konsensfähige Formulierungen, was wiederum ein Qualitätshandbuch voraus-setzt, das aber nicht einfach von externer Seite übernommen werden darf, sondern intern mit Hilfe aller Beteiligten entwickelt werden sollte. Qualitätsansprüche und Q-Ziele werden erst in der Konzeptionsphase unter Beteiligung aller Mitwirkenden for-muliert, nur so ist eine Identifikation aller Mitarbeiter mit dem QMP erreichbar. Ein Qualitätsmodell kann im Rahmen der Bestandsaufnahme nur als Basis für ein me-thodisches Vorgehen der zu untersuchenden Unternehmensbereiche dienen.

Die Bestandsaufnahme oder Ist-Analyse soll generell nur darauf ausgerichtet sein, zu eruieren, in welchen Bereichen bereits QM-Ansätze vorhanden sind und nur verbessert bzw. angepasst werden müssen und in
welchen Bereichen diese systematische Vorgehensweise noch nicht existiert, d.h. in welchen Bereichen grundlegende Voraussetzungen und Ansätze fehlen. Das hat logischerweise Folgen für die Konzeption des internen QMP.

4.2.4 Konzeptionsphase

Die Konzeption des faktisch umzusetzenden QMP kann nur so gut sein, wie die
Problemanalyse und die Bestandsaufnahme. Wenn mittels Problemanalyse und Bestandsaufnahme im Bereich der Strukturen, Prozesse und Ergebnisse detaillierte
Informationen gesammelt wurden, kann auch eine systematische Konzeption entwickelt werden, d.h. die Systematik von Donnabedian ist auch im Rahmen der Konzeption von entscheidender Bedeutung; denn der generelle Ansatz, dass die Ergebnisqualität nur so gut sein kann wie Struktur- und Prozessqualität, sollte quasi als
Meta-Norm für die QM-Entwicklung gelten.

Der erste Punkt für die Konzeption ist die Ausgestaltung der Corporate Identity (z.B.
Herbst 1998). Hier müssen die konsensfähigen Grundpositionen des Unternehmens
explizit fomuliert sein, und zwar so, dass jeder Mitarbeiter oder Kunde die Ziele des
Unternehmens nachvollziehen und vor allem verstehen kann. Ein Konsens über
grundlegende Ziele und Arbeitsmethoden hat zur Folge, dass Mitarbeiter sich integriert fühlen und am Entwicklungsprozess partizipieren. Zudem erleichtert ein Konsens die Identifikation mit dem QMP und motiviert zur aktiven Mitarbeit.

Häufig wird aus Zeitgründen oder aus Gründen der Unwissenheit eine Konzeption
mit einer hohen Anzahl von Projekten in allen Bereichen des Unternehmens überfrachtet, die nicht mehr koordinierbar sind. Vor allem glauben manche Projektleiter,
sie müssten apriori jedes einzelne Projekt konzipieren und den Mitarbeitern vermitteln. Diese Vorgehensweise führt dann dazu, dass Informationen nicht mehr systematisch und kooperativ vermittelt werden und die Mitarbeiten den Eindruck bekommen, ihnen werden Konzeptionen aufgezwungen.
Die übergeordnete Projektgruppe ist zuständig für die Koordination des Gesamtpro-
jektes, für die Kontrolle der Teilprojekte, für Schulungen und Beratungen der Teilprojekte sowie für die Zusammenführung der Ergebnisse auf Unternehmensebene.
Sie ist nicht zuständig für die permanente Einmischung in Kompetenzen von Teilprojekten. Sie ist verpflichtet, Projektleiter von Teilprojekten so auszubilden, dass
eine weitgehende Selbständigkeit der abteilungsinternen QZ gewährleistet werden
kann und die Ergebnisse zusammengefasst werden. Sie sollte nur dann intervenie-
ren, wenn Konflikte intern nicht mehr gelöst werden können oder wenn Ergebnisse
nicht oder nicht rechtzeitig erarbeitet und/oder Ressourcen defizitär kanalisiert werden.

In der allgemeinen Konzeption sollte festlegt werden,

- in welchen Bereichen, welche Aufgaben anstehen,
- welche Ziele in welcher Zeit erreicht werden müssen,
- welche Aufgaben Vorrang haben (Prioritätenanalyse),
- welche Strukturen und Prozesse verändert werden müssen,
- was neu entwickelt werden muss,
- wie und welche Informationen vermittelt werden,
- wo, welche und wieviele QZ eingerichtet werden und welche Aufgaben sie haben
- und sie sind dafür verantwortlich, dass die Informationen zwischen den QZ gewährleistet sind usw.

Eine einheitliche Systematisierung erfolgt nach den Aspekten Strukturen und Prozesse. Ziele werden formuliert und nach Prioritäten gestaffelt. Dabei werden die Bereiche mit höchster Priorität auch zuerst durchgeführt, indem zunächst QZ gebildet werden, die eigenverantwortlich arbeiten. Man sollte nicht auf allen Ebenen gleichzeitig, sondern zunächst mit den Ansätzen auf der Ebene der Strukturen beginnen. Dabei sind Hygienevorschriften und Arbeitsschutz Bestandteil des QMP.
Während die übergeordneten Ziele und Aufgaben in der Projektgruppe formuliert werden, sollten die Detailaufgaben den QZ überlassen bleiben. Eine derartige Vorgehensweise verhindert, dass das Konzeptionspapier einen zumutbaren Rahmen überschreitet. Es macht wenig Sinn, die Konzeption zu einem Handbuch auszugestalten, das letztendlich keiner mehr liest. Die Konzeption sollte so gestaltet sein, dass sie

- für alle verständlich ist,
- eindeutig strukturiert,
- die Kompetenzen geregelt,
- und die Ziele eindeutig formuliert sind.
- Der Umfang so knapp wie möglich gehalten ist.

Generell wird man, sofern die Systematik eingehalten wird, aus der Problemanalyse und der Bestandsaufnahme eindeutige Formulierungen treffen können und wenn sich die Mitwirkenden an eine kontinuierliche Systematik gewöhnt haben, werden die Ziele und Aufgaben auch entsprechend formuliert und verstanden.

Modell des Case-Managements

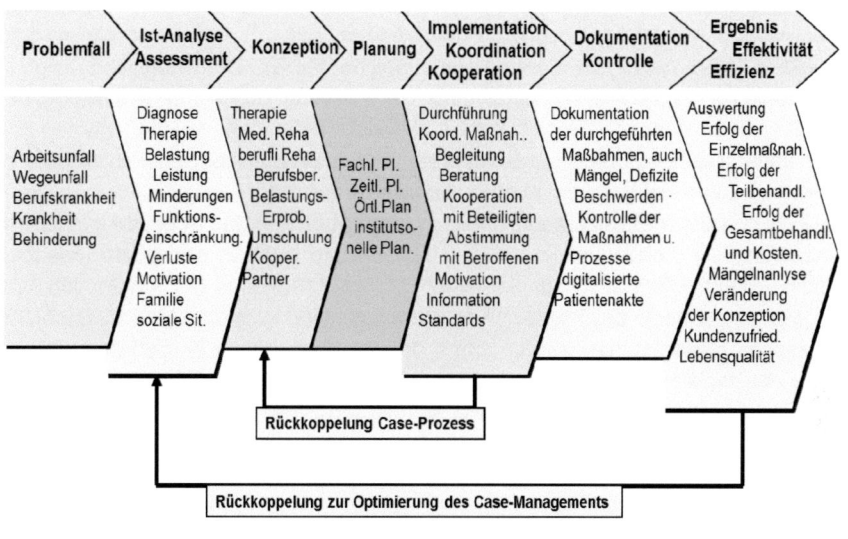

Abb. 13: Beispiel einer Konzeption (Casemanagement)

4.2.5 Planungsphase

In der Planungsphase müssen die fachlichen, zeitlichen, finanziellen und organisatitorischen Aspekte festgelegt werden. **Fachlich** im Kontext zur personellen Zusammensetzung der QZ, **zeitlich** im Kontext zu den Vorgaben der einzelnen Aufgaben und Zielumsetzung, **finanziell** im Kontext zur Vergütung für die Mitarbeiter und zu den generellen Kosten für die Umsetzung des QMP und **organisatorisch** im Kontext zu den Sitzungen von QZ und Projektgruppe, den Protokollen und Ergebnissen sowie der Zusammenführung der Ergebnisse.

Auch für die Planung gilt, dass nicht jedes Detail vorformuliert werden muss, aber Kompetenzen und zeitliche Vorgaben sowie verfügbare finanzielle Mittel sollten abgeklärt und für die Mitwirkenden transparent sein.

4.2.6 Implementationsphase

Für die Implementation hat sich bewährt, mit einem Pilotprojekt zu beginnen, um sowohl Aufgaben, Ziele, Personal, Methoden, Information, Kosten, Konflikte usw. nicht nur praktisch zu erproben, sondern zu prüfen, ob Probleme falsch eingeschätzt, Konzeptionen defizitär oder Kompetenzen nicht eindeutig bzw. eindeutig geregelt oder Widerstände immer noch nicht überwunden sind. Die Probleme, die ein Pilotprojekt aufzeigt, verhindern permanente gleiche Fehler. Die Pilotphase zeigt die Funktionsfähigkeit, korrekte Planung, Zielformulierung und Aufgabenstellung oder das Gegenteil, so dass einerseits eine erfolgreiche Arbeit dokumentiert werden kann oder andererseits sofortige Modifikationen oder Interventionen die Fehlerquote bei anderen QZ und Teilprojekten auf ein Minimum reduzieren.

Die Funktion der Implementationsphase besteht aber nicht nur in der pragmatischen Umsetzung der Konzeption, sondern insbesondere auch in der Rückkoppelungsfunktion, denn sofern in der Implementationsphase Probleme der Konzeption sichtbar werden, können bei kooperativer Kommunikation sofortige Modifikationen der Konzeption vorgenommen werden, ohne das ein übermäßiger Zeitverlust auftritt und finanzielle, fachliche oder temporäre Ressourcen defizitär kanalisiert werden. Sofern also die Führungs- und Kommunikationsstrukturen rigide und autoritär sind, werden die Informationsflüsse konterkariert und eine Umsetzung des QMP verhindert. Wenn die Arbeit und die Kompetenz der Mitarbeiter hinreichend Anerkennung findet, dann werden diese auch bereit sein, aktiv mitzuwirken. Wenn Vorgesetzte die Arbeit der Mitarbeiter für sich beanspruchen, dann schwindet die Mitwirkungsmotivation rapide und die QZ brechen auseinander.

Gerade in der Implementationsphase, die auch durch Frustrationen gekennzeichnet ist, kommt es entscheidend darauf an, die Arbeit der Mitarbeiter zu würdigen und anzuerkennen. Subjektive Ausnutzung von Arbeitsergebnissen führt zwangsläufig zu Konflikten, zu Motivationsverlust oder sogar zur Auflösung von QZ. Die übergeordnete Projektgruppe ist auch dafür verantwortlich, dass derartige Konflikte gar nicht erst auftreten und durch stichprobenartige Präsens in den QZ können derartige Probleme frühzeitig erkannt und verhindert werden, zudem zeigt die zeitweise Präsenz in QZ auch Anerkennung und Interesse. Da in der Implementationsphase die internen Veränderungen auch faktische Auswirkungen haben, sind apriori Veränderungsmanagement-Ansätze (change management, Kirchner 2000) und Konfliktmanagement-Ansätze (z.B. NLP, Amelung und Partner 1999) zu diskutieren.

4.2.7 Bewertung

Bei der Bewertung geht es generell um die Optimierung von Kosten und Nutzen, d.h. um Optimierung des Mitteleinsatzes und des ökonomischen und fachlichen Erfolges. Speziell beschäftigt man sich im Bewertungsprozess mit der Effektivität der Maßnahmen und der Effizienz der eingesetzten Mittel für einen optimalen Erfolg. Für die Implementationsphase war kennzeichnend, dass ein Konzept umgesetzt und den jeweils pragmatischen Forderungen adaptiert wird, die Bewertung hingegen beschäftigt sich dann mit dem Kosten-Nutzen-Kalkül der Implementation, zunächst nicht mit einer Bilanz des Unternehmens, sondern die Einzelprojekte werden bewertet und zu einer Gesamtbewertung zusammengefasst. Wenn eine Selbstbewertung durchgeführt werden soll, dann erst an dieser Stelle, weil der Prozess der Qualitätsentwicklung erst dann abgeschlossen ist und aufgrund der Implementation faktische Daten vorliegen.

Definitionen	
Effektivität	**Effizienz**
Unter Effektivität versteht man die Wirksamkeit oder den Erfolg von Arzneimitteln, Präventions-, Therapie-, Rehabilitations- oder Pflegemaßnahmen unter optimalen Bedingungen. Als optimale Bedingungen werden randomisierte zumindest kontrollierte Studien betrachtet. (Schwartz,Busse 1998) Effektivität auf der pragmatischen Ebene kann nur im Rahmen empirischer Dokumentationsdaten betrachtet werden, die differenziert, detailliert und sehr präzise erhoben werden müssen.	Unter Effizienz wird die Bewertung des Nutzens in Relation zu den dafür eingesetzten Mitteln verstanden, im Input-Output/Outcome-Modell also der Quotient von Outcome zu finanziellem Input. Die Effizienz eines Systems oder einer Maßnahme ist daher umso höher, je Besser das Outcome bei gleichem finanziellem Input ist bzw. je geringer der finanzielle Input bei gleichbleibendem Outcome. (Schwartz,Busse 1998)

Abb. 14: Definitionen Effektivität und Effizienz

Ökonomische Ansätze

Krankheitskosten-Analyse	Kostenminimie-rungs-Analyse	Kosteneffektivitäts-Analyse	Kosten-Nutzen-Analyse
Vergleich von Maßnahmenalternativen zur Identifikation wahrer kostentreibender Faktoren einer Erkrankung.	Vergleich von Maßnahmenalternativen hinsichtlich ihres Einflusses auf die Gesamtbehandlungskosten. Äquivalente Maßnahmen werden hinsichtlich modifizierter Nebenwirkung, Behandlungsdauer oder and. Komplikationen, Folge- und Spätschäden analysiert.	Vergleich von Maßnahmenalternativen hinsichtlich eines unterschiedlichen Outcomes, z.B. gerettete Lebensjahre, teurere bessere Maßnahme gegen Standardmaßnahme. Ansatz unterschiedlicher Qualitätsniveaus.	Vergleich von Maßnahmenalternativen ausgedrückt in Geldwerte der gesparten Arbeitszeit im vwl-Sinn, z.B. Reha vor Rente, Reha vor Pflege.

Für den pragmatischen Bereich der Pflege gilt, dass aufgrund der im Pflegeplan festgelegten Ziele, Maßnahmen und Verbrauchsmittel sowie Defizite und Modifikationen dokumentiert werden. Aufgrund der Dokumentation können differenzierte ökonomische Analyse durchgeführt werden, je nach den Präferenzen der/des Träger (s), es ist dabei entscheidend, welche Unternehmensziele Prioritäten genießen, d.h. wahrscheinlich wird ein Analysemix genutzt werden.

Abb. 15: Ökonomische Ansätze der Bewertung

Das Ziel der Bewertung eines Qualitätsentwicklungsprojektes ist nicht eine allgemeine Bewertung der Konzeption, sondern teils wird der Pragmatismus – die pragmatische Umsetzung und Durchsetzung -, teils Zielformulierung und Umsetzung, teils die ökonomischen, fachlichen und personellen Ressourcen im Kontext zu den Ergebnissen und vor allem die Kosten zu den erreichten Erfolgen bewertet. Da ein QM-Prozess nicht mit der Bewertung der Projektphase abgeschlossen ist, dient die Bewertung ebenfalls der Mängel-, Defizit- und Erfolgsanalyse, d.h. sind wirklich alle Erfolgsparameter dokumentiert, sind Mängel und Defizite dokumentiert worden, haben wir einen kontinuierlichen Prozess eingeleitet, ist die Mitwirkungsbereitschaft bei den Mitarbeitern noch vorhanden oder sogar angestiegen,

generell: haben wir unsere Ziele erreicht und können wir diese durch faktische Daten belegen. Denn nur wenn die erreichten Ziele durch adäquate Dokumentationen und rationale Auswertungen auch objektiv belegbar sind, ist das Qualitätsniveau des gesamten Unternehmens messbar.

Die Bewertungsphase dient schlussendlich dazu, QM im Unternehmen zu etablieren und den kontinuierlichen Prozess der Qualitätsverbesserung einzuleiten. Es wird genauestens geprüft, welche QZ erhalten bleiben, wer zukünftig den Prozess koordiniert und kontrolliert und welche Veränderungen mit Hilfe welcher Mittel vorgenommen werden müssen. Es gibt kein QM-Projekt, dass nicht im Rahmen des Bewertungsprozesses Defizite und Mängel feststellt – die selbstverständlich dokumentiert sein müssen, aber gerade Mängeldokumentation und –analyse sind im Gesundheits- und Sozialwesen sehr schwer durchsetzbar -. Erst die wahrheitsgemäße Mängeldokumentation und –analyse verhilft einem Unternehmen zur Qualitätsverbesserung. Zudem verändern sich technische und fachliche Standards, die mithin einer permanenten Adaptation bedürfen, so dass erst nach der Projekt-Bewertung der eigentliche Change-Management-Prozess und die Etablierung des QM-Programms beginnt. Die Etablierung eines kontinuierlichen Qualitätsprozesses gewährleistet auch kontinuierliche Adaption des Unternehmens an sich verändernde Rahmenbedingungen, Marktsituationen, Kundenbedürfnisse und wissenschaftliche Erkenntnisse. Mitarbeiter, die permanente Veränderungen habitualisiert haben, können sich aufgrund der assoziierten Fort- und Weiterbildung auch intensiver auf Veränderungen vorbereiten bzw. Veränderungen initiieren, d.h. das Kreativitäts- und Innovationspotential des Unternehmens wird systematisch gefördert und die Standards sind immer auf dem neuesten Stand der Erkenntnisse.

Probleme, die häufig den Erfolg von QM-Projekten beeinträchtigen

(Sachverständigenrat 2001)

- inadäquater Zugang zu Informationen,

- geringe Grundkenntnisse und Basisfähigkeiten zur Umsetzung von qualitätssichernden Maßnahmen (z. B. kritische Würdigung von wissenschaftlicher Literatur),

- mangelnde Zeit, Ressourcen und Motivation für den Erwerb neuer Fähigkeiten,

- hohe Arbeitsbelastung,

- erhöhte finanzielle Belastungen,

- Zweifel an der Wirksamkeit und Notwendigkeit der jeweiligen Qualitätssicherungsmaßnahmen,

- Kommunikationsschwierigkeiten und Kompetenzkonflikte zwischen verschiedenen Hierarchieebenen und Professionen sowie

- Widerstand gegen eine vermutete Bedrohung der professionellen Autonomie.

Kutz

Abb. 16: Störvariablen bei der Qualitätsentwicklung

4.3 Standards

Während in einem späteren Kapitel die Entwicklung von Standards dargestellt wird, kann hier nur darauf eingegangen werden, was Standards sind und welche Funktion sie haben. Die Anforderungen an Standards sind generell:

- sie müssen formuliert sein,
- sie müssen Verbindlichkeit beanspruchen können,
- Abweichungen von Standards sind begründungspflichtig,
- Nicht Einhaltung von Standards werden sanktioniert, wobei die Sanktionen ebenfalls formuliert sein müssen.

Im Rahmen von Arbeitsstandards können folgende Definition und Funktionen als derzeit konsensfähig betrachtet werden.

Standards, Leitlinien und Empfehlungen

Definition von Standards: Standards sind objektiv messbare Handlungsrichtlinien, die dem Handelnden die Sicherheit vermitteln, seine Tätigkeit nach gegenwärtigen wissenschaftlichen Erkenntnissen und Erfahrungen auszuüben.

- Standards sind auf einem gegenwärtigen wissenschaftlichen Stand bewiesene, evaluierte und fachlich begründete Handlungsanweisungen für einen spezifischen Tätigkeitsbereich.

- Standards sind valide, reliable, transparente und professionelle Handlungrichtlinien

- Standards sind zwingend vorgegebene Richtlinien für häufig wiederkehrende und generalisierbare Tätigkeiten

- Standards dienen der Reflexion und Weiterentwicklung der Tätigkeit

- Standards sind objektiv messbare und vergleichbare auf Dynamik angelegte Handlungsstrategien

- Standards dienen dem Nachweis und der Überprüfung des eigenen Handlungsrepertoirs

- Standards sind Aus-, Fort- und Weiterbildungsgrundlagen für professionelle Tätigkeiten

- Standards sind Hilfs- und Steuerungsmittel für einheitliche und vergleichbare Durchführung von Tätigkeiten

Kutz

Abb. 17: Definition und Funktionen von Standards

Aus diesen Funktionen lässt sich wiederum eine Rangfolge von professionellen Handlungsmustern ableiten (vgl. Kutz 2001):

Ein Standard ist eine allgemeinverbindliche, objektive und reproduzierbare Handlungsrichtlinie, deren Anwendung zunächst zwingend ist - bei Nicht-Anwendung ist eine Begründung erforderlich -.

Eine Leitlinie wird als Handlungsalternative interpretiert, die nicht zwingend ist, aber aus fachlicher Perspektive dann durchgeführt werden sollte, wenn der Standard nicht anwendbar ist.

Die Empfehlung hingegen ist eine weitere Handlungsalternative, die zwar noch fachlich akzeptiert ist und im Zweifelsfall genutzt werden kann, wenn Standard und Leitlinie versagen oder nicht in Betracht kommen.

Vor diesem Hintergrund bezeichnen die drei Begriffe Handlungsrangfolgen, die einen fachlich vorgegebenen Handlungsspielraum für eine spezifische Tätigkeit definieren.

4.4 Dokumentation

Die Bedeutung der Dokumentation kann generell als expliziter Nachweis einer standardgemäßen Arbeitsweise dargestellt werden, speziell werden eben auch Mängel und Defizite dokumentiert, um auf Dauer Verbesserungsprozesse einzuleiten und Versorgungsprozesse (pathways) zu optimieren. Dokumentation beinhaltet gleichsam einen Nachweis, wann und in welcher Form neue Erkenntnisse in die professionellen Handlungsabläufe integriert wurden, so dass Nachfragen und Arztbriefe rationell und rational weitergeleitet werden können. Eine statistische Auswertung der Dokumentation liefert nicht nur rasche Daten, sondern dient auch der PR nach außen, gegenüber den Kostenträgern und intern zur Selbstkontrolle.

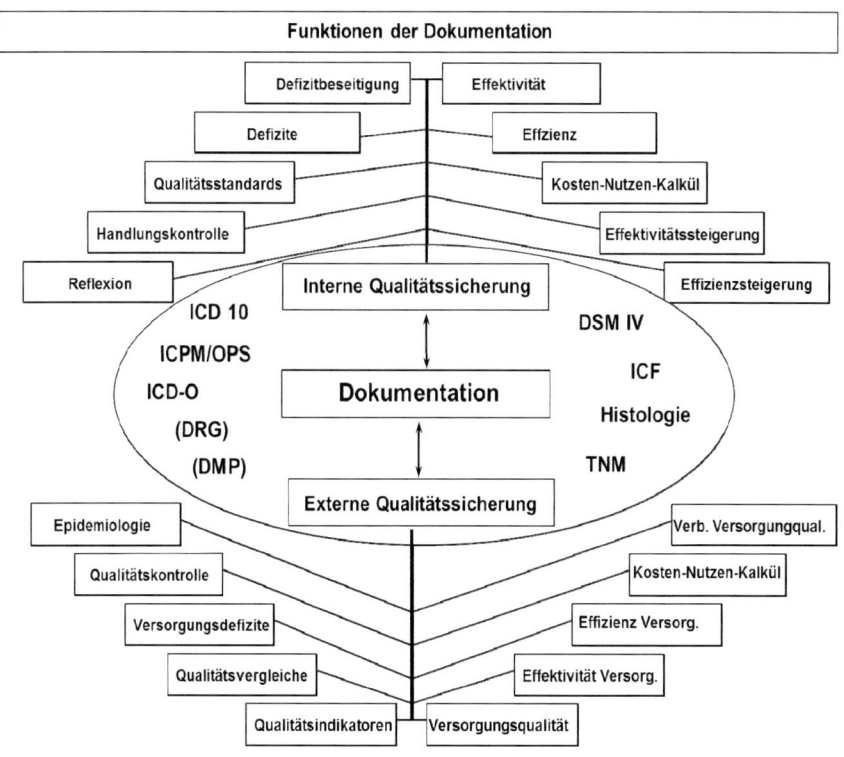

Abb. 18: Funktionen der Dokumentation

4.5 Konfliktmanagement

Oftmals wird im Rahmen der Konzeption eines Qualitätsmanagement-Programms, d.h. im Rahmen der Qualitätsentwicklung, das Konfliktpotenzial unterschätzt, sowohl von externen als auch von internen Qualitätsmanagern. Bei externen Beratern besteht häufig die nicht ungerechtfertigte Befürchtung, das Gewinnmaximierung und Personalabbau als entscheidende Zielparameter für die Veränderungsprozesse im Unternehmen intendiert sind, was sich etwa an der Reduzierung von Personalschlüsseln, rigiden Arbeitszeitvorgaben und zwanghaften Gewinnmaximierungsoptionen zeigt, deren Zielvorstellung weit über eine realistische Prognose hinausgehen. Leider wird auch die Diskussion immer wieder auf die Gewinnlage eines Unternehmens ausgerichtet, die auf subjektiven Einschätzungen von externen Beratern beruht, die erst prognostizieren, bevor sie hinreichende Informationen verfügbar haben. Einseitige Zielpräferenzen entwickeln eine Eigendynamik, die jede Art von Motivation der Mitarbeiter konterkariert. Nur die Managementebene bei der Personalentwicklung zu berücksichtigen, verhindert eine Identifizierung anderer Mitarbeiter mit dem Programm. Wer mit Existenzängsten und Arbeitsplatzverlusten konfrontiert wird, der hat keinen freien Kopf für Kreativität und Innovation (der größte Fehler heutiger Unternehmensberater besteht gerade darin, Konflikte durch unrealistische Prognosen im Hinblick auf Gewinne und den Abbau von Personal zu provozieren bzw. zu forcieren und damit das Kreativitätspotential und die aktive Mitwirkung von Mitarbeitern apriori zu vKonterkarieren. Kein Mensch arbeitet gern an einer Konzeption, die möglicherweise seinen Arbeitsplatz gefährdet oder abbaut, Diese simple Tatsache wird gerade von externen Beratern nicht wahrgenommen bzw. ignoriert.)

Vor diesem Hintergrund sollte die Projektgruppe auch die Funktion der Kontrolle für externe Berater übernehmen.

Ein Qualitätsentwicklungsprozess ist eben nicht nur geprägt von Aufbruchstimmung und sinnvoller Tätigkeit, sondern gerade auch von Abwehrhaltungen und Ängsten, d.h. Konfliktpotenziale auf allen Ebenen. Auf diese muss man vorbereitet sein und ein adäquates Konfliktmanagement anbieten bzw. die QZ-Leiter diesbezüglich schulen.

Konfliktmanagement zeichnet sich auch nicht dadurch aus, das ein bestimmtes Modell (z.B. NLP) des Konfliktmanagements vermittelt oder eingesetzt wird, sondern durch einen kontinuierlichen Prozess, der von allen Beteiligten eine spezifische Form der Kommunikation bzw. Interaktion voraussetzt. Gruppenspezifische Kommunikationsprozesse, die unabhängig von persönlicher Sympathie oder Antipathie, von Konkurrenz oder Mobbing, primär die fachliche Diskussion in den Mittelpunkt stellen, müssen in den meisten Fällen erst erlernt werden, sowohl auf der Führungsebene als auch auf der Mitarbeiterebene. Für die Arbeit in Projektgruppen und QZ ist die fachspezifische Kommunikation aber von erheblicher Bedeutung, um Ziele nicht durch persönliche Animositäten oder persönliche Angriffe, Diskriminierungen oder Diskreditierungen zu gefährden. Kommunikative und interaktive Kompetenzen sind genauso wichtig wie fachliche Kompetenz. Konfliktfähigkeit auf die fachliche Ebene zu beschränken, haben wir in unserem privaten als auch beruflichen Sozialisationsprozess leider nicht gelernt. Auch auf der Managementebene wäre es sinnvoll egozentrische Karrierevorstellungen und Leistungskonkurrenz zu trennen und die fachliche Ebene zu präferieren, was Manager aufgrund ihrer Machtposition im Unternehmen nicht gelernt haben. Kommunikative Fähigkeiten sind leider keine Kriterien für die Besetzung von Managementpositionen. Der Prozess der Qualitätsentwicklung setzt aber kommunikative Kompetenz, Kooperation, Teamfähigkeit, Kompromissbereitschaft und Beschränkung auf die fachliche Argumentation voraus. Konkret bedeutet das:

Jedes Mitglied einer Projektgruppe oder eines QZ muss erst einmal lernen, die fachliche und kommunikative Kompetenz der Mitwirkenden gleichberechtigt zu akzeptieren, und das setzt auch ein gewisses Maß an Toleranz, Empathie und Akzeptanz voraus. Gerade in Gruppen, in denen Menschen mit unterschiedlichem sozialen und beruflichen Status kooperieren müssen, ist das Konfliktpotenzial besonders hoch und nicht zu unterschätzen. (vgl. Kirchner 2000)

Der erste Schritt des Lernprozesses besteht darin, die Persönlichkeit jedes einzelnen in der Gruppe zu akzeptieren, der zweite Schritt beinhaltet den Lernprozess der Empathie, d.h. die Beachtung berufsspezifische Perspektiven, den anderen verstehen zu wollen. Gerade dazu bedarf es einer von allen Beteiligten getragenen konsentierten Systematik der Arbeitsweise, der Ziele sowie der Implementation der Mittel zur Zielerreichung. Jede Berufsgruppe muss sich mit den Zielen identifizieren können und Restriktionen von Privilegien müssen alle Gruppen gleichermaßen treffen. Jede Berufsgruppe muss den Nutzen für ihre Arbeit erkennen. Nur dann besteht die Gewähr einer gemeinsamen Konzeption und Implementation.

Individuen sind unterschiedlich disponiert, jeder hat seine subjektive bzw. berufliche Systematik internalisiert und daraus sollte sich im Kommunikationsprozess eine konsentierte Systematik entwickeln, die aber auch für alle Beteiligten verbindlich sein muss. Die Toleranzschwelle besteht darin, dass es kein falsches Verhalten bzw. keine dumme Meinung gibt, sondern fachliche Beiträge, die bewertet und interpretiert werden, Diskussionsmittelpunkt ist nicht richtiges oder falsches Handeln und Kommunizieren, sondern die fachliche Angemessenheit im Hinblick auf das konsentierte Ziel. Kommunikation ist ein Prozess von Ausdruck, Eindruck und feedback, oder von Intention des Senders und Reaktion des Empfängers. Im kommunikativen Wechselspiel werden Unterschiede zwischen Intention des Senders und der Interpretation des Empfängers offensichtlich, es besteht ein Unterschied zwischen latenter und bewußt-intentionaler Kommunikation und eine Diskrepanz implizier Konfliktpotential (vgl. Kutz 2001)

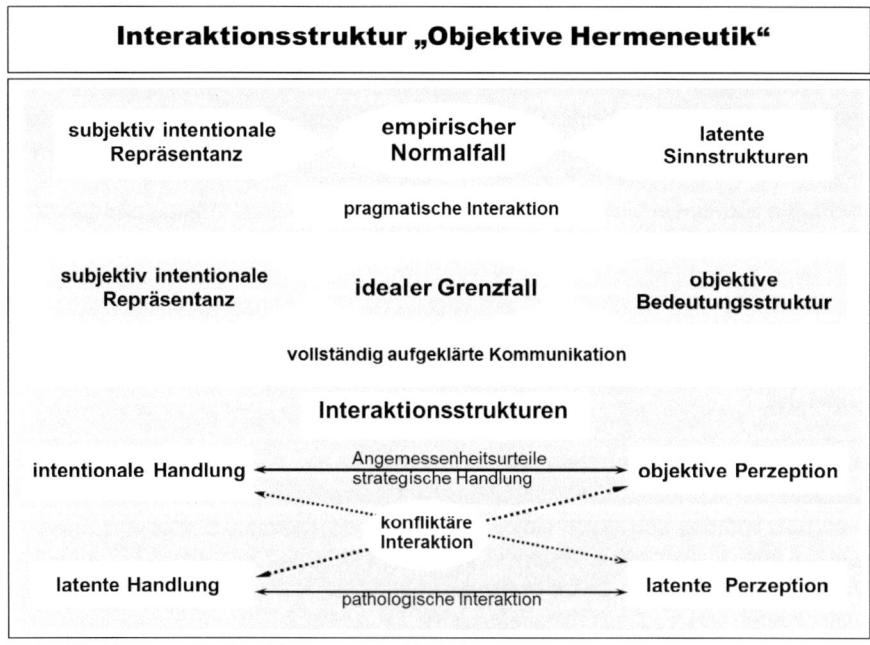

Abb. 19: Kommunikation (Oevermann 1982)(ähnlich auch die NLP)

Häufig haben wir es im Interaktionsprozess nicht mit dem idealen Grenzfall zu tun, sondern mit dem empirischen Normalfall, der Konfliktpotenzial enthält. Vor diesem Hintergrund sollten einige Faktoren bekannt sein, die eine Interaktion beeinflussen. Wir interagieren auf unterschiedlichen Kanälen - Verbalisierung, Gestik, Mimik und Gebärden - und wir nehmen entweder alle Kanäle wahr (Gesamteindruck) und interpretieren diese oder wir selektieren unsere Wahrnehmungen auf spezifischen Kanälen, was wiederum dem Normalfall entspricht, so dass generell jede Ausdrucksform vom Empfänger zu einem spezifisch subjektiven Eindruck interpretiert wird. D.h. je latenter Ausdruck und Eindruck, desto mehr Konfliktpotenzial. Sinnvoll sind deshalb konsentierte Interaktionen und explizite Interpretationen, da die Interaktion konterkariert werden könnte:

Die identifikatorische Einfühlung **(Empathie)** ist ein Teil der Interaktion, genauso aber auch eine emotionale Distanzierung und eine fachlich abgehobene Orientierung.
Die **Distanzierung** enthält einen Doppelaspekt: die emotionale und die kognitive Abhebung, wodurch auch im Interpretationsprozess immer systematische Beurteilungsfehler enthalten sind. Bei zuviel **Sympathie** tritt der Mildefehler auf, bei allzu großer **Distanz** der Fehler der zentralen Tendenz, indem aus Informationsmangel mittlere Urteile bevorzugt werden.

Bei **großer Distanz** neigt man auch zum Hallo-Effekt oder zum sehr ähnlichen sogenannten logischen Fehler. Beim Hallo-Effekt ist der Urteiler von einer beobachteten Eigenschaft auf benachbarte andere, die er gar nicht beachtet. Beim logischen Fehler werden Eigenschaften unterstellt, die man formal als zugehörig betrachtet.
Der **Kontrastfehler** beschreibt phänomenologisch den Vorgang der Projektion. Der Beurteiler setzt sich bei allzu starker, meist negativ emotionaler Beziehung im Urteil ab, indem er eigene verdrängte Impulse im anderen perzipiert.

Von großer Bedeutung sind die Beurteilungsfehler, die durch Selbst- und Fremdzuschreibung entstehen (**Hathorne-Effekt** und **Rosenthal-Effekt**). Der Rosenthal- Effekt ist auch aus der Sozialpsychologie als selbst erfüllende Prophezeiung (self-fullfilling-prophecy) bekannt, insofern beschreibt dieser Effekt auch gleichzeitig die Handlungsfolgen von Fremdzuschreibungen, nicht nur einen Beurteilungsfehler.
In der Interaktion kann die Mitteilung einer Diskreditierung einen Rosenthal-Effekt nach sich ziehen, indem der Etikettierte sich letztendlich einem mitgeteilten Stigma anpasst, was insbesondere im Rahmen von Zielformulierungen schwerwiegende Folgen haben kann (vgl. Kutz 2003).

Sinnvolle Vorgehensweise:

Kommunikation/Interaktion in QZ	
Moderation	Moderieren, Schlichten, Konfliktlösung, Zusammen-fassung, Koordination
Vorstellung der Mitglieder	Kennenlernen, Verbalisierungsfähigkeit, fachliche Kompetenz, Konflikt-, Kompromissfähigkeit
Abklärung der Erwartungen	Was erwarte ich von der Gruppe, von der Arbeit, von den Ergebnissen, Sinn und Zweck der Veranstaltung.
Konsentierung der Arbeitsform	Systematik der Arbeit, Kooperation, Protokolle, Kommunikation, Verbindlichkeit
Festlegung der Kommunikations-regeln	Redebeiträge, Zuhören, argumentieren, Sachlichkeit, fachliche Ebene, keine persönlichen Angriffe, Ich-Form
Diskussion der Ziele	Vorstelleung der Ziele, Diskussion einzelner Ziele, Kritik, Veränderung, Rangfolge
Konsentierung der Ziele und Rangfolge	
Verteilung der Aufgaben	Protokolle, Einzelaufgaben, Kleingruppenaufgaben Ergebniszusammenfassung
Organisation, Zeitablauf, Einsatz finanzieller Mittel	
Konsentierung der Ergebnisse	Konsentierte Fomulierung, Zusammenfassung, Weiter-leitung an Projektgruppe, Kontext zu anderen Ergebnissen

Abb. 20: Kommunikation/Interaktion in QZ

Um eine zielgerichtete Kommunikationsstruktur zu gewährleisten bzw. aufrechzuer-halten, hat es sich als sinnvoll erwiesen, sogenannte Killerphrase zu vermeiden:

Wozu denn ändern, unsere Qualität ist doch gut.
Das kann doch nicht funktionieren.
Darüber brauchen wir nicht zu reden.
Wir haben keine Zeit.
Das ist doch viel zu aufwendig.
Wer soll das bezahlen.
Das können Sie so nicht beurteilen.
Davon verstehen Sie doch gar nichts.
Als Außenstehender können Sie das nicht beurteilen.
Haben Sie denn Erfahrung.
Das kann doch nicht Ihr Ernst sein.
Arbeiten Sie doch erst einmal auf Station.
Darum geht es doch gar nicht.
Sie können unsere Arbeit doch gar nicht beurteilen.

Wir können doch nicht jahrelang alles falsch gemacht haben.

Das ist doch unrealistisch.

Das lässt sich doch so nicht durchführen.

Die anderen werden das nicht mitmachen.

Wir haben ganz bestimmt mehr Erfahrung als Sie, deshalb können Sie uns ruhig glauben. usw. usw.

Killerphrasen und die Verlagerung der Kommunikation auf die persönliche Ebene verhindern eine fachliche Diskussion. Dabei ist zu berücksichtigen, dass die meisten Menschen gar nicht wissen, dass sie von der fachlichen auf die persönliche Ebene wechseln, so dass der Moderator entsprechend geschult sein muss, um den Wechsel der Diskussionsebene zu erkennen und frühzeitig eingreifen zu können. Interveniert er nicht oder zu spät oder erkennt das Konfliktpotenzial nicht rechtzeitig, dann eskaliert die Kommunikation und die fachliche konsensfähige Basis wird den Beteiligten entzogen.

4.6   Changemanagement

Change management bezeichnet generell die Evaluation von Veränderungsprozessen in einem Unternehmen. Die Implementation eines QM-Konzeptes wiederum, d.h. Qualitätsentwicklung oder Etablierung von messbarer, durch Daten belegbarer und nachprüfbarer Qualität auf allen Ebenen eines Unternehmens, impliziert Veränderungen, die projektiert, koordiniert und gecoached werden müssen.

Ein Unternehmen ist keine in sich abgeschlossene Einheit, sondern sie steht intern und auch nach außen mit unterschiedlichen anderen Organisationen oder Unternehmen in Wechselbeziehungen und Abhängigkeiten, so dass sowohl interne Forderungen und Veränderungen von Zielen, Innovationen als auch externe Rahmenbedingungen einen kontinuierlichen dynamischen Anpassungsprozess erfordern.

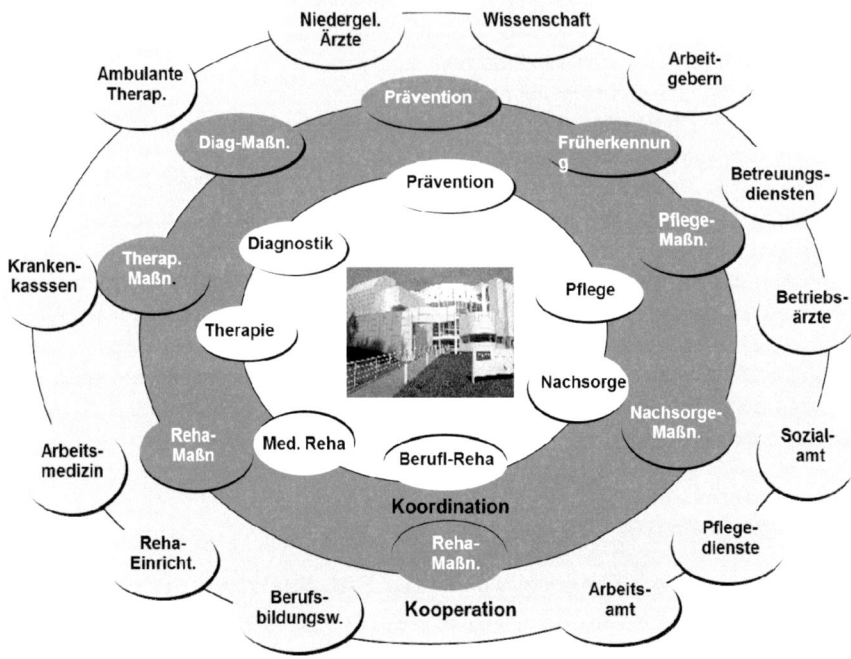

Abb. 21: Vernetzung Krankenhaus

Das Modell des change managements bietet diesbezüglich eine systematische, geplante und zielorientierte Vorgehensweise an:

1. wie Veränderungsprozesse koordiniert und durchgeführt werden und Kooperation entwickelt wird
2. welche Probleme, Störvariablen und Konflikte diesen Prozess beeinflussen können,
3. wie Probleme, Störariablen und Konflikte vermieden oder bewältigt werden können.

Der Prozess der Qualitätsentwicklung erfordert nicht nur auf der Ebene der Organisation, der Führung, des Personals, des Arbeitsschutzes, der Arbeitsprozesse und der Handlungsspielräume Informationen, Veränderungs- oder Anpassungsprozesse, sondern möglicherweise Umstrukturierungsprozesse im Hinblick auf die Anpassung des Unternehmens an Erkenntnisse der Wissenschaft in Ökonomie, Organisation, fachliche und kommunikative Standards. Häufig müssen aus starren Prozessen dynamische Prozesse werden, so dass die Mitarbeiter auch mit veränderten Erwartungen in Bezug auf geistige Flexibilität, Kreativität und kontinuierliche Lernprozesse konfrontiert werden, die wahrscheinlich in totalem Gegensatz zu den vorherigen habitualisierten Handlungen und Erwartungen stehen. Dass Veränderungsprozesse vor diesem Hintergrund selten konfliktfrei verlaufen, dürfte auf der Hand liegen.

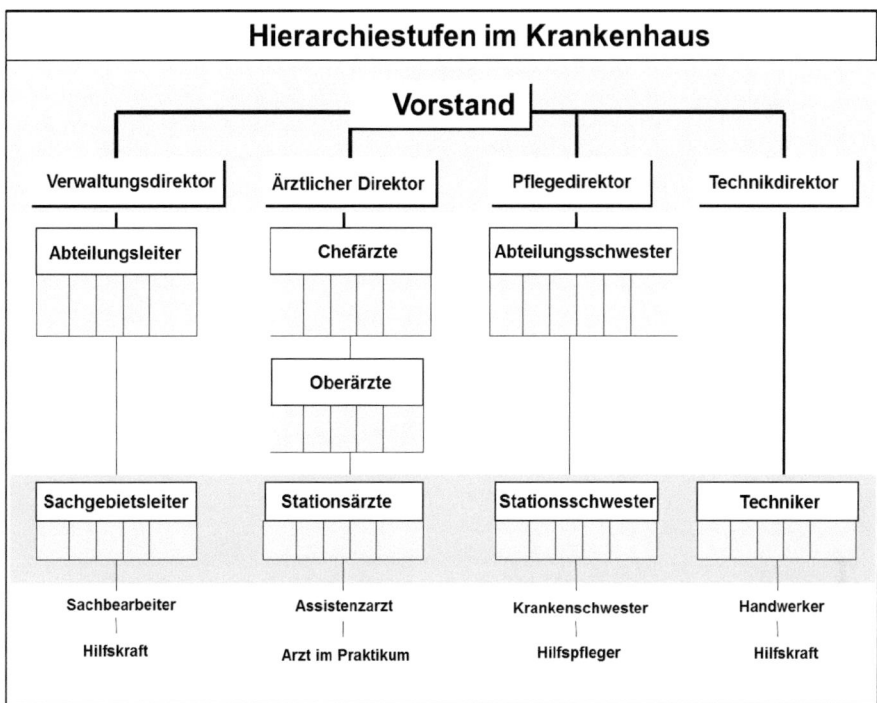

Abb. 22: Hierarchieebenen im Krankenhaus

Die Hierarchieebenen sind verknüpft mit spezifischen Funktionen, Machtpositionen, Stati innerhalb des Unternehmens, teilweise mit besonderen Privilegien, aber auch mit Verantwortung und besonderem Leistungsvermögen, so dass jede Ebene analysiert werden muss, um entsprechende Strategien für Veränderungen auf den unterschiedlichen Ebenen zu entwickeln. Gleichwohl könnte die Kooperation zwischen den Hierarchieebenen Kommunikations- und Interaktionsstörungen offenbaren, die mit Hilfe entsprechender Konfliktlösungsstrategien beeinflussbar sind. Aber die unterschiedlichen Statusdifferenzen, Privilegien, Machtpositionen, Kommunikationsstrukturen, Informationsflüsse und Störungen müssen bekannt sein, damit die Moderatoren apriori darauf vorbereitet sind und adäquat reagieren können.

Es wird ein Konsens über Vorstellungen von Kooperation und Koordination notwendig:

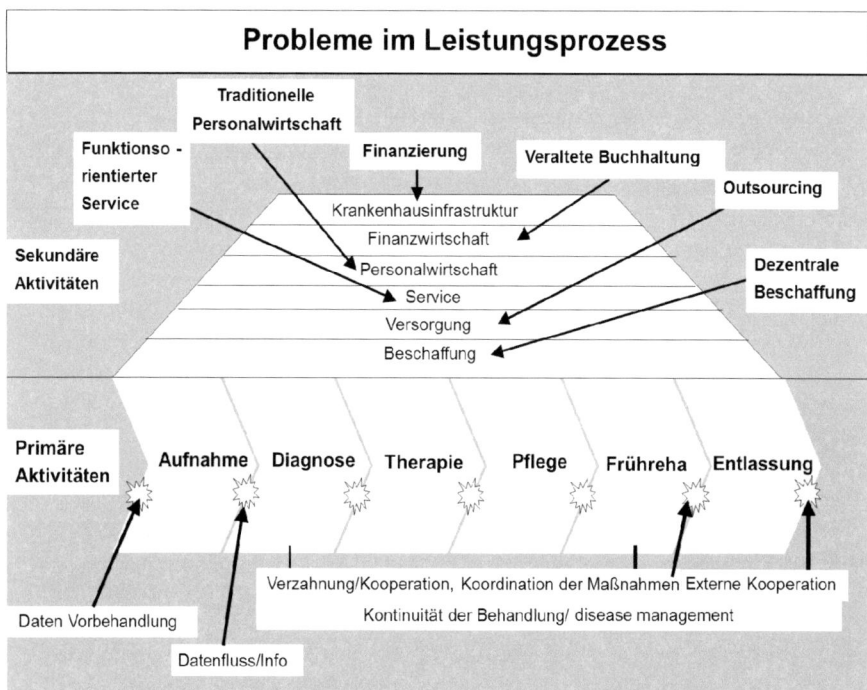

Abb. 23: Probleme im Leistungsprozess

Ein Algorithmus veranschaulicht sehr deutlich, wie der Leistungsprozess über verschiedene Funktionsbereiche gesteuert wird und in welchen Bereichen Probleme auftreten, so dass eine diesbezügliche Analyse den Rahmen der Veränderungsprozesse abstecken hilft. Ebenfalls lassen sich durch eine Übersicht die abteilungsinternen und übergreifenden Prozesse verdeutlichen, so dass ein Problembewusstsein allen Beteiligten vermittelt und dem Abteilungsegoismus durch verbindliche Zielvereinbarungen entgegengewirkt werden kann. Diese Lernprozesse (lernende Organisation) setzen aber voraus, dass die Akteure ihre genuinen Szenarien beherrschen und offen für die Prozesse der beteiligten Szenarien sind.

Gleichwohl implizieren Übersichten die Ansatzpunkte für die Konstituierung abteilungsinterne und abteilungsübergreifender QZ, deren Koordination, aber auch Kontrolle durch die Projektgruppe des Hauses gewährleistet werden muss. Probleme entstehen primär an den Schnittstellen - Informationsfluss, Kooperation und Koordination - der Behandlung, da die Verzahnung des Leistungsprozesses Synergieeffekte und Modifikationen der professionellen Anforderungen zur Folge hat, die im Rahmen der Zielsetzung auf eine Optimierung des Behandlungsprozesses hinauslaufen.

Arbeitsweisen eines Unternehmens

SOLLVORSTELLUNGEN	STÖRFAKTOREN
◇ Kontinuierlich/Kooperativ	◇ Unpersönlich
◇ Nachvollziehbar/Flexibel	◇ Formalismus
◇ Transparent	◇ Engstirnigkeit/' Buck-Passing
◇ Verantwortungsbewußt	◇ Abteilungsegoismus
◇ Fachkompetent	◇ Koordinationsprobleme
◇ Effektiv	◇ Kooperationsprobleme
◇ Effizient	◇ Informationsprobleme

Abb. 24: Arbeitsweisen eines Unternehmens

Betrachtet man im gleichen Kontext die Zielvorstellungen mit den möglichen bzw. faktischen Störfaktoren, dann findet man mit Hilfe dieser systematischen Analyse eine rationale und rationelle Vorgehensweise. Hier beginnt im engen Sinn die Bedeutung des Change Managements, denn eine Analyse dieser Faktoren und eine konsentierte Zielformulierung hilft den Beteiligten Probleme bereits in der Konzeptionsphase zu entschärfen bzw. zu verhindern. Es handelt sich dabei um Prozesse, die auf eine Optimierung der professionellen Leistungsprozesse gerichtet sind und den Projektverantwortlichen adäquate Entscheidungsgrundlagen zur Verfügung stellen.

Das Change Management auf dieser Ebene betrifft das gesamte Unternehmen, während Probleme in Einzelbereichen durch die abteilungsinternen QZ gelöst werden müssen, d.h. die Verteilung bzw. Delegation von Problemlösungen wird nach Unternehmensprioritäten und Kompetenzaspekten durchgeführt und nicht nach persönlichen Interessen oder subjektiven Profilneurosen von Projekt- oder Abteilungsleitern.

Die Umsetzung von Change Management hat dann die größten Erfolgschancen, wenn latente oder offene Unzufriedenheit der Mitarbeiter – die häufig erst im Rahmen von Veränderungsprozessen offen thematisiert wird, von der aber jeder weiß, dass sie real ist, aber nur latent thematisiert wird - in eine aktiv mitwirkende und gestaltende Rolle verändert werden kann. Das entscheidende Problem beim Change-

Management-Prozess besteht in der Modifikation aus passiven Akteuren, die in tradierten Organisationsstrukturen eingebunden waren, aktiv gestaltende und mitwirkende Akteure zu machen. Viele Veränderungsprozesse scheitern nicht an unwilligen und ängstlichen Mitarbeitern, sondern vielmehr am Widerstand privilegierter Manager und Mitarbeiter, die um ihren Status und ihre Position fürchten.

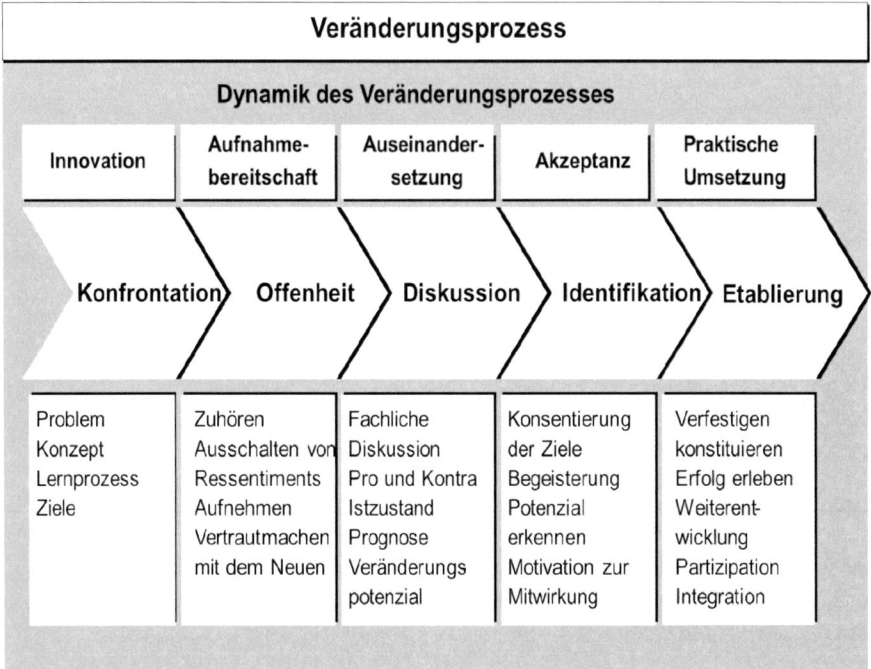

Abb. 25: Veränderungsprozess

Qualitätsentwicklung ist in den meisten Institutionen des Systems der Krankenbehandlung eine Innovation, die eine Anzahl von Veränderungsprozessen nach sich zieht, insbesondere sind das die Kooperations-, Koordinations-, Dokumentationsanforderungen sowie die Umstellung von der funktionalen Orientierung auf die Kundenorientierung. Die Probleme entstehen zunächst im Bereich der Konfrontation mit diesen Innovationen, da neue Ansprüche an die kommunikative Kompetenz aller Mitarbeiter gestellt werden, insbesondere im Rahmen von Lernprozessen und Offenheit gegenüber dem Neuen, d.h. die ersten Konflikte entstehen, wenn die Konzeption des QM den Mitarbeitern vorgestellt wird. Auf dieser Ebene erweist es sich als besonders wichtig, die Vorteile für jeden einzelnen Mitarbeiter herausstellen und nicht die ökonomischen bzw. die Personalabbauaspekte zu präferieren. QM hat nichts mit Personalabbau zu tun, sondern mit Veränderungen des Personals im Arbeitsprozess und im Umgang mit den Patienten. Arbeiten nach Standards ist etwas anderes als funktionale Habitualisierung von Handlungsabläufen im Behandlungsprozess, Dokumentation nach Standards beinhaltet nicht nur die fachliche Dokumentation, sondern auch Dokumentation von Defiziten und Mängeln – übrigens eines der größten Probleme im Gesundheitssystem -. Der positive Sinn von derartigen Veränderungen besteht aber auch darin, dass der Behandlungsprozess für Professionelle als auch für Laien transparent wird und die Professionellen keine Befürchtungen gegenüber Kontrollen haben müssen; denn wenn Qualität bewiesen wird, dann braucht man Kontrollen nicht zu fürchten. Die Furcht vor Kontrollen entsteht nur dort, wo Kompetenzen nicht geregelt sind und die Verantwortung verschoben werden kann, wo statt Standards subjektive Erfahrung und Therapiefreiheit durchgesetzt werden, wo Defizite aus Gründen der Furcht vor Regressansprüchen verschleiert werden. Auch das gehört zur Qualitätsentwicklung, mit und Fehlern und Defiziten adäquat umgehen zu lernen und Verantwortung auch für Fehler zu übernehmen.

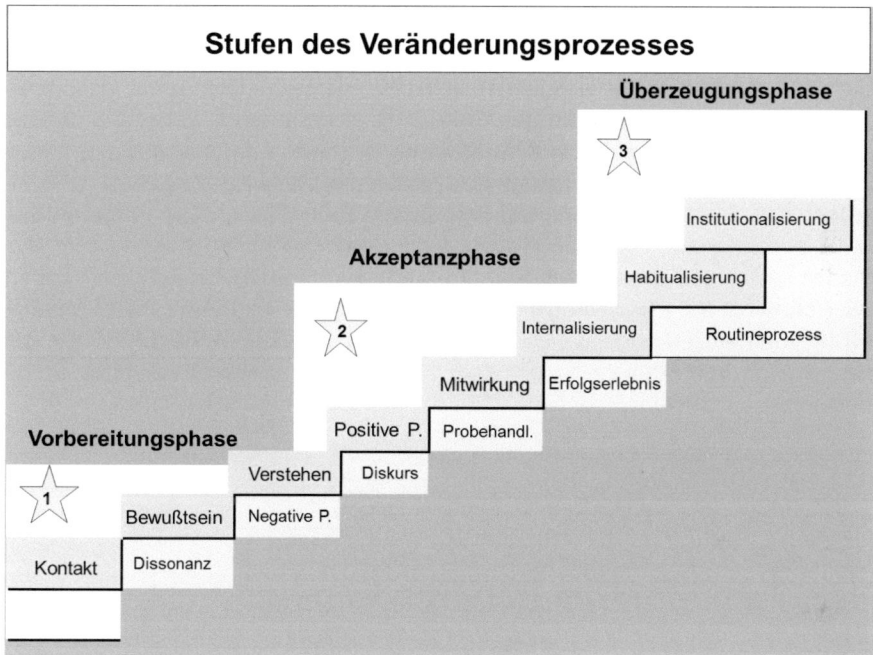

Abb. 26: Die drei Stufen des Veränderungsprozesses

4.7 Zusammenfassung

In diesem Modul wurden Ihnen verschiedene Methoden – Evaluationsmodell, Standard-, Dokumentations-, Konflikt-, Changemanagement-, insbesondere des PQM vorgestellt, die sich in der Praxis bewährt haben und Ihnen für die unterschiedlichsten Möglichkeiten Handlungsalternativen und eine professionelle Vorgehensweise vermitteln. Diese Methoden der Qualitätsentwicklung und Implementation eines gesamt unternehmerischen QMP implizieren ein systematische Arbeitsweise, die nicht nur allen Mitarbeitern vermittelt werden kann, sondern vielmehr erlernbare Schritte für Qualitätsmanager beinhaltet, die vor der Situation stehen, QMP in einem Unternehmen zu etablieren und Qualitätsprozesse zu initiieren.

Die Bedeutung des PQM besteht in der Vermittlung von intraorganisatorischen Kontexten und Prozessen, die primär auf Kundenbedürfnisse abgestimmt werden und nicht auf Funktionen. Funktionen, die isoliert betrachtet werden, führen zwangsläufig zu einer Präferenz auf Führungsebenen, ohne Berücksichtigung der Mitarbeiter und Kunden.

Dabei ist das Evaluationsmodell als systematische Vorgehensweise für jede Art von Projekten zu betrachten. Die beschriebenen Methoden werden in dieses Ablaufschema entsprechend integriert, wobei die internen Prozesse durch Standard- und Dokumentationsmangement professionalisiert werden. Da QM immer den Erfolg als oberste Zielvorstellung intendiert, müssen Standard- und Dokumentationsmanagement durch Digitalisierung ebenfalls professionalisiert werden, damit Auswertungsstrategien in das QMP integriert werden können. Change Management und Konfliktmanagement ergänzen die genuin professionellen Prozesse als komplementäre, aber höchst relevante Implementationsmethoden, die genau dann zum Tragen kommen, wenn die Implementation des QMP in die entscheidende Phase tritt und die relevanten intraorganisatorischen Veränderungsprozesse auch pragmatische umgesetzt werden sollen. Antizipierbare intervenierende Variablen implizieren eine Integration in die Konzeption und können teilweise kontrolliert werden. Pragmatische, nicht antizierbarbare Probleme können durch Berücksichtigung professioneller Methoden apriori rational gelöst werden. Die Anwendung spezifischer Methoden fördert die Kontinuität der Prinzipien der fachlichen, personellen und ökonomischen Rationalität, die Berücksichtigung diesbezüglicher Interdependenzen, die Effektivität von Koordination und Kooperation einzelner sowie der Gesamtprozesse eines Unternehmens.

Modul V: Qualitätsentwicklung (PQM)

Lernziele:

Wenn Sie dieses Kapitel durchgearbeitet haben, dann kennen Sie:
-   Systematik eines Qualitätsentwicklungsprozesses am Beispiel der Kunden-
    orientierung
-   Die systematischen Inhalte einer Corporate Identity
-   Systematik einer Problemlösung
-   Systematik der Diagnostik
-   Entwicklung von Standards
-   Qualitätsindikatoren

5.1 Einleitung

Um den Prozess der Qualitätsentwicklung zu verdeutlichen, werden in diesem Kapitel die pragmatischen Instrumente und Vorgehensweisen aufgezeigt, insbesondere
an Hand des Problems der Kundenorientierung. Vorweg wird nochmals die Systematik der Konzeption dargestellt, um die Faktoren, die in diesem Prozess berücksichtigt werden müssen, herauszustellen. Danach werden die einzelnen Bereiche
(Diagnostik, Therapie, Rehabilitation und Pflege) diskutiert.
Die tradierte Unternehmensführung in Krankenhäusern oder Reha-Kliniken stellt sich
meist so dar, dass die Organisationsstrukturen rigide, autoritär und streng hierar-
chisch strukturiert sind. Die Funktionsabläufe sind weniger an den Bedürfnissen des
Patienten, als vielmehr an funktional organisatorischen Prozessen ausgerichtet. Die
Kommunikation mit Patienten beschränkt sich auf das Notwendigste. Eine Integration
des Patienten in den Behandlungsprozess wird aus Statusgründen verweigert. Die
Information des Patienten beschränkt sich ebenfalls nur auf wenige allgemein notwendige Aspekte (vgl. Jean-Paul Corbie 2003). Generell muss der Patient sich den
professionellen Anforderungen unterordnen und seine eigenen Bedürfnisse und
Möglichkeiten bleiben auf der Strecke. Die Kooperation zwischen den Abteilungen ist
– wenn überhaupt – nur informell und die abteilungsübergreifende Kommunikation ist
erheblich gestört, was auf die Intransparenz der abteilungsspezifischen Prozesse
zurückzuführen ist. Die Chefarztvisite wird aufrechterhalten, obwohl sie aufgrund ihrer defizitären Kanalisierung von temporären und personellen Ressourcen, eine Optimierung von Behandlungsprozessen verhindert. Die rigiden und autoritären Hierarchien, verbunden mit starren Funktionen und Machtpositionen, verhindern einen flexiblen Einsatz personeller und temporärer Ressourcen, so dass diese tradierten
Krankenhausstrukturen eine moderne lernende Organisation konterkarieren (vgl.
Jean-Paul Corbie 2003).
Der Modifikationsprozess, insbesondere in Krankenhäusern, beinhaltet eine völlige
Umstrukturierung sowohl was die Organisation selbst als auch die Anforderungen an

das Personal betrifft. Vor diesem Hintergrund ist eine Systematik bzw. ein Algorithmus der Umstrukturierungen von erheblicher Relevanz:

a) Das Grundmodell

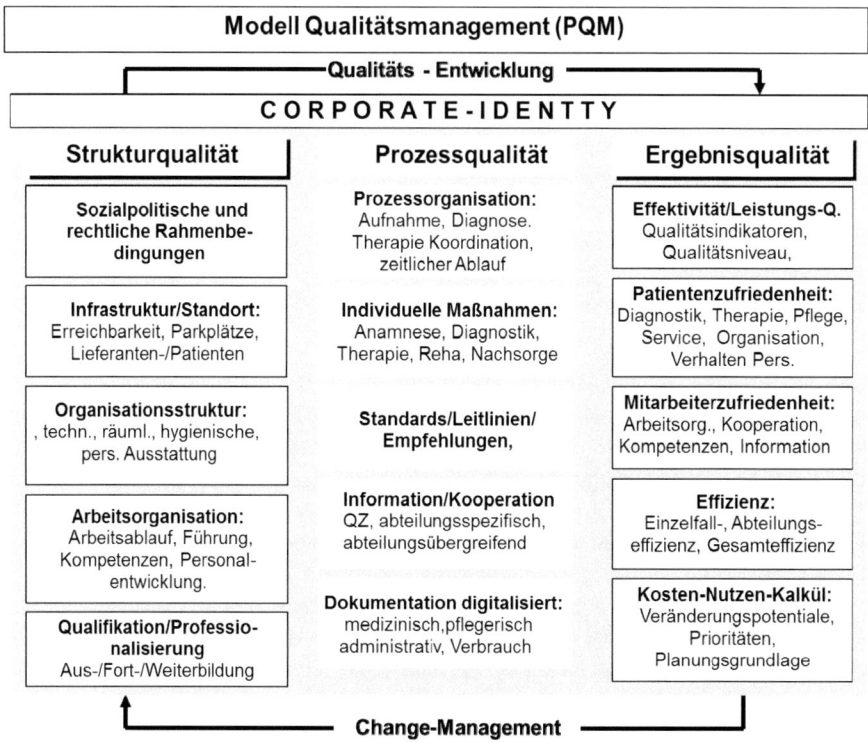

Abb. 27: PQM-Kriterien (Beispiel Krankenhaus)

Diese Übersicht vermittelt zunächst, was in welchen Arbeitsbereichen konzipiert und umgesetzt werden muss, ist aber auch für die koordinierende Projektgruppe von Bedeutung, um eine systematische Arbeitsweise und eine realistische Planung durchführen zu können. Sind diese Arbeiten erledigt und für jeden transparent, dann kann ein spezifisches Problem, das aus dem Grundmodell ableitbar ist, in Angriff genommen werden (z.B. Kundenorientierung, zentrales Problem des patientenorienten Qualitätsmanagement).

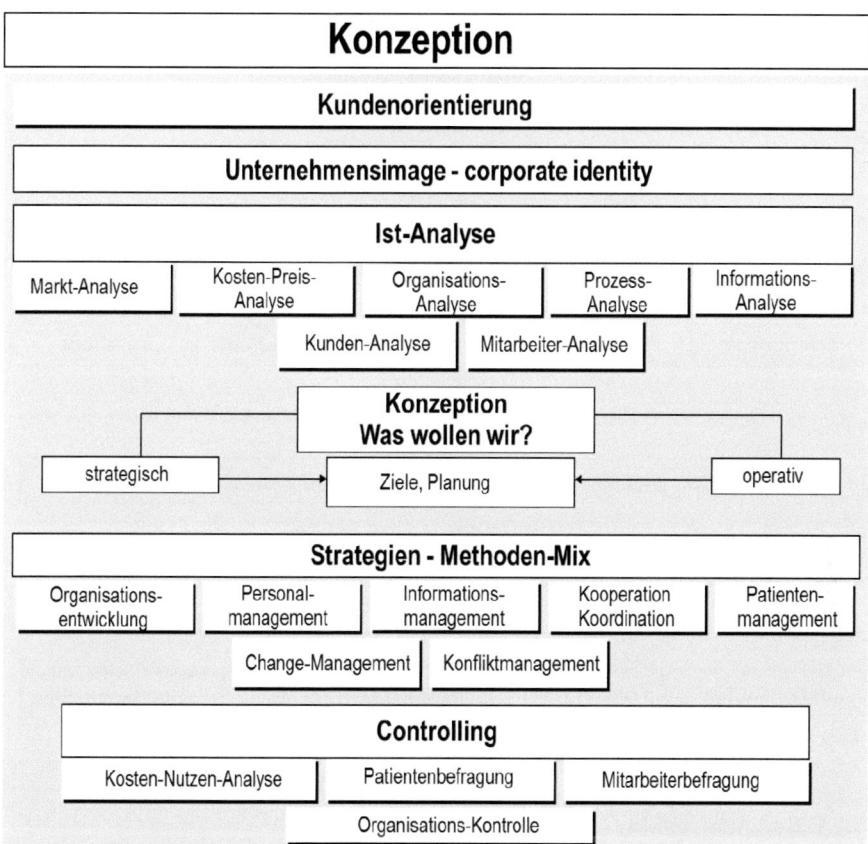

Abb. 28: Konzeption

5.2 Entwicklung der Strukturqualität

Um methodische und systematische Abeitsstandards zu etablieren, erweist es sich als sinnvoll, mit den Aspekten der Strukturqualität zu beginnen und den Mitwirkenden zu zeigen, dass die Konzeptions- und Implementationstrukturen immer dem gleichen Muster entsprechen. Für jeden Mitwirkenden, auf welcher Ebene auch immer, muss die Systematik der Arbeitsweise und Durchführung transparent und verbindlich sein. Eine Vorgehensweise, die Qualitätsentwicklung nur auf die Prozessebene beschränkt, ist auf Dauer nicht durchsetzbar. Qualitätsentwicklung kann nur dann Sinn machen, wenn alle Bereiche eines Unternehmens mit den gleichen Instrumenten analysiert werden.

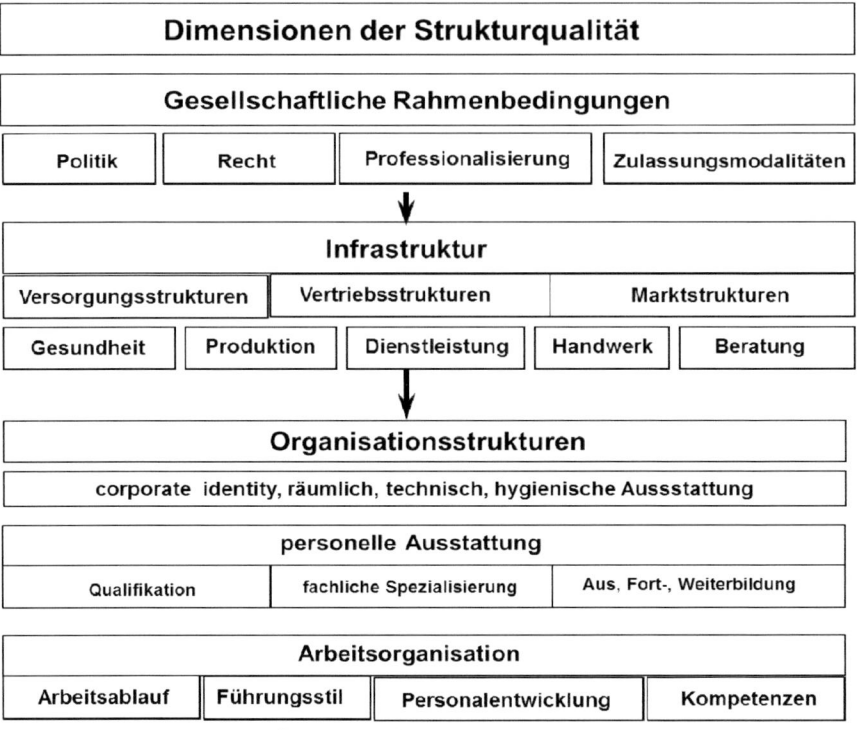

Abb. 29: Dimensionen der Strukturqualität

5.2.1 Coporate Identity

Im Gesundheitssystem ist die Corporate Identity als Selbstdarstellungsinstrument wenig verbreitet. Es scheint so, als ob Krankenhäuser, Reha-, Pflege- und andere Einrichtungen des Gesundheits- und Sozialwesens aus Gründen der angebotsindu-zierten Nachfrage keiner Selbstdarstellung bedürfen. Der Kunde wird überwiesen, eingeliefert oder im Rahmen des Notfalldienstes automatisch mit diesen Institutionen konfrontiert. Gezielte Werbung für die Kundengewinnung ist nicht notwendig, teil-weise (bei Ärzten) auch verboten, so dass eine Corporate Identity jahrzehntelang aus der Diskussion ausgeblendet wurde. Erst im Rahmen des QM und einer Rückbesin-nung auf die genuinen Funktionen (Patienten zu versorgen) rückte die Selbstdar-stellung in den Vordergrund. Nur die rein privaten Anbieter von Gesundheits- bzw. Krankheitsleistungen mussten gegenüber den Kostenträgern spezifische Anforderun-gen erfüllen, die aber auch nicht immer in der Ausgestaltung einer Corporate Identity mündeten.

Die Corporate Identity bezeichnet die Möglichkeit eines Unternehmens, sich gegen-über den Mitarbeitern, den Kunden, Lieferanten und Kostenträgern explizit darzustellen und seine Spezifika als Abgrenzungskriterien gegenüber anderen Anbietern herauszustellen.

Ihr Ziel besteht intern in der Entwicklung einer spezifischen Unternehmenskultur und extern im Aufbau eines Images, das jedem Kunden bzw. Lieferanten bekannt ist und als Wiedererkennungs- oder Qualitätszeichen gekennzeichnet werden kann.

Definition: Corporate Identity ist das Management von Identitätsprozessen einer Organisation (Herbst 1998), die Selbstdarstellung als Identifikationsmöglichkeit für die Mitarbeiter und als Unternehmensimage nach außen für die Kunden bzw. Kundenbindung.

Institutionen des Gesundheitswesens benötigen aufgrund permanent wechselnder Kunden zwar keine direkte Kundenbindung, aber sofern eine entsprechende Konkurrenz auf dem Markt unterstellt wird, können auf Dauer Mund-zu-Mund-Propaganda und Informationsangebote in den Medien mit Ausgestaltung spezifischer Präferenzen, insbesondere wenn es um Spezialbehandlungen geht, von erheblicher Bedeutung sein. Bislang werden Kundenpräferenzen immer noch unterschätzt. Derzeit werden diese Prozesse leider auch nicht freiwillig implementiert, sondern eher durch gesetzliche Modifikationen, Patientenorientierung, Patientenzufriedenheit, Einführung von DRG's, DMP's und Verpflichtung zur Einführung eines internen Qualitätsmanagements. Auch hier ist es so, dass private Anbieter aufgrund veränderter Rahmenbedingungen von Seiten des Gesetzgebers bzw. der Kostenträger bereits seit längerem diese Entwicklungen berücksichtigen und dadurch einen Vorsprung gegenüber öffentlichen Einrichtungen haben. Entwicklung eines Qualitätsmanagement-Programms setzt aber zwangsläufig auch eine systematische Selbstdarstellung voraus, die dem Kostenträger oder dem Kunden eine Übersicht des Unternehmens liefert, bzw. ihm durch Informationen zu einer Entscheidungsfindung verhelfen kann. Corporate Identity kann durch folgende Aspekte gekennzeichnet werden:

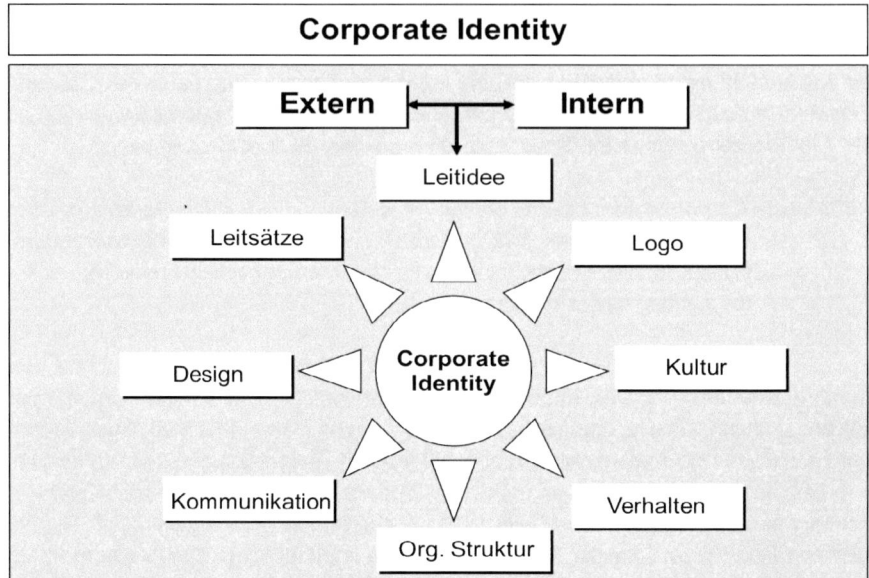

Abb. 30: Systematik der Corporate Identity

5.2.1.1 Leitidee: Patientenorientiertes Qualitätsmanagement

Da bislang die Versorgungspräferenzen primär auf den Bereich der funktionalen Versorgung lagen, die Anforderungen und Bedürfnisse der Kunden und Kostenträger sich in Richtung Qualitätsansprüche verändert haben, ist ein Umdenkungsprozess notwendig, der den Kundenbedarfen und Kundenbedürfnissen sowie den Anforderungsprofilen der Kostenträger Rechnung trägt. Das Leistungsangebot muss sich zukünftig mehr an den marktspezifischen Anforderungen orientieren, und die Versorgung des Patienten sollte sowohl den externen Qualitätsanforderungen als auch den spezifischen Informations- und Kommunikationsbedürfnissen der Patienten und der Mitarbeiter gerecht werden. Im Zentrum der Tätigkeit sollte die aktiv-motivierende und für den Gesundungsprozess wichtige aktiv-mitwirkende Versorgung stehen.

Der Versorgungsprozess beinhaltet immer auch eine ursprüngliche Integration des Patienten in den gesamten Behandlungsprozess, der wiederum einen freundlich-empathischen und auf subjektive Belange Rücksicht nehmenden Umgang von Seiten der Ärzte, Therapeuten und Pfleger voraussetzt.

Nicht die funktionalen und organisatorischen Faktoren stehen im Mittelpunkt, sondern die bedürfnisorientierten Wünschen der Patienten, deren Mitwirkung den Behandlungsprozess immer auch positiv beeinflussen kann.

Professionelles Handeln zeichnet sich dadurch aus, dass unter Berücksichtigung der subjektiven Besonderheiten, die fachlichen, kommunikativen, informativen, zeitlichen und ökonomischen Ressourcen die Genesungsprozesse der Patienten optimiert und Defizite soweit möglich verhindert werden können. Dies geschieht durch den Einsatz evidenzbasierter Diagnose- und Behandlungsstandards und einer stetigen Verbesserung der Versorgungsprozesse auf der Basis einer adäquaten Dokumentation.

Die Behandlung des ganzen Patienten und der Einsatz adäquater Mittel für seinen Heilungsprozess sind die Maßstäbe des professionellen Handelns. Dazu gehören:

- Kundenfreundlichkeit
- Informationspflicht
- Integration des P. in den Diagnoseprozess
- Partizipation des P. am Therapieprozess
- Mitentscheidung des P.
- Motivation und Mitwirkung des P.
- Integration in den Stationsablauf
- Partizipation am Pflegeprozess
- Motivation zur Selbständigkeit (Aktivierende ganzheitliche Versorgung)
- Integration und Mitentscheidung bei Serviceleistungen
- Integration und Motivation zur aktiven Mitwirkung bei der Früh-Reha
- Info über Weiterbehandlung, Verhaltensregel, Nachsorge usw.

5.2.1.2 Leitsatz (Motto)

Für Leistungsanbieter im Gesundheitsbereich mag das Motto auf den ersten Blick nicht so wichtig erscheinen, aber es besteht eben doch ein Unterschied, ob ein Krankenhaus beispielsweise das Motto "Wir sind zerfiziert" oder "Die Bedürfnisse des Patienten sind uns wichtig" oder "Wir arbeiten für den Patienten" vermittelt. Vor diesen Hintergrund ist das Motto nicht allein PR, sondern es zeigt die Prioritäten, die das Haus vermitteln will und wenn das Modell mit ‚Patientenorientiertes Qualitätsmanagement‘ gekennzeichnet ist, dann sollte auch das Motto diesem Aspekt Rechnung tragen. Für die Innen- und Aussenwirkung erweist es sich als fatal, wenn zwischen Qualitätsmodell und Leitmotiv ein Widerspruch erkennbar wird.

Beispiel: **Wir behandeln den Patienten ganzheitlich.**

5.2.1.3 Design

Mit Design bezeichnet man zunächst die Architektur des Hause insgesamt, Lichteinflüsse, Farben, Häuserstellung Raumaufteilungen usw. Daneben spielt die Infrastruktur im Sinne der Erreichbarkeit mit öffentlichen und privaten Verkehrsmitteln sowie adäquate Parkmöglichkeiten eine Rolle, aber auch die interne Infrastruktur wie übersichtliche und für jeden erkennbare Ausschilderung von Wegen zu Therapie-, Diagnose- und Verwaltungsebenen, Stationen und zentrale und/oder dezentrale Info-Center. Bislang wurde in Krankenhäusern auf die Innenarchitektur nur insofern Wert gelegt als organisatorische, fachliche und zeitliche Belange der professionellen Arbeitsabläufe betroffen waren. Eine Atmosphäre herzustellen, in der das Wohlbefinden des Patienten im Mittelpunkt steht, war selten Gegenstand der Krankenhausarchitektur. Bislang zeichnet sich die Innenarchitektur von Krankenhäusern primär durch eine kalte weiße und sterile Atmosphäre aus. Die hygienischen Anforderungen können aber auch erfüllt werden, wenn ab und zu warme Hölzer und Farben in den Krankenzimmern verwenden würde, wenn die Räumlichkeiten durch kleine Nischen und Wände wohnlich eingerichtet würden, wenn statt der Plastikstühle auch einmal Holz- oder Polstermöbel verwendet würden usw. usw. (Hier könnten die Krankenhäuser von manchen innenarchitektonischen Innovationen in Reha-Kliniken sehr viel lernen, die im Zuge der Kundenfreundlichkeit einige gravierende Veränderungen vorgenommen haben).

Die Gestaltung des Empfangsbereiches, der leider immer noch mit dem Begriff der Aufnahme gekennzeichnet wird, könnte ebenfalls separat vom allgemeinen Krankenhausbetrieb verortet werden - sofern dies überhaupt notwendig ist. Die Wartezone ist ebenfalls wenig dekorativ und bequem, so dass Wartezeiten zu erheblichen Belastung der Patienten führen.

Zum Design gehört ebenfalls die Architektur der Außenanlagen, Gestaltung der Wege und der Gartenanlage, die in einen Krankenhäusern oder Unikliniken kaum Berücksichtigung findet. Eine Cafeteria gehört an einen zentralen Ort, von dem aus man die Stationen eindeutig erreichen kann. Der Bewuchs mit Blumen, Bäumen und Sträuchern, die Bepflasterung der Spazierwege sind immer noch Stiefkinder des Klinik-Designs.

5.2.1.4 Logo

Eines der wichtigen Design-Spezifika im Rahmen der Corporate Identity ist das Logo, dass sowohl im Schriftverkehr als auch als spezifisches Erkennungszeichen der Klinik benutzt wird. Das Logo ist eines der wenigen Aspekte, das sich zwischenzeitlichen an allen Kliniken durchgesetzt hat, gleichgültig ob eine Corporate Identity oder ein Qualitätsmanagementprogramm existiert.

Beispiele:

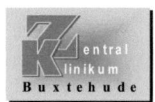 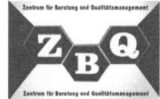

5.2.1.5 Organigramm

Zur Selbstdarstellung eines Unternehmens gehört auch immer ein Organigramm. Es zeigt den Mitarbeitern, Kunden und externen Partnern nicht nur die organisatorische Struktur, sondern vielmehr noch inwiefern eine systematische Organisationsstruktur und eine eindeutige Kompetenzverteilung vermittelt wird, inwiefern die Organisation die Standards moderner Organisationsentwicklung widerspiegelt, was für die Kostenträger besonders interessant ist, da die Verwendung von Organisationsstandards eine defizitäre Kanalisierung von personellen, temporären, fachlichen und ökonomischen Ressourcen verhindert.
Neben dem Organigramm sollte gleichwohl eine übersichtliche Darstellung des gesamten Hauses mit einzelnen Fachbereichen und Freizeiteinrichtungen dargestellt sein, so dass Organigramm und Architektur eine Einheit bilden, die als Leitsystem für Kunden, Besucher und Lieferanten eine Orientierungshilfe bieten.

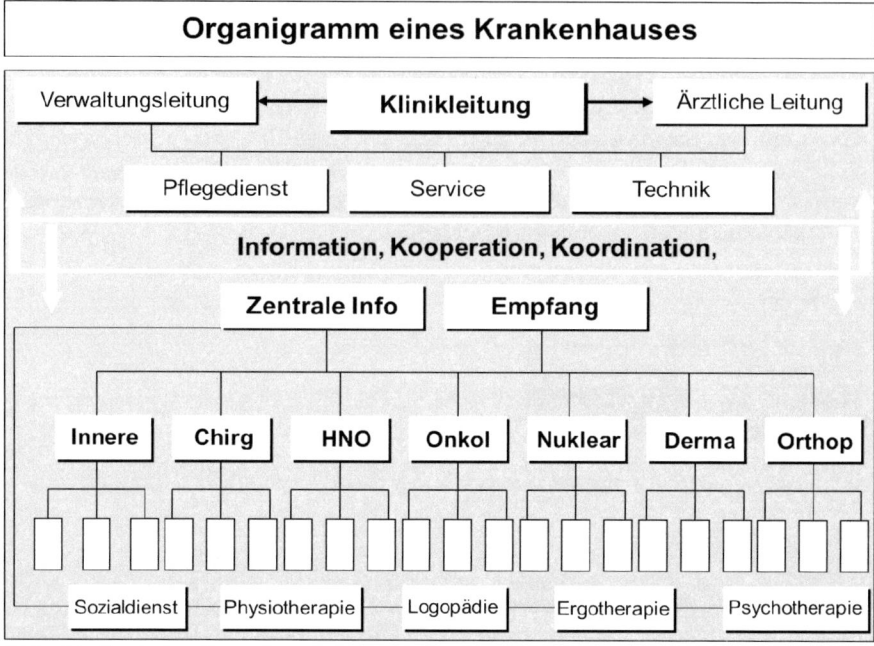

Abb. 31: Zentrales Organigramm

Eine weitere Differenzierung des Organigramms wäre in jedem Arbeitsbereich darzustellen, insbesondere auch mit den jeweiligen Personen und deren Kompetenzbe-
reichen. Das Problem für Besucher und Angehörige aber auch Mitarbeiter und Lieferanten ist eine intransparente Organisation. Auf den Stationen findet man nicht die
richtigen Ansprechpartner, selten weiß man, mit wem und welchen Kompetenzen
man konfrontiert wird, teilweise ist das Verwirrspiel so groß, dass von einem in den
anderen Funktionsbereich verwiesen wird und bei Außenstehenden sich eine völlige
Orientierungslosigkeit einstellt. Eine patientenorientierte Organisation zeichnet sich
durch einen für alle Besucher, Lieferanten, Interne und Patienten organisatorische
und kompetenzspezifische Transparenz aus. Die defizitäre Kanalisierung von personellen, fachlichen und ökonomischen Ressourcen durch falsche Information und
Delegation, durch mangelnde organisatorische Transparenz könnte durch kleine
übersichtliche Organigramme in dezentralen Organisationseinheiten beseitigt werden. Dies setzt aber voraus, dass intern nach Maßstäben der teamorientierten und
kooperativen Führung gearbeitet wird und die Funktionen sowie Kompetenzen eindeutig, d.h. explizit für jeden verbindlich und nachvollziehbar, geregelt sind. Dabei
darf die Flexibilität nicht außer Betracht gelassen werden. Wenn ein kompetenter
Fachmann nicht vor Ort ist, dann erweist es sich als sinnvoll, auch den Vertreter in
das Organigramm einzubeziehen. Gleichwohl sind diese Faktoren im Rahmen des
Personaleinsatzes zu berücksichtigen. Es nützt wenig, wenn ein Organigramm existiert, aber der Personaleinsatz unberücksichtigt lässt, dass wenigstens ein kompetenter Ansprechpartner erreichbar sein muss. Diese in der Praxis häufig feststellbare

Schere zwischen Anspruch und Wirklichkeit kann nur durch intraorganisatorische Kooperation gelöst werden.

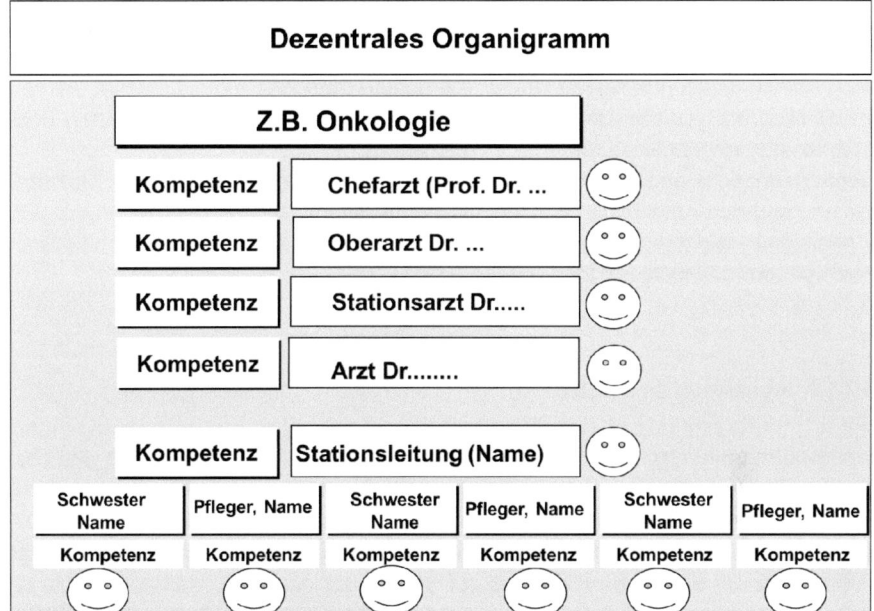

Abb. 32: Dezentrales Organigramm

5.2.1.6 Kommunikation (intern, extern)

Moderne Kommunikation zeichnet zunächst durch eine digitalisierte Datenübertragung aus, insbesondere wenn es um die spezifische fachbezogene Daten des Patienten geht. Die derzeit noch übliche "doppelte Buchführung", bei der die Patientendaten sowohl digitalisiert als auch per schriftlicher Akte dokumentiert werden, sollte der Vergangenheit angehören. Einer rein digitalisierten Patientenakte steht heute immer noch die sogenannte Chefarztvisite entgegen, da aufgrund des stationären Rundgangs, an dem Ärzte und Schwestern beteiligt sind, die EDV kaum rationell eingesetzt werden kann. Gleichwohl verhindert die derzeitige Abfassung von Arztbriefen einen adäquaten Einsatz der EDV, denn auch hier werden aufgrund der prosaartigen Abfassung zeitliche und personelle Ressourcen ineffektiv und ineffizient eingesetzt (vgl. Kutz 2001). Nur durch eine effektive und effiziente Dokumentation können diese tradierten Arbeitsstrukturen verändert werden. Man kann aber auch erkennen, dass Modifikationen in einem Bereich gleichzeitig Auswirkungen auf andere Arbeitsbereiche haben.

Vor dem Hintergrund kontinuierlicher Fallbesprechungen mit Partizipation des Patienten, werden Visiten überflüssig und nebenbei werden persönliche Daten des Patienten nicht mehr in Gegenwart Dritter diskutiert, d.h. der Datenschutz wird dadurch gestärkt.

Kontinuierliche Fallbesprechung mit dem Patienten verändern überdies die verbale Kommunikation. Im Umgang mit dem Patienten werden freundliche, höfliche und fachbezogene Kommunikationselemente eingeführt und verbale Entgleisungen und Diskreditierungen unterbleiben. Ärzte, therapeutisches und Pflegepersonal werden im Hinblick auf verbale Kommunikation geschult, was einen teamorientierten Führungsstil und gegenseitige Akzeptanz voraussetzt.

Durch freundliche und höfliche Kommunikation mit Mitarbeitern, Patienten, Lieferanten und anderen Abteilungen entsteht eine Unternehmenskultur, die allen Beteiligten – nach innen wie nach außen – vermittelt, dass die Corporate Identity auch faktisch realisiert wird und nicht nur Ideologie ist.

5.2.1.7 Interaktion (intern, extern)

Interaktion betrifft nicht nur die interne Kooperation mit Küche, Verwaltung und medizinischen Leistungsbereichen, sondern auch die Kooperation mit Vorbehandlern, von denen notwendige Informationen über den Patienten einholt werden. Dies erspart die gesamten Aufnahmemodalitäten, Wartezeiten werden vermieden, weil der Patient sich am Empfang meldet und zur Station begleitet wird. Vertragliche Modalitäten, Informations- und Aufklärungsgespräche können auf der Station sehr viel effizienter durchgeführt werden. Aufgrund der Vorbereitungsphase, stehen auch die noch durchzuführenden Untersuchungen fest und der Patient kann direkt – ohne Zeitverlust - in den Behandlungsprozess eingebunden werden. Die digitale Patientenakte bewirkt dabei eine adäquate Vorbereitungsphase des Personals auf den Patienten und zusätzliche Daten können relativ rasch eingegeben werden, ohne dass Zeitverluste durch Anamnese und überflüssige Untersuchungen eintreten. Wenn eine effektive Planung erfolgt ist, dann wissen andere beteiligten Professionen bereits vorher, wann der Patient durch sie betreut werden muss, womit die Diagnose-, Therapie-, Frühreha- und Pflegeplanungen optimiert werden können. Dadurch werden wahrscheinlich auch Liegezeiten verkürzt und die Einrichtungen des Hauses können optimal ausgelastet werden.

Eine gute digitalisierte Dokumentation (s. Kap. Dokumentation) des Behandlungsprozesses ermöglicht nicht nur einen rationellen internen Datentransfer, sondern auch einen rationellen und vollständigen Datentransfer an den behandelnden Hausarzt und Einrichtungen der Weiterbehandlung (Reha-, Pflege-, ambulante Therapieeinrichtungen usw.). Aufgrund der Diagitalisierung fallen die Arztbriefe insofern weg, als die Dokumentation nur noch entsprechend aufgearbeitet werden muss, d.h. aufgrund der Diagitalisierung der Patientenakte können Synergieeffekte genutzt werden – diktieren von Arztbriefen entfällt, diesbezüglicher Schreibdienst entfällt, hierarchischer Unterschriftenweg entfällt, da die Dokumentation bereits vom Chefarzt, Therapeuten, Stationsschwester abgezeichnet wird. Dies bewirkt eine effektive interne Kontrolle der Dokumentation über verschiedene Beteiligte -.

Durch die rationale und rationelle Nutzung der EDV in Form einer digitalisierten Patientenakte werden in unterschiedlichen Bereichen Synergieeffekte wirksam und modifizieren organisationsinterne Informations-, Kommunikations- als auch professionelle Handlungsstrukturen. Sofern auf der Ebene der Corporate Identity antizipierbare Modifikationen sichtbar werden, können sie diskutiert und bereits in der Konzeption für die unterschiedlichen Prozesse berücksichtigt werden.

5.2.2 Unternehmenskultur

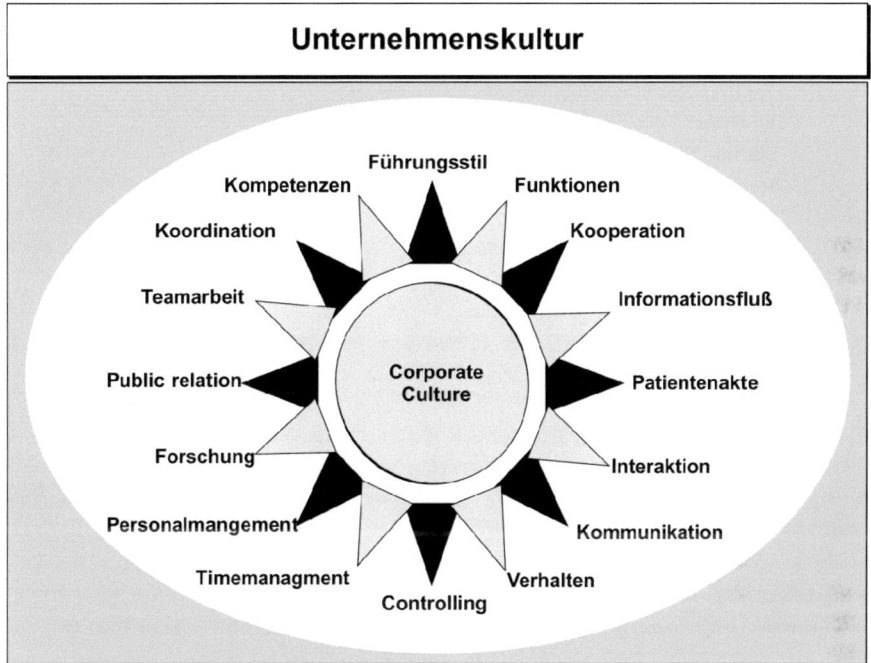

Abb. 33: Aspekte der Unternehmenskultur

Die Entwicklung der Unternehmenskultur ist nichts anderes als die Realisierung des Corporate-Identity-Konzeptes mit seinen verschiedenen Facetten.

Das Timemanagement ist dabei ein wesentlicher Aspekt für die Optimierung von professionellen Handlungsprozessen und den effektiven und effizienten Einsatz der verfügbaren Ressourcen.
Der Empfangsbereich z.B. müsste sinnvollerweise nach Patientenbedürfnissen organisiert werden und nicht allein nach Kriterien der Bettenbelegung. Zudem ist es von der Bettenbelegung her völlig unproblematisch, ob die Patienten 1-2 Stunden in der Wartezone verbringen oder ob sie von vorn herein zu unterschiedlichen Zeiten einbestellt werden. Darüber hinaus ist diese ‚Aufnahmezeremonie' – wie bereits gezeigt - überhaupt nicht notwendig. Die diesbezüglichen Daten könnten vor Aufnahmeter-

min bereits eingegeben sein und die entsprechenden Unterlagen vom Vorbehandler aufgrund der EDV-Vernetzung angefordert werden. Der Empfang beschränkt sich dann darauf, dass der Patient sich zur verabredeten Zeit bei der Information meldet und auf seine Station begleitet wird, was eine ganze Reihe von Synergieeffekten nach sich zieht.

Dabei sind folgende Faktoren zu beachten:

- Kooperative und teamorientierte Arbeitsstrukturen,
- Regelung der fachlichen Kompetenzen
- Formale Kooperation und Koordination von Maßnahmen
- Freundlicher Umgang zwischen Beteiligten
- Regelung der Ansprechpartner
- Optimierung der Prozesse
- Eruierung von Kundenbedürfnissen
- Transparenz des Behandlungsprozesses
- Kontrolle des Behandlungsprozesses
- Veröffentlichung der Ergebnisse
- Berichtswesen
- Verbesserungsmanagement
- Verantwortlicher Umgang mit fachlichen, personellen, technischen und ökonomischen Ressourcen.

Eine Unternehmenskultur durchzusetzen, die in der corporate identity durch spezifische Leitsätze expliziert wurde, stellt an das Rollenselbstverständnis der professionellen Akteure Anforderungen, die in tradierten Organisationen als unerwünschte Handlungsmuster sanktioniert wurden.
An einen Chefarzt, der es gewohnt ist, die Bedürfnisse und Wünschen von Mitarbeitern, Patienten, Angehörigen und anderen Berufsgruppen durch autoritäre Handlungsmuster und hierarchische Position zu ignorieren, werden Anforderungen gestellt, die kooperative Handlungsmuster, Kommunikationskompetenz, Empathie und flexible Reaktionsmuster präferieren, womit sich das Selbstverständnis des Chefarztes nicht mehr an seiner Position und seinem Status festmachen lässt, sondern an der Art und Weise wie er seine Kompetenzen im Interaktionskontext einbringt (von Eiff 2000).

Pflegern/Schwestern, die es gewohnt waren eher die funktionale Pflege zu präferieren, müssen im Veränderungsprozess lernen, aktivierende und motivierende Pflege zu leisten, das Wohlbefinden des Patienten wird zum Mittelpunkt des professionellen Handelns, die Kommunikationskompetenz und Empathie im Rahmen des Umgangs mit Patienten und Angehörigen verändert die professionelle Einstellung dahin, dass nicht immer der Patient Unrecht hat, sondern das auch die professionellen Handlungsstrategien defizitär sein können.

Generell führt das dazu, dass professionelle Akteure wieder lernen, ihr Handeln zu reflektieren und professionelle Arroganz zugunsten von kooperativen und integrierenden Handlungsstrategien zu modifizieren.

Der Modifikationsprozess besteht darin, aus einer Organisation mit starren unflexiblen Handlungsstrukturen eine lernende, mit flexiblen Handlungsstrukturen ausgestattete, Organisation zu realisieren. Das ist deshalb so problematisch, weil erst im veränderten Arbeitsprozess eine Identifizierung mit den neuen Zielen erfolgt, und zwar dann, wenn ein zufriedener Patient den Mitarbeitern seine Zufriedenheit vermittelt und die Mitarbeiter durch Vorgesetzte vermittelt bekommen, dass wiederum auch ihre Kompetenzen akzeptiert werden. Die Mitarbeiter müssen erleben, dass die neue Konzeption auch faktisch realisiert wird, damit neben der Patientenzufriedenheit auch die Mitarbeiterzufriedenheit wachsen kann.

5.3 Entwicklung der Prozessqualität

Die Prozessqualität beginnt nicht erst mit der Ankunft des Patienten in der Klinik, sondern die Vorbereitungsphase – Datenerhebung, Vorbehandlung, Besonderheiten – ist ein wesentlicher Bestandteil für einen geplanten Behandlungsprozess und erleichert dem Patienten die Integration in den Klinikalltag. Sofern die Vorbereitung effektiv und effizient durchgeführt wird, kann der Patient in der Klinik empfangen werden. Von der zentralen Information wird er auf die Station und in sein Zimmer begleitet und kann Fragen beantwortet bekommen. Danach lässt man ihm Zeit, seine Kleidung und seine Hygieneartikel zu ordnen und sich mit dem Pflegepersonal bekannt zu machen.

Der erste Kontakt mit dem Arzt erfolgt entweder im Kontext zu fehlenden Anamnesedaten oder im Kontext mit der Vorbereitung zur Diagnostik bzw. zur Therapie.

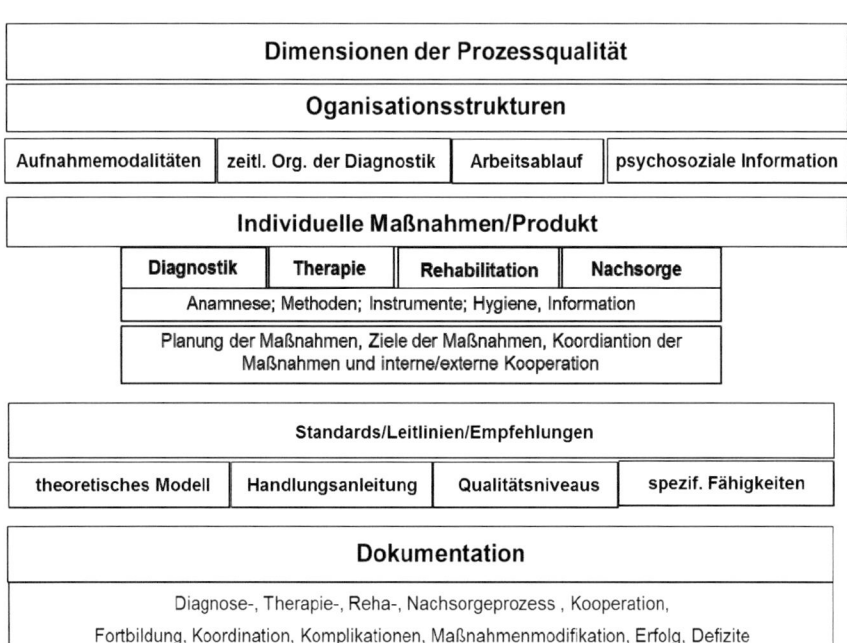

Abb. 34: Dimensionen der Prozessqualität

5.3.1 Der Diagnoseprozess (bio-psycho-soziale Diagnostik und Therapie)

Bei der Diskussion hinsichtlich der Transparenz der medizinischen Behandlungs-, Rehabilitations- und Pflegebedürftigkeit zeigt sich, dass eines der größten Probleme darin besteht, inwieweit bei der Diagnose normative (regelfallbezogene) und individuelle (einzelfallorientierte) Aspekte gewichtet und bewertet werden sollen und welche Daten normativen oder individuellen Charakter haben.

Generell wird das gesellschaftliche Leben durch Regeln (Normen) determiniert, die aufgrund von Sanktionen durchsetzbar sind und mithin der sozialen Kontrolle unterliegen. Darüber hinaus ist jedes methodisch orientierte Vorgehen durch spezifische Regeln bestimmt. Das gilt für alle Tätigkeiten.

Methodisches Vorgehen in der Medizin bezieht sich sowohl auf die naturwissenschaftlichen Aspekte als auch auf die Diagnosestellung sowie therapeutische Handlungsperspektiven.

"Regeln der Diagnostik und Therapie sind Erkenntnisse von Zusammenhängen, von Sachverhalten, die es ermöglichen, aus Beobachtungen Erwartungen abzuleiten. Eine Regel erlaubt, von einem bekannten Element (z.B. Befund) auf ein verborgenes Element (z.B. Hirnlokalisation einer Störung oder prognostisch auf eine bestimmte Krankheitsentwicklung) zu schließen." (Bochnik 1987)

Die Anwendung von Regeln ist "das systematische Absehen von Individualität durch das Ausfiltern des Gemeinsamen verschiedener Individuen (oder bei gleichen Individuen zu verschiedenen Zeiten). Sachverhalte aus ganzheitlichen Individuen müssen künstlich isoliert werden, um Zusammenhänge von Elementen und Prognosen aufzudecken.

"Von der unmittelbar erfahrbaren Realität eines bestimmten Patienten entfernen wir uns bereits, wenn wir ihn beschreiben, Begriffliches feststellen. Unterscheiden und Zuordnen reduziert die individuelle Wirklichkeit durch die Regeln unseres konventionellen Begriffsinventars und seiner semantischen Grenzziehung. Dieses Vorgehen ist mit der Versuchung verknüpft, sachlogische Verbindungen durch sprachlogische Verbindungen zu verdrängen.

Seien wir uns darüber im Klaren:

Wenn wir Befunde und Anamnesen beschreiben, haben wir durch die Weite oder Enge der Begriffe, durch Weglassen, Hervorheben oder Abschwächen ein Kunstprodukt geschaffen." (Bochnik 1987)

Als klinische Methoden gelten Beobachten, Feststellen, Unterscheiden, Schließen und Entscheiden zwischen Alternativen. Die Angemessenheit der Methoden gründet sich auf Prüfung der Genauigkeit, Nützlichkeit, Wiederholbarkeit und Zuverlässigkeit.

In der kurativen Medizin ist das Therapieziel leitend, in der Gutachtertätigkeit z.B. die angemessene Gewichtung zwischen Befund und Befinden.

5.3.1.1 Aspekte der Diagnose

Die individuelle Erkrankung wird im Rahmen des diagnostischen Prozesses der nosologischen Einheit 'Krankheit' zugeordnet. Die Diagnose bezeichnet also eine Krankheit, d.h. ein Etikett für ein Bündel von Symptomen und Befunden, definiert demzufolge aber nicht die ganze Realität der Erkrankung des betroffenen Menschen, dessen Leiden nicht nur durch Symptome und Befunde bestimmt wird, sondern vielmehr durch deren Auswirkungen auf das subjektive Befinden (Lebensqualität) und daraus resultierenden Funktionseinschränkungen und Deprivationen im sozialen Interaktionskontext.

"Jede Diagnose ist letztlich eine Differenzialdiagnose. d.h. ein Abwägen, Gewähren und Differenzieren einzelner Krankheitsbefunde und -symptome. Differentialdiagnose bedeutet also eine kritische Bewertung, die in eine allgemeine Überlegung einmünden muß und darüber Aufschluß gibt, bei welchen Krankheiten die vorliegenden Symptome und Befunde vorkommen" (Bochnik 1987). Die Differentialdiagnose ist demzufolge eine verallgemeinerte Reduktion der Symptome und Befunde, sie setzt methodisch betrachtet induktive Denkprozesse voraus und subsumiert einzelne Elemente einem spezifischen Begriff.

Für die medizinische Beurteilung sind neben der qualitativen Diagnose quantitative Aspekte von Bedeutung, um das Ausmaß der Funktionseinschränkungen und das Leistungsvermögen des Erkrankten im sozialen Interaktionskontext abzuschätzen zu können.

Bei der kritischen Bewertung der Befunde und Ergebnisse (Rehabilitations- und Pflegebedürftigkeit) stößt man immer wieder auf das Problem, dass Befunde zu schnell, das heißt ehe alle Befunde gesammelt sind, zu Syndromen und Symptomen gebündelt zusammengefasst und dass diese Syndrome dann als Diagnose ausgegeben werden, aber ohne die Grundlage, die Einzelbefunde, die zu diesen Schlussfolgerungen geführt haben, anzugeben.

Dabei ist eine kritische Bewertung nur möglich, wenn die Grundlagen der ärztlichen Schlussfolgerung, die Befunde mitgeteilt werden und nicht die Diagnosen bzw. Vermutungsdiagnosen, die ja, wie ausgeführt, abhängig vom Sachverstand ganz allgemein Ausdruck der Persönlichkeit des jeweiligen Arztes sind. Aus diesem Grunde ist es wichtig, dass die manchmal seitenlangen Befundbeschreibungen in Akten aufgeführt werden; nur diese erlauben, heterospektiv Befundänderungen zu erfassen und zu analysieren, um dann festzustellen, wann im Laufe von Jahren Veränderungen eingetreten sind. Häufig ist es auch diese Längsschnittbetrachtung, die es möglich macht, die wirkliche Diagnose zu stellen.

"Es muß daher immer wieder zu mißverständlichen oder widersprüchlichen Diagnosen kommen, wenn Befunderhebungen und Befundinterpretationen nicht streng voneinander getrennt werden."(Bochnik 1987, vgl. auch Ravens 1985)

Die Problematik von nosologischen Kategorien lässt sich verdeutlichen, wenn man sich einige Grundlagen medizinischer Diagnostik vergegenwärtigt. Von Krankheit im Sinne einer Krankheitseinheit wird gesprochen, wenn eine der folgenden Voraussetzungen erfüllt ist:

a. Gleichbleibende Krankheitsursachen, also Ätiologie; am eindeutigsten gilt dies für die Infektionskrankheiten.
    Das Krankheitsbild wird durch einen bestimmten Erreger, z. B. Mycobacteriumtuberculosis, verursacht. Dabei gestalten die besonderen Eigenschaften des Bakteriums und die Reaktionen des erkrankten Organismus, z. B. des infizierten Menschen, die Mannigfaltigkeit der Krankheitsbilder. Gleiche Erreger können daher eine Vielzahl von Symptomen und Erscheinungen verursachen. Die ganze Problematik kann hier natürlich nicht vertieft werden, es soll jedoch darauf hingewiesen werden, daß eine ätiologisch exakte Diagnose, also Tuberkulose nichts über den Schweregrad des Ausmaßes der Erkrankung aussagt. (vgl hierzu auch Weiner 1990) Das Syndrom Lungenentzündung oder Pneumonie ist also keine ätiologische Diagnose und bedarf einer weiteren Abklärung, um eine sichere Aussage über Prognose und Verlauf machen zu können.

b. Krankheit kann aber auch durch eine einheitliche Krankheitsentwicklung und -entstehung beschrieben werden, also durch die Pathogenese, denn bei unserem heutigen Wissensstand ist es nicht immer möglich, die Ursache einer Krankheitseinheit zu definieren. In vielen Fällen ist daher eine einheitliche Krankheitsentstehung und -entwicklung ausreichend für die Definition einer Krankheitseinheit, als Beispiel können Bluthochdruckerkrankungen und Arteriosklerose genannt werden. Während bei diesen Erkrankungen ätiologische Faktoren unbekannt sind, zeichnet sich bei den einzelnen Krankheiten doch eine einheitliche Krankheitsentwicklung ab, die therapeutische und prognostische Schlüsse zulassen. (vgl. Bochnik 1987)

Die Diagnosestellung selbst stützt sich auf drei Säulen:

- auf die Krankengeschichte, die sog. Anamnese,
- auf die Untersuchungsbefunde, zu denen hier bereits ausführlich Stellung genommen wurde und
- auf die Verlaufsbeobachtung, der eine ganz besondere Bedeutung zukommt.

Zu Unrecht wird in der heutigen Medizin der Verlaufsbeobachtung im allgemeinen ein zu geringes Gewicht beigemessen. Dabei muß man sich im Verlaufe der Ableitung einer Diagnose immer wieder klar machen, daß die Primärdiagnosen meistens vorläufige oder Vermutungsdiagnosen sind, die einer weiteren ätiologischen, pathogenetischen oder pathologisch-genetischen Abklärung bedürfen. Es handelt sich meist um Verdachtsdiagnosen. Eine solche Verdachtsdiagnose muss also immer wieder kritisch in Bezug auf die Richtigkeit durch neue Befunde und Interpretationen abgesichert werden. Die Diagnose ist daher immer vorläufig, das differential-diagnostische Denken ein Prozess, der den ganzen Krankheitsverlauf bis zur Heilung begleitet. Diese Darstellung macht deutlich, dass Krankheiten eine zeitliche Dimension haben, ein Gesichtspunkt, der für die sozialgerichtliche Beurteilung ebenfalls von großer Bedeutung ist. (vgl. Ravens 1985)

Medizinische Befunde sind die Ergebnisse einer ärztlichen Untersuchung. Es kann sich dabei um die Ergebnisse körperlicher Untersuchungen handeln, diese sind abhängig vom Sachverstand und von der Sorgfalt des Untersuchers. Es handelt sich also um relativ subjektive Feststellungen. Medinzinische Befunde sind aber auch sog. medizinisch-technische Messdaten. Diese wiederum sind abhängig von der technischen Zuverlässigkeit der benutzten Geräte, d.h. bei medizinischen Befunden handelt es sich nicht nur um objektive Daten. Nur durch Abwägung mit anderen Befunden und durch eine kritische Wertung kann abgeschätzt werden, welche Bedeutung eine Diagnose hat.

Die medizinischen Befunde sind die Bausteine der Diagnose, sie erlauben darüber hinaus die Abschätzung der Prognose. Für die Rehabilitation z. B. ist von besonderer Bedeutung, dass medizinische Befunde auch eine Abschätzung der Leistungseinschränkung des Kranken erlauben. Es genügt nicht, ärztliche Diagnosen anzuführen, denn die Diagnosen sind mehr oder weniger subjektive Interpretationen der medizinischen Befunde.
Die Ergebnisse einer körperlichen Untersuchung sind medizinische Befunde. Sie sind das individuelle Ergebnis des Untersuchers, abhängig von seiner Sorgfalt und von seinem Sachverstand. In der Regel werden Normabweichungen mitgeteilt, aber häufig auch Normalbefunde, also Befunde, denen der Untersucher bei der körperlichen Untersuchung keine Normabweichungen feststellen konnte. Dies setzt stillschweigend voraus, dass die Norm eine allbekannte Größe ist. Das ist aber durchaus nicht der Fall. Körperliche Untersuchungsbefunde beinhalten also ein hohes Maß an Subjektivität.

Die Sorgfalt und Intensität der Auswertung der <u>technischen Befunde</u> hängen wiederum ab von der Fragestellung an den Befunder und natürlich auch von dessen Sachverstand. Auch die medizinischen Befunde aufgrund technischer Untersuchungen sind also nicht so objektiv wie allgemein angenommen wird, sondern ihre Bewertung ist abhängig von zusätzlichen Befundkonstellationen. Auch können technische Befunde häufig erst sachgerecht im Zusammenhang mit einer körperlichen Untersuchung, vor allen Dingen mit den Krankheitssymptomen des Patienten interpretiert werden.

"Eine wichtige Ursache für Fehlinterpretationen sind vorgefaßte Meinungen oder die Benutzung umrissener medizinischer Befunde, die von dem Patienten vorgetragen und vom Arzt bloß akzeptiert werden.
Fehlbewertungen und Fehldiagnosen von Seiten des Arztes sind meistens durch mangelnde Fachkenntnisse, mangelnde Verfügbarkeit von vorhandenem Wissen und besonders durch ungebührende Untersuchungstechniken zu erklären. Darüber hinaus sind ungebührende Urteilsbildungen infolge vorgefaßter Meinungen, mangelnder Fähigkeit zu konstruktivem Denken und Mangel an diagnostischer Phantasie aufzuführen. Diese Aufstellung soll zeigen, daß neben Sachverstand auch der Charakter und die Persönlichkeit des Arztes bei der Diagnosebildung eine nicht zu unterschätzende Rolle spielen." (Ravens1985)

5.3.1.2 Interaktion

Die Interaktion selbst ist geprägt durch verbale und nonverbale Ausdrucksmittel, sei es in Form bewusst-intentionaler Sinnstrukturen, sei es in Form strategischer Handlungen, sei es in Form latenter Sinnstrukturen oder sei es in Form von Angemessenheitsurteilen, die jeweils spezifische Merkmale der Personen ansprechen, zu unterschiedlichen Merkmalsausprägungen (Eindrücke) und Interpretationen führen. Da die Interagierenden apriori keinen Konsens ihrer verwendeten Symbole herbeiführen, können Fehlinterpretationen zu erheblichen Interaktionsstörungen oder bei der Begutachtung zu Fehlentscheidungen führen. Beispielsweise kann der nonverbale Ausdruck (Mimik, Gestik, Körperhaltung, Tonlage usw.) völlig konträr zur verbalen Aussage stehen wie etwa Wallbott und Scherer 1976/1984 eindeutig aufzeigen, andererseits kann die Interpretation eines Ausdrucksmittels (Eindruck) zu fehlerhaften Schlussfolgerungen führen. Untersuchungen in diesem Bereich insbesondere mit Ärzten und Psychologen, zeigen eindeutig, dass der Eindruck, den ein Mensch (auch ein professioneller) von einem anderen hat, nicht objektiv ist, sondern nur die subjektive Interpretation eines selektierten Ausdrucks. Darüber hinaus spielen implizite Persönlichkeitstheorien und die selektive Perzeption der Interagierenden eine ganz entscheidende Rolle.

5.3.1.3 Kommunikation

Ein zweiter Aspekt, der bei der unmittelbaren Interaktion von erheblicher Bedeutung ist, betrifft die verbalen Ausdrucksmöglichkeiten der Betroffenen.
Die verbale Fähigkeit, Präzision, Differenziertheit variiert schicht- und gruppenspezifisch genauso wie die Verwendung spezifischer Sinn- und Bedeutungsinhalte sprachlicher Symbole; denn auch sprachliche Symbole sind vieldeutig. Die Patienten mit ihrer Alltagssprache steht ein Arzt, Pfleger oder Therapeuten gegenüber, der sowohl eine andere Alltagssprache als auch zusätzlich noch die medizinische Fachsprache verwendet, was zum verbalen Kontrollverlust beim Patienten führen kann. Zum Teil sind die Patienten gar nicht fähig, ihre Symptomatik oder ihr Befinden hinreichend zu verbalisieren, was eine weitere Komplikation bedeuten könnte.

Bei der Diagnose geschieht konkret folgendes:
Der Arzt interpretiert die alltagssprachlichen Symbole Betroffenen zunächst in seine Alltagssprache (Versuch der Verständigung), dann übersetzt er diese Interpretationen in eine medizinische Fachsprache (funktionelle Anforderung), d.h. präzise ausgedrückt findet auf der Diagnoseebene bereits eine doppelte Interpretation der verbalen Äußerungen des Patienten statt, worauf und das ist entscheidend, der Betroffene selbst überhaupt keinen Einfluss hat; denn über die Sinn- und Bedeutungsinterpretation sowie Selektion und Gewichtung entscheidet allein der Arzt, Pfleger, Gutachter oder Therapeut, ohne dass ein intersubjektiver Konsens hergestellt worden ist.

5.3.1.4 Leistungsfähigkeit

Leistungsfähigkeit eines Menschen lässt sich kaum definieren, weil eine Vielzahl von physikalischen, psychologischen und physiologischen Gesichtspunkten einfließen.
Eine Leistungsbeurteilung des Körpers z. B. mittels erbrachter Zahlen hat nur eine sehr beschränkte Aussagefähigkeit bei kranken Menschen. (Bochnik 1987)
Die Ergometrie gilt als Standardmethode, um eine Beeinträchtigung der Sauerstoffversorgung des Herzmuskels zu objektivieren, sie ist aber deutlich weniger geeignet, die Leistungsfähigkeit eines Menschen für verschiedene Belastungen zu testen. Dies wird besonders dann deutlich, wenn es darum geht, das Ausmaß einer Herzmuskelinsuffizienz nicht durch klinische Symptome, sondern durch erbrachte Wattleistungen zu charakterisieren. (Ravens 1985)
Aus internistischer Sicht geht es häufig darum, die Einschränkung der Leistungsfähigkeit infolge von Herz- und Kreislauferkrankungen zu definieren.
Dabei wird eine Einteilung nach entsprechenden Wattleistungen, die erbracht werden, vorgenommen. Eine solche Definition erleichtert sicher die Zuordnung mittelschwerer und schwerer Arbeit entsprechend einer bestimmten Wattleistung. Diese Einteilung kann aber kaum etwas über die Leistungsfähigkeit eines Menschen aussagen. Insbesondere wenn man bedenkt, dass die Wattzahlen nur auf bestimmten Geräten erbracht werden können.

Die gemessenen Wattzahlen spiegeln daher häufig eher die Anpassungsfähigkeit eines Menschen an das Messgerät als die objektive Leistung wider.

Ein besonders schwerwiegender Einwand geht dahin, dass die Testung des Herz-Kreislaufsystems entsprechend der erbrachten Wattleistung voraussetzt, dass alle übrigen Organe nicht beeinträchtigt sind.

Dies ist jedoch häufig nicht der Fall, und es ist dann sehr schwierig herauszufinden, inwieweit die Beeinträchtigung des Leistungsvermögens auf Lungen-, Skelett- oder Bluterkrankungen unabhängig von Herz- und Kreislauffunktionsstörungen betrachtet werden kann.

Ein häufig zu beobachtender Fehler bei der Diagnostik bzw. der sozialmedizinischen Begutachtung ist, dass subjektive Beschwerden und objektive Befunde nicht miteinander in Einklang gebracht werden. Die häufigen Begriffe Bluthochdruck, Hypertonus, auch als Krankheitsbezeichnung Hypertonie, werden leider nicht selten synonym benutzt. Die Hypertonie ist eine pathogenetische Einheit. Man versteht darunter definitionsgemäß eine Erkrankung, bei der bei mehrfachen Messungen über einen längeren Zeitraum Blutdruckwerte über 160-95 mm Hg gemessen werden. Dabei entwickeln sich typische Veränderungen des Herzens, die sich mit der Herzstromkurve und im Röntgenbild des Herzens demonstrieren lassen. Als Folgeerscheinung dieser Erkrankung treten Änderungen im Bereich der Gefäße auf, die sich besonders eindrucksvoll am Augenhintergrund betrachten lassen.

Die Beurteilung des Schweregrades einer Hypertonie ist daher anhand eines einmaligen Blutdruckwertes nicht oder kaum durchführbar, sondern es handelt sich um eine Erkrankung die im Laufe der Zeit charakteristische Folgeerscheinungen entwickelt, die das Ausmaß der Krankheit charakterisieren. In diesem Zusammenhang muss das Problem des sog. labilen Hypertonus, also eine Blutdruckerhöhung mit wechselnden Blutdruckwerten angesprochen werden. Früher wurde der labile Hypertonus als Frühform der Hypertonie angesehen, heute weiß man, dass dies nur selten der Fall ist. Wechselnde Blutdruckerhöhungen sind stark von persönlichen und emotionalen Faktoren abhängig. Dabei ist auch der Einfluss der persönlichen Lebensweise von nicht zu unterschätzender Bedeutung.

Wenn z. B. über viele Jahre in den jeweiligen Untersuchungssituationen erhöhte Blutdruckwerte gemessen werden, aber Folgeerscheinungen nicht nachgewiesen werden können, dann kann man mit großer Wahrscheinlichkeit davon ausgehen, dass es sich nicht um eine Hypertonie handelt.

Andererseits kommt es auch vor, dass chronisch leicht erhöhte Blutdruckwerte bei der pathogenetischen Betrachtung nicht ausreichend berücksichtigt werden. Dies ist besonders wichtig, da ein erhöhter Blutdruckwert ein wesentlicher pathogenetischer Faktor bei der Arteriosklerose ist. (vgl. Ravens 1985)

Vor diesem Hintergrund wird einerseits deutlich, dass die Bestimmung der Leistungsfähigkeit (positives und negatives Leistungsbild) den Arzt vor immense Probleme stellt, andererseits zeigt sich aber auch, dass eine quantitative Beurteilung des Leistungsvermögens allein problematisch zu sein scheint, insbesondere wenn es um chronische und multimorbide Krankheitsphänomene geht. Die Beurteilung des Leistungsvermögens eines Menschen basiert zunächst auf den durch Krankheit determi-

nierten Funktionseinschränkungen im somatischen, psychischen, mentalen und sozialen Bereich, so dass erst eine Kontextanalyse der einzelnen Aspekte eine Beurteilung nach bestem Wissen und nach den Regeln der Wahrscheinlichkeit ermöglicht,
d.h. konkret: die ärztliche Beurteilung kann als Angemessenheitsurteil unter Bedingungen der Verhältnismäßigkeit der Mittel bezeichnet werden. Sie ist keine - wie
Großpietsch und Bochnik andeuten - "Wahrheitssuche" oder "Wahrheitsfindung".
Die Wahrheitssuche wäre ein philosophisches Problem, das Angemessenheitsurteil
präsupponiert bewusste Entscheidung auf der Grundlage von Informationen, die angemessen, d.h. nach den gegenwärtigen Stand der wissensschaftlichen Erkenntnisse, bewertet und gewichtet werden.

5.3.1.5 Schweregrad der Krankheit

Betrachtet man beispielsweise die Schweregradbestimmung des VDR-Projektes von
1986, so trifft man unvermutet auf das Problem einer genuin krankheitsspezifischen
Schweregradeinteilung. Es stellt sich die Frage, welche Bedeutung die Schweregradbestimmung überhaupt hat. Wird sie allein durch die Krankheit bestimmt, oder ist
sie im logischen Prozess der Diagnostik Folge der Kontextanalyse der vorliegenden
Informationen. Wenn die Schweregradbestimmung quasi als Basis für die Entscheidung über die Behandlungs-, Rehabilitations- und Pflegebedürftigkeit genutzt werden
soll, dann dürfte sie sich nicht allein auf die krankheitsspezifischen Daten stützen,
sondern müsste vielmehr aus der Leistungsbeurteilung extrahiert werden. Wenn die
Schweregradbestimmung den Grad der Leistungsfähigkeit im sozialen Interaktionskontext kennzeichnen soll, dann wäre es in der Tat logisch, dass aus dem Vorliegen
eines bestimmten Schweregrades die Therapieentscheidung, die erhebliche Gefährdung oder auch der Grad der Minderung der Erwerbs-/Berufsfähigkeit und der
Schweregrad der Pflegebedürftigkeit ableitbar wäre. Das würde aber voraussetzen,
dass die Schweregradbestimmung sich explizit an der Leistungsbeurteilung orientiert.
Einschlägigen Artikeln (Wille, Kertzendorf, VDR) ist aber zu entnehmen, dass die
Schweregradbestimmung sich primär an der Diagnose orientiert, was insbesondere
auch die TNM-Klassifikation in der Onkologie belegt.
Das Problem bleibt letztendlich bestehen: Ist die Schweregradbestimmung notwendig für die Entscheidung über adäquates therapeutisches Vorgehen, die erheblichen
Gefährdung oder Minderung der Erwerbsfähigkeit oder das Ausmaß der Pflegebedürftigkeit, dann müsste sie primär auf der Kontextanalyse der impairments, disabilities und handicaps (vgl. Reha, ICF) basieren, oder ist sie ein reine krankheitsspezifische Kategorie, dann wäre die Folgerung auf Therapieerfolg, Rehabilitations- oder
Pflegeerfolg problematisch, da nur rein somatische Kategorien berücksichtigt würden.

5.3.1.6 Individuelle Besonderheiten

Wenn die Individualität auch das unvermeidliche Element jeder Diagnostik, Therapie und Begutachtung ist, so ist ihre Erfassung doch schwierig und letzten Endes immer nur begrenzt möglich.

Methodisch gesehen müssen wir auf individualisierend-historische Methoden anwenden. Die Anamnese, der Lebenslauf, einschließlich der Sichtweise und Bewertungen des Patienten, und seine Umgebung (sozialer Interaktionskontext) müssen dargestellt werden. ....

Die Voraussage individueller Entwicklung in diesem Sinne ist nie richtig oder falsch, sondern nach den erkenntnisorientierten Regeln wahrscheinlich. (Bochnik 1987)

Trotz aller Imponderabilien, die den medizinischen Entscheidungsprozess beeinflussen, können doch einige Anhaltspunkte herauskristalliert werden, die eine Eruierung der individuellen Besonderheiten aproximativ ermöglichen.

Befunden unterstellt man allgemein objektiveren Charakter als den individuellen Beiträgen des Patienten, obwohl wie oben deutlich gemacht wurde, auch Befunden und Befundinterpretationen, seien es körperliche oder technische Befunde, ein subjektiver Aspekt des Untersuchers unterliegt. Präsupponiert man stillschweigend, dass Befunde objektiveren Charakter haben, so stellt sich zwangsläufig die Frage, welche Methoden der Wahl die individuellen Besonderheiten erfassen können.

Dabei ist zunächst die Anamnese zu nennen, bei der das Subjekt Symptome, Schmerzen, Krankheits- und Therapieverlauf verbalisiert. Schließt man die Biographie des Subjekts ein - wie von Bochnik gefordert - so erhält man eine, wenn auch lückenhafte Lebensgeschichte des Subjektes, aus der sich Persönlichkeitsmerkmale und spezifische Verhaltens- und Handlungsstrategien im Interaktionskontext extrahieren lassen. Erhebt man darüber hinaus eine detaillierte Arbeitsplatzbeschreibung mit entsprechenden Anforderungen des Arbeitsplatzes an die psychischen, mentalen, kognitiven und körperlichen Fähigkeiten, dann verdichtet sich das Bild über einen Menschen weiter. Die Ermittlung der spezifischen Familiensituation, der gegenwärtigen psychosozialen Belastungen, kritischen Lebensereignisse und Bewältigungsstrategien rundet dieses Bild ab und bietet Möglichkeiten für ganz spezifische Therapien, Reha-Maßnahmen oder Klinikzuweisungen. Daneben wird man nicht umhin können, auch die durch die Funktionseinschränkungen verursachten psychosozialen Behinderungen im alltäglichen Leben zu erfassen. Dazu gehört gleichwohl, dass die subjektiven Krankheitstheorien des Patienten erhoben werden. (dies hätte zunächst zur Folge, dass Kundenprobleme bereits auf der Anamnesestufe erfasst werden)

Barth und Koch z.B. zeigen, dass ein Kranker eine Reha-Maßnahme nur dann in Betracht zieht, wenn er selbst seine Krankheit noch für therapierbar hält, was Auswirkungen auf die Reha-Motivation insbesondere im Bereich chronischer Erkrankungen hat. Ist er in den letzten 12 Monaten länger als 50 Tage arbeitsunfähig gewesen, dann verspricht er sich von einer Reha-Maßnahme keine wesentliche Veränderung seines Krankheitszustandes.

Bei diesen Daten handelt es sich um genuin subjektive Besonderheiten, die beim Betroffenen ohne große Schwierigkeiten erhoben werden können. Diesen individuellen Besonderheiten wird gerade dadurch Rechnung getragen, dass sie beim Patienten erhoben werden. Schaltet man andere Stellen oder Institutionen ein, um eine vermeidlich höhere Objektivität zu gewährleisten, dann entfernt man sich letztendlich doch wiederum von den individuellen Besonderheiten. Aspekte dieser Art gewinnen nicht deshalb an Verlässlichkeit, weil sie durch Dritte erhoben werden, sondern vielmehr dadurch, dass nur das betroffene Individuum selbst seine spezifischen Besonderheiten darstellen kann.

Auch die Art der Verbalisierung, die Tonisierung, die Sprechpausen, die Differenziertheit, Präzision und Ausdrucksfähigkeit können genutzt werden, bestimmte Aspekte (kognitive Bewältigungsstrategien, latente Copingstrategien, Symptom- und Verlaufsdarstellung usw.) zu eruieren, ganz zu schwiegen von Mimik, Gestik und Gebärdensprache. Dabei kommt es aber darauf an, die latente Sinnstrukturen der Interaktion nicht zu interpretieren, sondern auf diese mit entsprechenden aufklärenden Fragen zu reagieren. Vokabeln wie 'demonstrative Leidenshaltung' oder 'ängstlich getönte Selbstbeobachtung' können nicht erschlossen, sondern müssen eruiert und belegt werde.

5.3.1.7 Psychosoziale Belastungen/Anforderungen

Im Rahmen der psychosozialen Belastung wäre es sinnvoll, zwischen einigen übergeordneten Aspekten zu differenzieren. Psychosoziale Belastung als allgemeiner Begriff impliziert primär, dass das Subjekt den spezifischen Anforderungen in Familie, Beruf und Freizeit nicht oder nicht mehr gewachsen ist. Demnach muss unterschieden werden zwischen Belastungen, die erst durch die Krankheit entstanden sind und denen, die auch ohne die Krankheitsbedingungen existieren, d.h. es spielen auch Interdependenzen zwischen Krankheit und sozialem Interaktionskontext eine entscheidende Rolle. Konflikte am Arbeitsplatz beispielsweise haben für denjenigen, der über ein hohes Konfliktlösungspotential verfügt weniger belastende Aspekte als für denjenigen, der wenige oder keine Konfliktlösungsmuster verfügbar hat. Darüber hinaus kommt es wahrscheinlich auf die Art der Konflikte an, ob nämlich vorwiegend latente Konflikte beobachtbar sind oder bewusste.
Daneben müsste man sicherlich zwischen den Krankheitsstadien unterscheiden, wenn beispielsweise die Exazerbation der chronischen Krankheit noch nicht sehr lange zurückliegt, ergeben sich zwangsläufig andere psychosoziale Belastungen als in einem längerfristigen Krankheitsstadium, wo etwa der Anpassungsprozess an die Krankheit und die diesbezüglichen Umstellungen bereits erfolgt sind.
Konflikte am Arbeitsplatz und berufliche Überforderungen können sowohl mit Überstunden als auch mit persönlichem Ehrgeiz in Verbindung stehen, d.h. es können berufsinterne Bedingungen oder Persönlichkeitsmerkmale von Bedeutung sein.

Bei eigener chronischer Erkrankung bewirken Krankheiten des Partners oder anderer Familienmitglieder ein wesentlich höheres Belastungspotenzial, das selbstverständlich auch wiederum von familiären Bewältigungsstrategien beeinflusst wird, aber sicherlich einen wesentlichen Einfluss auf das subjektive Befinden ausübt.

Die Wohnverhältnisse beispielsweise sind gerade bei unteren Schichten von besonderer Bedeutung, bei einem Subjekt, das im Schichtdienst arbeitet und in der Wohnung keinen geeigneten Raum zur Erholung hat, müssen die Wohnverhältnisse ganz anders bewertet werden als bei jemandem, der normal acht Stunden arbeitet, ganz zu schweigen von der Anzahl der Personen, die in einem Haushalt leben.

Die kritischen Lebensereignisse (life events)(Filipp) werden in der Literatur einerseits als mögliches Ereignis, dass die Exazerbation von Krankheiten beeinflusst diskutiert und anderseits ist die Exazerbation einer Krankheit (Krebs) selbst ein kritisches Lebensereignis. Aufgrund der unterschiedlichen subjektiven Bedeutung und Interpretation von kritischen Lebensereignissen lassen sich differenzierte Auswirkungen gerade im psychosozialen Bereich kennzeichnen, die sowohl den somatischen als auch den psychischen Zustand einer Person erheblich modifizieren können.

5.4 Prognosen (Krankheits- Rehabilitations- und Pflegeprognose)

"Im medizinisch-ärztlichen Bereich versteht man unter Prognose die Vorhersage eines Krankheitsverlaufes." (Waller;Bross-Bach 1990) Eine medizinische Prognose hat also generell den Sinn, einem Patienten mit Hilfe von Wahrscheinlichkeitsaussagen mitzuteilen, unter welchen Bedingungen sich in Zukunft eine Krankheit entwickelt. "Nach Röding kann die Prognose in der modernen Medizin definiert werden als eine mit wissenschaftlichen Methoden aufgrund wissenschaftlicher Kenntnisse getroffene Wahrscheinlichkeitsaussage aus der Verknüpfung eines Bedingungskomplexes zu einem gegenwärtigen Zeitpunkt t0 mit einem Zustand oder Bedingungskomples zu einem zukünftigen Zeitpunkt t1." Die Validität der medizinischen Prognostik hängt aber mithin ab von der Stichprobengrösse, Beachtung zahlreicher, gleichartig verlaufender, geeigneter Merkmale und Bedingungskomplexe. "Nach Überla müssen wir unterscheiden zwischen einer kausalen Prognostik, die sich auf logisch begründbare, kausal zusammenhängende Sachverhalte bezieht - und nur selten vorliegt -, und einer empirisch-statistischen Prognostik, die in der Medizin in erster Linie angewendet wird und ihre größte Sicherheit in kollektiven Aussagen besitzt." (Waller; Bross-Bach 1990) Die Prognose gilt für nosologische Kategorie, bei der spezifische Merkmale vorliegen, die eine Verallgemeinerung gestatten, die Prognose kann in sofern nur für allgemeingültige Merkmale einer Krankheitseinheit zutreffen." Als nosologische Prognose liegt ihre Bedeutung in der Verlaufsvorhersage von Krankheitsentitäten und ihren Komplikationen, für die Entscheidung über den Einsatz von Therapieverfahren unter Abschätzung ihrer Risiken, die Einführung neuer Therapiekontrollen..., aber auch im gesundheitspolitischen Bereich. Die Prognose hat hierbei nicht nur den zeitlichen Rahmen, sondern auch das Ziel ihrer Aussage zu berücksichtigen.

Wir müssen unterscheiden zwischen kurz-, mittel- und langfristigen Prognosen und präzisieren, ob sie für das **Überleben** - Prognose quoad vitam -, für die **Wiederher-**

stellung - Prognose quoad restitutionem - oder für die **vollständige Heilung** - Prognose quoad sanationem - gelten soll." (Waller; Bross-Bach 1990)

Zusammenfassend kann man Bochnik zustimmen, dass zu den wichtigsten Leistungen medizinischer Regeln ihre prognostische Potenz gehört. Die Prognose einer Entwicklung ist dabei umso sicherer

- je weniger individuelle Einflüsse wirken,
- je stärker regelhafte Vorgänge sind,
- je weniger Faktoren die Entwicklung bestimmen,
- je weniger Zufallseinflüsse wirksam werden können,
- je kürzer der Prognosezeitraum ist.

Umgekehrt ist die Prognose einer Entwicklung umso unsicherer

- je stärker individuelle Einflüsse wirken,
- je schwächer regelhafte Vorgänge mitwirken,
- je mehr Faktoren die Entwicklung bestimmen,
- je stärker Zufallseinflüsse einwirken,
- und je länger der Prognosezeitraum ist.

Wenn also die Anwendung von Regeln und Normen bereits bei Diagnostik und Prognostik klar erkennbar sind, im Rahmen der Interpretation von Anamnesen ein subjektiver Faktor des Arztes/Gutachters /Prüfarztes zum Tragen kommt, dann wird die These, dass der medizinische Entscheidungsprozess vorwiegend durch regelorientiertes Vorgehen bestimmt werden sollte nochmals unterstützt.

Waller und Bross-Bach (1990) weisen explizit daraufhin, dass "im Interesse einer gleichartigen Behandlung aller Betroffenen der Arzt hier nur die formalisierte, d.h. nosologische Prognose zugrunde legen kann. Sein Ermessensspielraum zur Individualisierung der Prognose ist nicht nur gesetzlich eingeschränkt, sondern sie wäre eine Fehlinterpretation von statistischen Wahrscheinlichkeiten, die sich am arithmetischen Mittel rsp. am Median orientieren, insofern sollte der Mediziner eine individuelle Prognose vermeiden.

Ein großes Gewicht hat die Prognose bei der Verordnung von Kur- und Rehabilitationsmaßnahmen. Hier hat der Arzt vor allem die prognostische Beurteilung der Wirksamkeit der beabsichtigten Maßnahme zu berücksichtigen."

■ Die prognostische Potenz im Rahmen der **kurativen Behandlung** kann dann als Wahrscheinlichkeitsaussage unter der Voraussetzung valider Standards über den Erfolg der angewandten Therapien zu einer terminierten Wiederherstellung der Gesundheit verstanden werden.

■ Im Rahmen **palliativer Behandlungsansätze muss die Prognose** eine Wahrscheinlichkeitsaussage unter Berücksichtigung allgemeingültiger Kriterien zur Überlebenszeit im Hinblick auf den Erfolg der angewandten Thera-

pien, vermittelten Verhaltensweisen und Nachsorge im Kontext zur Lebensqualität des Patienten machen können.

■   Betrachtet man vor diesem Hintergrund die prognostische Potenz im sozialmedizinischen Entscheidungsprozess, so lässt sich konstatieren, dass die
Reha-Prognose eine Wahrscheinlichkeitsaussage darüber sein müsste,
dass die intendierte Reha-Maßnahme unter der Voraussetzung allgemeingültiger Standards und nach dem Stand gegenwärtiger wissenschaftlicher
Erkenntnisse eine Besserung oder Wiederherstellung der erheblich gefährdeten oder geminderten Erwerbsfähigkeit oder die Kompensation geminderter Funktionen und Fähigkeiten ermöglicht.

■   Die **Pflegeprognose** muss eine Wahrscheinlichkeitsaussage unter Berücksichtigung allgemeingültiger Standards über ein mindestens 6monatige Pflegebedürftigkeit und den Erfolg der Therapiemöglichkeiten zur Verbesserung
der Aktivitäten des täglichen Lebens (ADL) beinhalten.

Der Sinn einer therapieorientierten bio-psycho-sozialen Diagnostik besteht darin, die
Aspekte zu verdeutlichen, die in Standards fixiert werden sollten, um gerade auch
den Patienten bzw. die Bedürfnisse und möglicherweise Ängste in die Standards zu
integrieren, was in den bislang vorliegenden "Leitlinien" nicht berücksichtigt wird. Patientenbedürfnisse und –ängste in Standards zu integrieren, ist Ausdruck des pati-
enenorientierten QM.
Angesprochene Probleme im Diagnoseprozess lassen sich auch dadurch vermeiden,
dass ein interdisziplinäres Team, ein sogenanntes Patienten-Asessment, Fallbesprechungen durchführt.

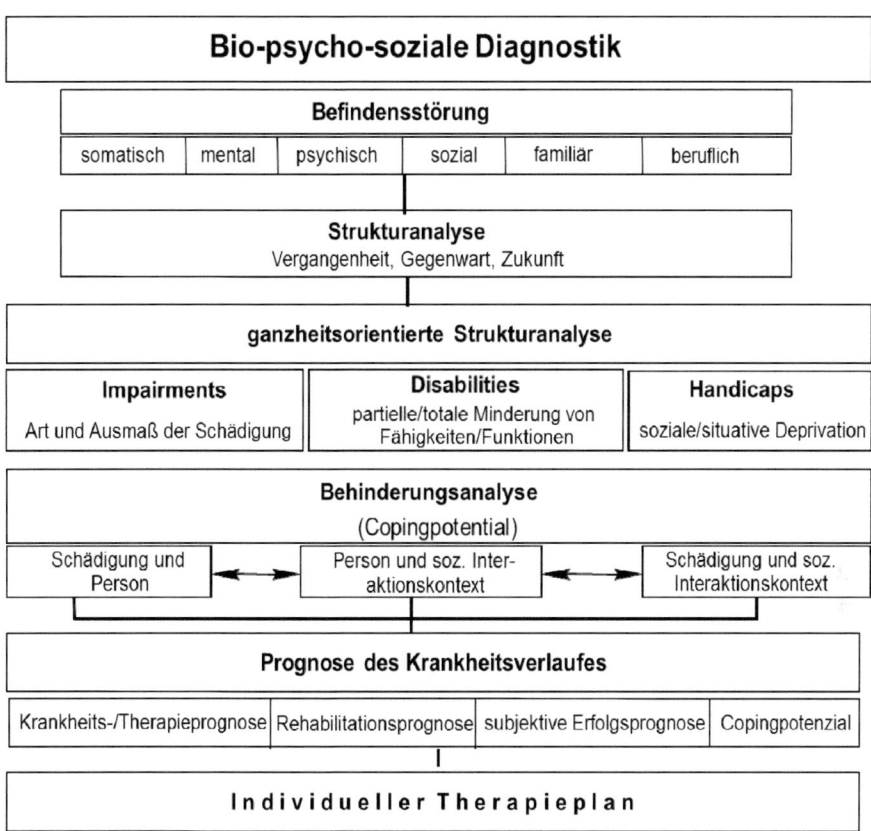

Abb. 35: Therapieorientierte bio-psycho-soziale Diagnostik (vgl. Bochnik 1987)

5.5 Entwicklung von Standards

"Angesichts der durch die Versorgungsforschung aufgezeigten Probleme einer un-
zureichenden Rezeption und Umsetzung wissenschaftlicher Evidenz in die Routi-
neversorgung und angesichts der kaum mehr zu überblickenden Fülle medizinischer Informationen stellt die evidenzbasierte Medizin aus der Sicht des Rates
eine dringend notwendige und zeitgemäße Form eines kritischen, effizienten und
anwendungsbezogenen Informationsmanagements zur Optimierung der gemeinsamen Entscheidungsfindung von Arzt und Patient dar." (Sachverständigenrat
2001)
Zur Entwicklung von Standards ist die Einrichtung von fachspezifischen Qualitätszirkeln unerlässlich. Dabei kann man – um eine rationelle Vorgehensweise zu gewährleisten – auf bereits formulierte Standards zurückgreifen, wobei eine Bearbeitung darin besteht, sowohl neue wissenschaftliche Erkenntnisse als auch Kundenorientierung zu integrieren. Bislang werden die Aspekte der Patientenorientierung nicht in die "Leitlinien" integriert. Ebenfalls erscheint es sinnvoll, den Begriff

"Standard" (s. Kap. 4) zu verwenden, da er Messbarkeit, Verbindlichkeit als auch den gegenwärtigen Stand der wissenschaftlichen Erkenntnisse einschließt, die notwendige Voraussetzungen für die Durchsetzung evidenzbasierter Medizin sind.

Beispiel Onkologie:

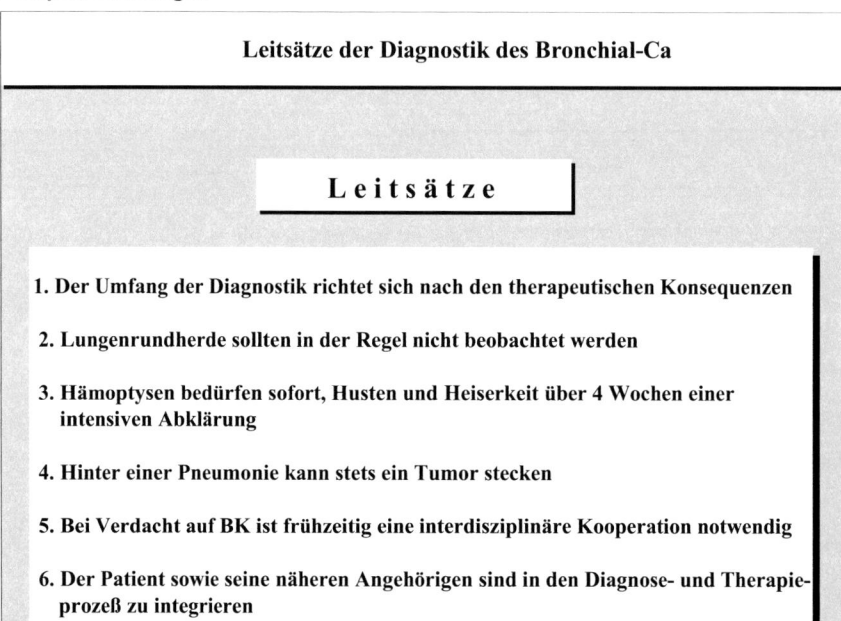

Abb. 36: Leitsätze der Diagnostik

Basis - Diagnostik des Bronchial-Karzinoms

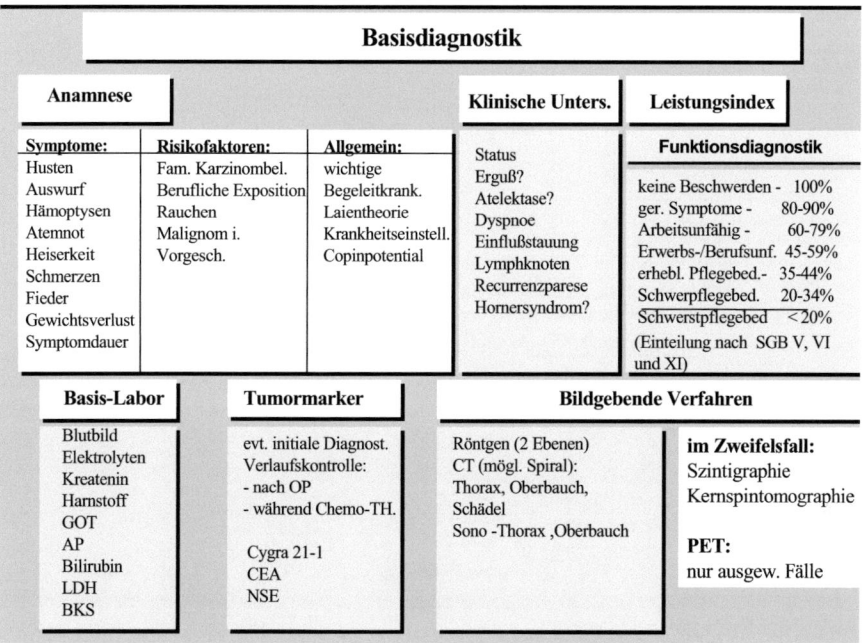

Basisdiagnostik

Anamnese

Symptome:	Risikofaktoren:	Allgemein:
Husten	Fam. Karzinombel.	wichtige
Auswurf	Berufliche Exposition	Begeleitkrank.
Hämoptysen	Rauchen	Laientheorie
Atemnot	Malignom i.	Krankheitseinstell.
Heiserkeit	Vorgesch.	Copinpotential
Schmerzen		
Fieder		
Gewichtsverlust		
Symptomdauer		

Klinische Unters.

Status
Erguß?
Atelektase?
Dyspnoe
Einflußstauung
Lymphknoten
Recurrenzparese
Hornersyndrom?

Leistungsindex

Funktionsdiagnostik

keine Beschwerden - 100%
ger. Symptome - 80-90%
Arbeitsunfähig - 60-79%
Erwerbs-/Berufsunf. 45-59%
erhebl. Pflegebed.- 35-44%
Schwerpflegebed. 20-34%
Schwerstpflegebed < 20%
(Einteilung nach SGB V, VI
und XI)

Basis-Labor

Blutbild
Elektrolyten
Kreatenin
Harnstoff
GOT
AP
Bilirubin
LDH
BKS

Tumormarker

evt. initiale Diagnost.
Verlaufskontrolle:
- nach OP
- während Chemo-TH.

Cygra 21-1
CEA
NSE

Bildgebende Verfahren

Röntgen (2 Ebenen)
CT (mögl. Spiral):
Thorax, Oberbauch,
Schädel
Sono -Thorax ,Oberbauch

im Zweifelsfall:
Szintigraphie
Kernspintomographie

PET:
nur ausgew. Fälle

Abb. 37: Basisdiagnostik

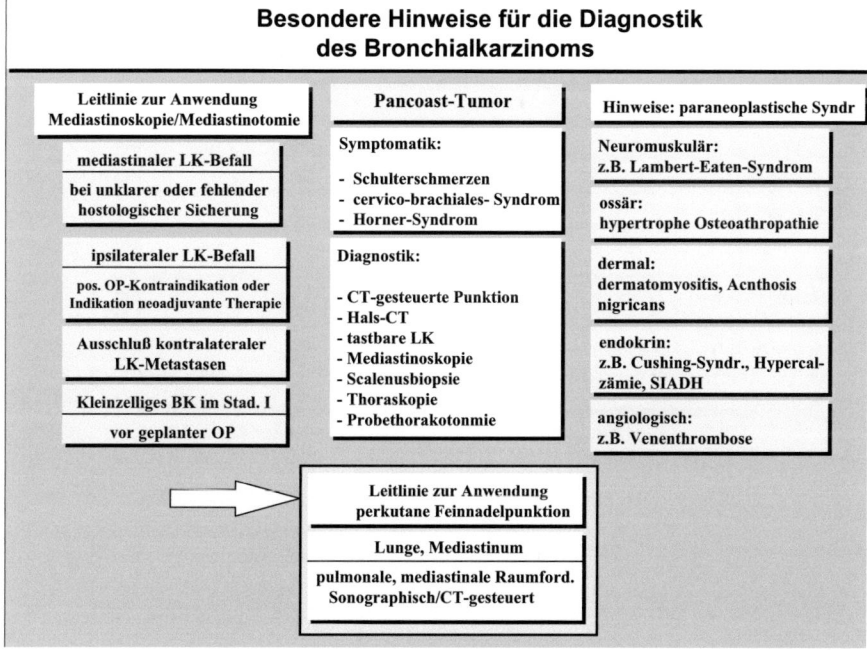

Besondere Hinweise für die Diagnostik des Bronchialkarzinoms

Leitlinie zur Anwendung Mediastinoskopie/Mediastinotomie

mediastinaler LK-Befall

bei unklarer oder fehlender hostologischer Sicherung

ipsilateraler LK-Befall

pos. OP-Kontraindikation oder Indikation neoadjuvante Therapie

Ausschluß kontralateraler LK-Metastasen

Kleinzelliges BK im Stad. I

vor geplanter OP

Pancoast-Tumor

Symptomatik:

- Schulterschmerzen
- cervico-brachiales- Syndrom
- Horner-Syndrom

Diagnostik:

- CT-gesteuerte Punktion
- Hals-CT
- tastbare LK
- Mediastinoskopie
- Scalenusbiopsie
- Thoraskopie
- Probethorakotonmie

Hinweise: paraneoplastische Syndr

Neuromuskulär:
z.B. Lambert-Eaten-Syndrom

ossär:
hypertrophe Osteoathropathie

dermal:
dermatomyositis, Acnthosis nigricans

endokrin:
z.B. Cushing-Syndr., Hypercal-zämie, SIADH

angiologisch:
z.B. Venenthrombose

Leitlinie zur Anwendung perkutane Feinnadelpunktion

Lunge, Mediastinum

pulmonale, mediastinale Raumford. Sonographisch/CT-gesteuert

Abb. 38: Besonderheiten

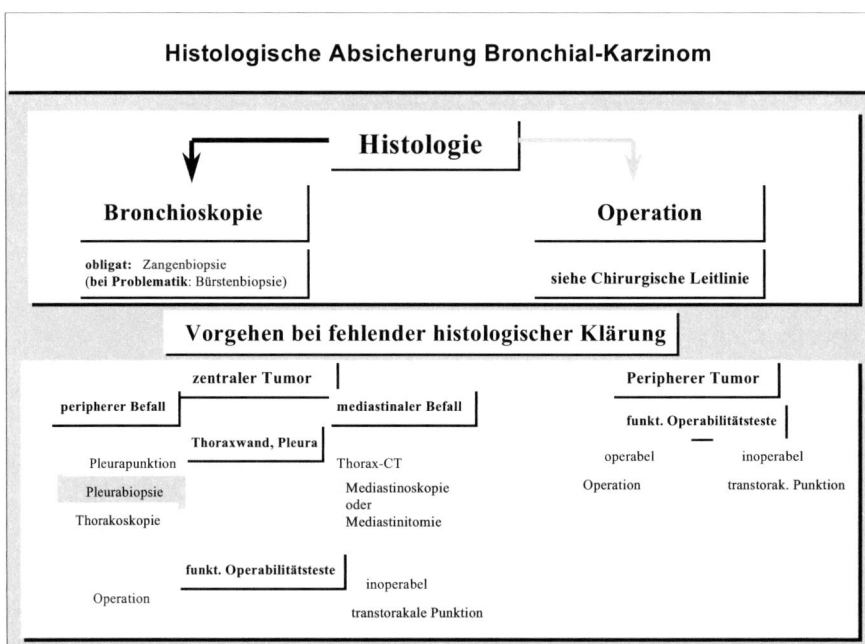

Histologische Absicherung Bronchial-Karzinom

Histologie

Bronchioskopie

obligat: Zangenbiopsie
(**bei Problematik**: Bürstenbiopsie)

Operation

siehe Chirurgische Leitlinie

Vorgehen bei fehlender histologischer Klärung

zentraler Tumor

peripherer Befall

mediastinaler Befall

Thoraxwand, Pleura

Pleurapunktion
Pleurabiopsie
Thorakoskopie

Thorax-CT

Mediastinoskopie
oder
Mediastinitomie

Peripherer Tumor

funkt. Operabilitätsteste

operabel   inoperabel

Operation   transtorak. Punktion

funkt. Operabilitätsteste
Operation

inoperabel
transtorakale Punktion

Abb. 39: Histologie

T-N-M-Klassifikation und Stadieneinteilung des Bronchial-Ca

Okkultes Karzinom	TX	N0	M0
Stadium 0	Tis	N0	M0
Stadium I A	T1	N0	M0
Stadium I B	T2	N0	M0
Stadium II A	T1	N1	M0
Stadium II B	T2 T3	N1 N0	M0 M0
Stadium III A	T3 T1/T2	N1/N2 N2	M0 M0
Stadium III B	jedes T T4	N3 jedes N	M0 M0
Stadium IV	jedesT	jedes N	M1

Zusätzliche Stadieneinteilung beim kleinzelligen Bronchial-Ca

Very limited Disease	Stadium I	T1 oder T2 ohne LK-Befall
Limited Disease	Stadium II-III	Befall eines Hemithorax mit oder ohne: ipsilaterale hiläre LK-Metastasen ipsi- oder kontralaterale mediastinale LK-Met. Skalenus- oder supraklavikuläre Lk-Met. Pleuralerguß
Extensiv Disease	Stadium IV	Alle nicht limited Disease

UICC 1997

Abb. 40: TNM

Staging-Probleme

T1 und T2 Differenzierung </> oder =3cm sollte zugunsten von 5 cm überprüft werden

Satellitenherde wurden bisher einen T-Grad ungünster eingestuft.
Die Prognose ist jedoch davon abhängig, ob die Herde im gleichen Lobus liegen
wie der Primärtumor.

Das Stadium III A ist inhomogen:
Diskussiongrundlage: Unterteilung des Stadiums III nach Ruckdeschel,
entspricht aber nicht der UICC-Fassung von 1997 (nicht internationaler Konsens)

Maligne Pleuraergüsse sind prognostisch =M1 einzustufen

Thoraxwandbefall (ohne Pancoast) T3 - N0 - M0:
3 Untergruppen: - Parietale Pleura
    - Intercostalmuskel
    - Muskeln, Rippen, WS

Abb. 41: Staging-Probleme

Die Entwicklung von Standards erfolgt in fachspezifischen QZ, die im Zweifelsfall durch adäquate beteiligte Disziplinen ergänzt werden, was insbesondere im Rahmen des disease managements von Bedeutung ist. Ebenso sind in den Standards (s. Anlage: Lymphome) die Therapieoptionen enthalten.

Dabei ist die Aufklärung des Patienten von besonderer Bedeutung. Das Personal muss sich die Zeit nehmen, den Patienten über die Diagnose, OP und Medikamente sowie deren Folgen und Nebenwirkungen ausreichend zu informieren. (hierzu Kutz 2001, insbesondere Patientenzufriedenheit und Coping). Die Faktoren der Patienteninformation sind auch im Kapitel Corporate Identity (Kommunikation) bereits dargestellt.

5.6 Qualitätsindikatoren

5.6.1 Voraussetzungen

Ein erster Indikator, der nicht explizit genannt wird, ist ein Vergleich der Inzidenzen mit anderen Datenquellen, um den Grad der Flächendeckung einer Region und die epidemiologische Relevanz und Repräsentativität der Daten zu eruieren. Die Validität der Daten, zumindest wenn es um die Versorgungsqualität einer bestimmten Region oder des Benchmarking geht, ist primär abhängig vom Grad der Flächendeckung der Dokumentation. Bei einer Datenbasis, deren Flächendeckung unter 60% liegt, erscheint die Validität der Aussagen gefährdet (internationaler Standard sind 90% Flächendeckung).

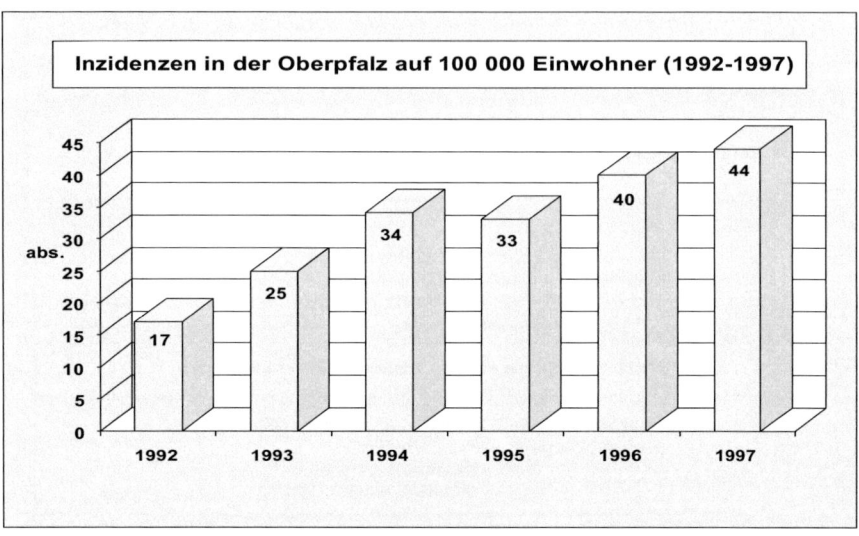

Graphik 1: Inzidenzen des colorektalen Karzinoms

Die Inzidenz der colorektalen Karzinome in der Oberpfalz liegt zwischen 40-45 Neuerkrankungen auf 100 000 Einwohner im Jahr (Jahre 1992-1997), was mit den Erkenntnissen von Wittekind und Tannenapfel (1995) sowie Hoffmeister et.al. (1995) korrespondiert. Diese Daten lassen für die Jahre 1996 und 1997 im Vergleich zum Saarland und internationalen Daten auf eine ca. 85-90%ige Flächendeckung in der Oberpfalz schließen. Die Prävalenz, der Anteil der colorektalen Karzinome an der Gesamthäufigkeit maligner Erkrankungen, beträgt etwa 15-20%. Die folgende Graphik zeigt die Entwicklung der jährlichen Dokumentation im TUZ. Sowohl Quantität als auch Qualität der Dokumention beim Colon- und Rektum-Karzinom steigen bei den Männern kontinuierlich an, wobei die Neuerkrankungen beim Colon-Karzinom höher liegen als beim Rektum-Karzinom. Dabei ist zu berücksichtigen, dass erst ab dem Jahr 1995 eine Tendenz zur 80%igen Flächendeckung beobachtbar ist.

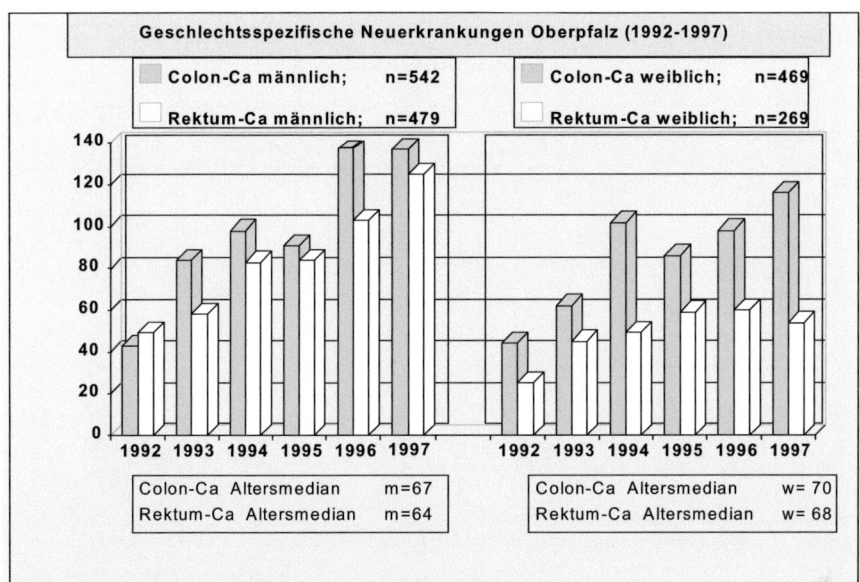

Graphik 2: Geschlechtsspezifische Neuerkrankungen

Betrachtet man die geschlechtsspezifische Verteilung, dann fällt auf, dass das Niveau der Neuerkrankungen bei den Männern deutlich erhöht ist, wobei die Unterschiede beim Rektum-Karzinom zwischen Männern und Frauen signifikant variieren (vgl. Wittekind und Tannenapfel 1995; Hoffmeister et. al. 1995).

Während auch die Neuerkrankungen des Colon-Karzinoms bei Frauen stetig ansteigen, ist beim Rektum-Karzinom eine ansteigende Kurve und im Jahre 1997 sogar ein leichter Abwärtstrend zu beobachten. Das mittlere Erkrankungsalter liegt bei Frauen deutlich höher als bei den Männern.

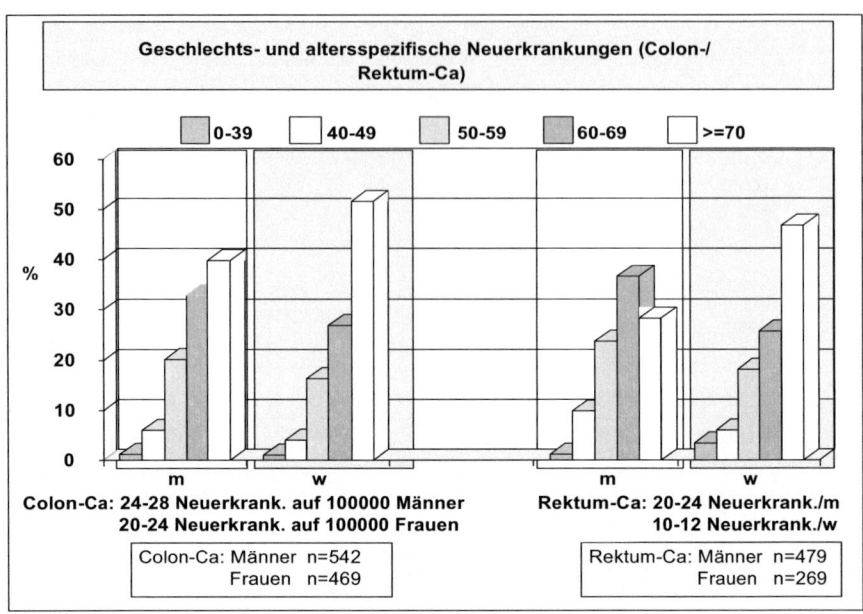

Graphik 3: Geschlechts- und altersspezifische Neuerkrankungen

Die geschlechtsspezifische Altersverteilung zeigt, dass Rektum-Karzinome bei Männern eher in der Gruppe der 60-69jährigen (36,7%), bei Frauen eher in die Gruppe der über 70jährigen (46,8%), während Colon-Karzinome bei Männer bereits gehäuft in der Altersgruppe der über 60jährigen (60-69 Jahre-32,8%; größer 70 Jahre knapp 40%) und bei Frauen eindeutig in die Altersgruppe der über 70jährigen (51,6%) erstmals diagnostiziert werden. Das durchschnittliche Erkrankungsalter bei colorektalen Karzinomen liegt in der 7. Lebensdekade (vgl. Wittekind/Tannenapfel 1995). Danach haben die Daten des Tumorzentrums Regensburg für colorektale Karzinome zwischenzeitlich epidemiologische Relevanz und im Vergleich mit anderen Datenquellen ist ebenfalls Repräsentativität für die Oberpfalz konstatierbar.

Betrachtet man die alterspezifische Inzidenz in der Oberpfalz, dann könnte man vermuten, dass die Inzidenzen kontinierlich ansteigen. Sehr viel wahrscheinlicher ist aber die Annahme, dass die Dokumentation stetig verbessert worden ist und dem Tumorzentrum Regensburg aufgrund der zunehmenden Beteiligung von niedergelassenen Ärzten und Krankenhäusern immer mehr Fälle gemeldet werden, so dass die epidemiologische Relevanz - zumindest was die colorektalen Karzinome anbelangt - ab 1996 gesichert ist. Generell wird aber deutlich, dass die Erkrankungshäufigkeit bei den über 50jährigen überproportional ansteigt. Dies deutet auf die Einführung eines bevölkerungsbezogenes Screening (Früherkennung), primär für die Altersgruppe der über 50jährigen und nicht wie teilweise vertreten ab dem 45 Lebensjahr. Dabei ist zu berücksichtigen, dass diese Aussage insbesondere für Colon-Karzinome gilt (wie die folgende Graphik zeigt) (vgl. auch Altenhofen et.al. 1999).

120

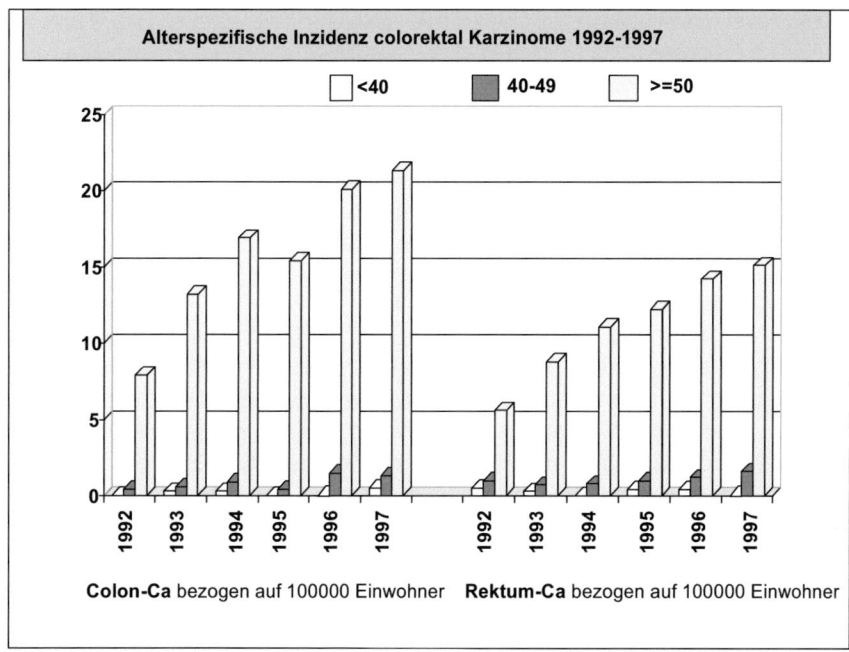

Graphik 4: Altersspezifische Inzidenz

5.6.2 Problematik der Qualitätsindikatoren

In diesem Kontext stellt sich die Frage, ob im Folgenden angeführten Qualitätsindikatoren auch faktisch als diagnostische Indikatoren bezeichnet werden können, was
aufgrund der als Klassifikation definierten TNM-Kategorien zweifelhaft erscheint. Ein
Indikator ist eine Messgröße, die einen spezifischen Tatbestand zu objektivieren versucht. Die TNM-Klassifikation intendiert aber primär, die Schweregrade der Erkrankung zu kategorisieren. Vor diesem Hintergrund können diesbezügliche definierte
Referenzbereiche der TNM-Klassifikation nicht zwangsläufig der diagnostischen
Qualität subsumiert, sondern nur als derzeit valide Verteilungen von Schweregraden
des colorektalen Karzinoms betrachtet werden. Die Qualität der Diagnostik hat zunächst nichts mit der TNM-Klassifikation zu tun. Die diagnostische Qualität hängt ab
von der korrekten pathologischen Verifikation und der TNM-Zuordnung. Sie hängt ab,
vom adäquaten Einsatz der diagnostischen Instrumente und der richtigen Interpretation der Befunde. Insofern ist die TNM-Klassifikation kein diagnostischer Qualitätsindikator.

Die TNM-Klassifikation - sofern es um den von Hermanek et. al. (1995) angegebenen Referenzbereich für pT1-Tumore rsp. Tumore im Stadium I geht (bei der Stadienbestimmung fallen alle TX, NX und MX-Fälle aus der Auswertung heraus, was zu
über 20% Missings bei der Stadienbestimmung führt) - kann nur als Qualitätsindiak-

tor für die Wirksamkeit der Früherkennung definiert werden. Der Referenzbereich für die Karzinome im Stadium I bzw. pT1 ist vor diesem Hintergrund an der adäquaten gesundheitspolitischen Zielvorstellung bzw. an einem Karzinom zu messen, dass eine relativ hohe Früherkennungsrate aufweist wie etwa das Mamma-Karzinom (ca. 60 % im Stadium I u. II). Die Feststellung, dass derzeit 5-15% pT1-Tumore empirisch beobachtet werden rsp. werden sollten, zeigt ganz offensichtlich keinen direkten Qualitätsbezug, sondern vielmehr nur einen empirischen Fakt; denn sofern in einer Region weniger als 5% pT1 Tumoren beobachtet werden, kann keinesfalls auf ein niedrigeres Qualitätsniveau der Diagnostik geschlossen werden. Es kann nur gefolgert werden, dass in dieser Region die Karzinome in einem ungünstigeren Stadium diagnostiziert werden.

Das aber ist mit größter Wahrscheinlichkeit eine Folge der Inanspruchnahme der KFU-Maßnahmen, und zwar inwiefern die KFU regelmäßig (1x jährlich) in Anspruch genommen wird. D. h. je wirksamer eine Früherkennungsmaßnahme, desto frühzeitiger wird eine maligne Erkrankung diagnostiziert, was zu der Frage führt, ob denn adäquate und ökonomisch vertretbare Früherkennungsmaßnahmen zur Verfügung stehen. Im Rahmen des kolorektalen Karzinoms muss dies verneint werden. Einerseits ist die Koloskopie das adäquate diagnostische Instrument zur Früherkennung von colorektalen Karzinomen, aber in Anbetracht der Kosten (ca. 200 €) nicht für ein bevölkerungsbezogenes Screening geeignet. Der Test auf occultes Blut im Stuhl ist nach derzeitigen Erkenntnissen zwar kostengünstig, aber zu wenig spezifisch für colorektale Karzinome - wie die Hämocccult-Studie in Bayern gezeigt hat - (vgl. Kutz unveröffentlichtes Manuscript 1998, und Altenhofen, Kutz, et.al. 1999) .

Viel interessanter in diesem Kontext sind die sogenannten TX, NX und MX-Angaben bei der TNM-Klassifikation. X heißt 'nicht beurteilbar'. Ein Qualitätsindikator für die Referenzbereiche von TX, NX und MX können als Maßstab für die Qualität der Diagnostik verwendet werden. Betrachtet man die diesbezüglichen Daten des TUZ Regensburg, so müsste der Referenzbereich der Fälle, die als nicht beurteilbar interpretiert werden unter 5% liegen.

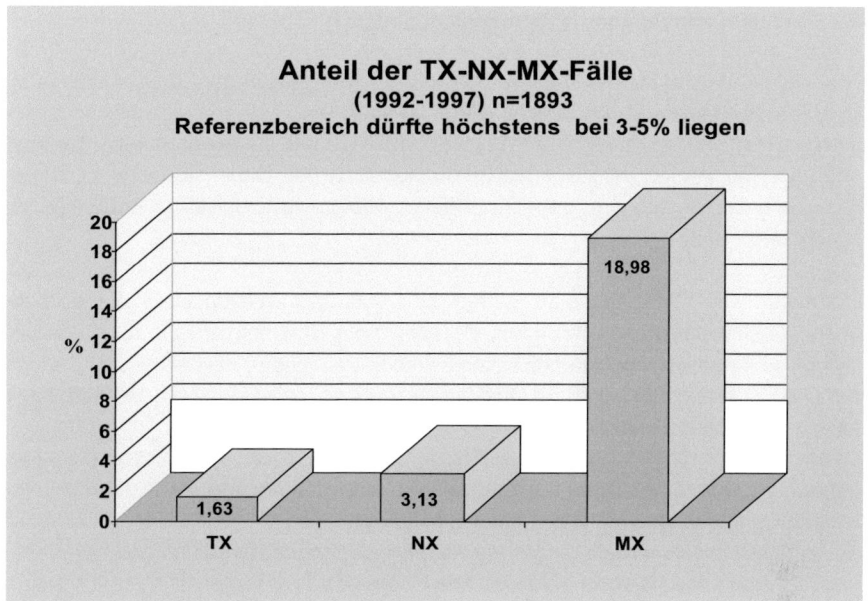

Graphik 5: Verteilung der T-N-MX-Fälle

Während bei den Kategorien T und N dieser Referenzbereich erreicht wird, ändert sich dies bei der Kategorie M, und zwar auf knapp 20% MX-Fälle, was nicht mehr durch fachliche Argumente zu erklären ist, sondern entweder übernehmen die Kliniker die vom Pathologen vorgegebenen MX-Einstufung - der Pathologe kann die Fernmetastasierung nur dann beurteilen, wenn die Metastasen reseziert oder zumindest biopsiert wurden - oder sie sind sich ihrer diagnostischen Interpretationen der verwendeten Scanner oder Marker nicht sicher. Letzteres wäre eine diagnostische Qualität, die nicht zu rechtfertigen wäre; denn wenn in 20% der Fälle keine eindeutige Interpretation im Hinblick auf Fernmetastasierung möglich ist, dann sind die diagnostischen Instrumente wenig spezifisch oder die fachliche Interpretation ist unzureichend - beides kann für die Patienten fatale Folgen haben. Die Übernahme des pathologischen MX kann nur als diagnostischer Fehler betrachtet werden, als qualitativ unzureichende Diagnostik bzw. Dokumentation; denn die TNM-Klassifikation als Prognosefaktor hat therapeutische Konsequenzen und ein MX von über 20% hieße dann nichts anderes, als dass über 20% der Patienten aller Wahrscheinlichkeit nach unzureichend behandelt werden. Vor diesem Hintergrund kann nur die MX-Kategorisierung als diagnostischer Qualitätsindikator genutzt werden und zwar müsste ein Referenzbereich von unter 5% zumindest im Rahmen der operierten Patienten unterstellt werden (ähnliches gilt für das grading).

5.6.3 Qualitätsindikatoren (Hermanek et.al. 1995)

National wie auch international hat sich für die Klassifikation der Tumorausdehnung und Tumorausbreitung das TNM-System durchgesetzt. Die TNM-Klassifikation definiert die Größe des Primärtumors (T), die Infiltration und die Ausbreitung in die regionären Lymphknoten (N) sowie die Fernmetastasen (M). Dabei steht das 'p' für pathologisch untersucht, d.h. die Klassifikation erfolgte histologisch postoperativ am resezierten Tumor.

Hermanek u.a. (1995) haben im Auftrag der Deutschen Krebsgesellschaft diagnostische Qualitätsindikatoren entwickelt, die bestimmte Referenzbereiche für das allgemeine Auftreten der Schweregrade von Tumorerkrankungen bestimmen. Im Bereich der Diagnostik sind dies externe Qualitätsstandards für die Häufigkeit des Auftretens einer spezifischen Tumorausdehnung und Tumorausbreitung.
Danach ist der diagnostische 'Qualitätsstandard' (unter Berücksichtigung der oben genannten Einschränkungen) dann erreicht, wenn der prozentuale Anteil für colorektale Frühkarzinome **(pT1)** zwischen 5-15% liegt.
Zu berücksichtigen ist dabei, dass die Autoren die Referenzbereiche nach allen diagnostizierten Fällen berechnet haben. Die Daten des TUZ Regensburg beschränken sich auf Daten zwischen 1992-1997 und vernachlässigen die T - in situ -Fälle (ca. 1%) und die TX-Fälle (ca. 1,6%), so dass die Referenzbereiche sich auf die empirischen Dokumentationsdaten in der Oberpfalz beschränken. Dadurch verändern sich teilweise die Fallzahlen zur Popupation der ausgewerteten Fälle; die Differenzen zwischen Grundgesamtheit und ausgewerteten Daten werden als fehlende Angaben betrachtet und nicht berücksichtigt.
Die folgende Graphik bestätigt die Referenzbereiche der Autoren. Im Tumorzentrum Regensburg, dessen Daten durch eine fast flächendeckende Dokumentation von derzeit 18 Krankenhäusern und ca. 350 niedergelassenen Ärzten der Oberpfalz erreicht werden, liegen die pT1-Tumore des Rektum-Karzinoms im Jahresverlauf von 1992 bis 1997 im mittleren bis oberen Referenzbereich, während die pT1-Tumoren des Kolon-Karzinoms eher im unteren Referenzbereich angesiedelt sind.

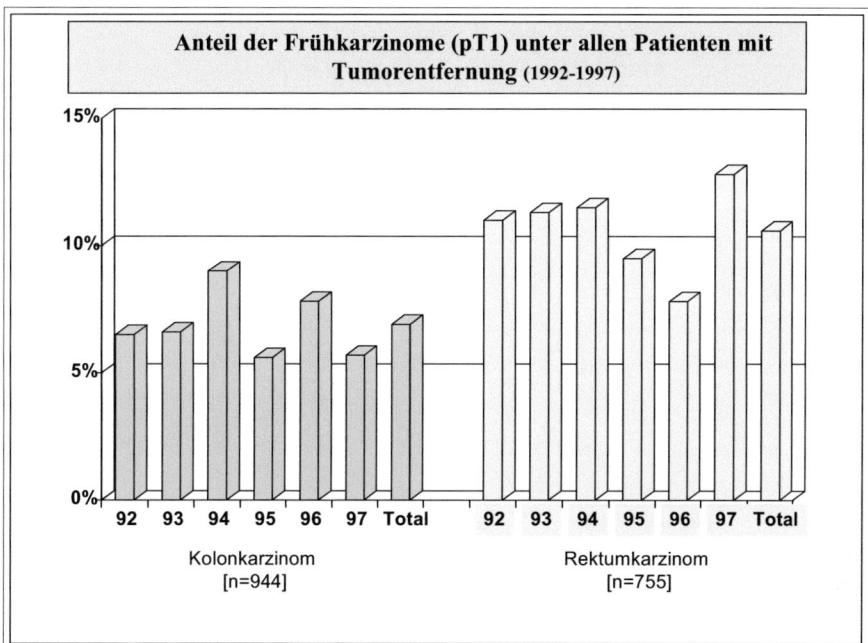

Graphik 6: Verteilung der pT1-Fälle

Gleichwohl ist gesichert, dass colorektale Karzinome derzeit am häufigsten erst im T3-Stadium diagnostiziert werden, was zwar den derzeitigen diagnostischen Standard widerspiegelt, aber gleichwohl auf die Problematik der Früherkennung besonders beim Colon-Karzinom hinweist. In Anbetracht der konsensfähigen Aussagen von Fachvertretern, sind die Chancen einer völligen Kuration gerade für pT1 (wahrscheinlich bis zu T3b) - Tumoren ohne regionären Lymphknotenbefall und/oder Fernmetastasierung besonders günstig (vgl. Schlag u. Slisow 1995). Betrachtet man die Aussagen über die Frühstadien (pT1+2; N0, M0) im Hinblick auf die Stadiengruppierung und unterstellt das Stadium I, so ist unschwer zu erkennen, dass für colorektale Karzinome ein Referenzbereich zwischen 15-25% anzunehmen ist.

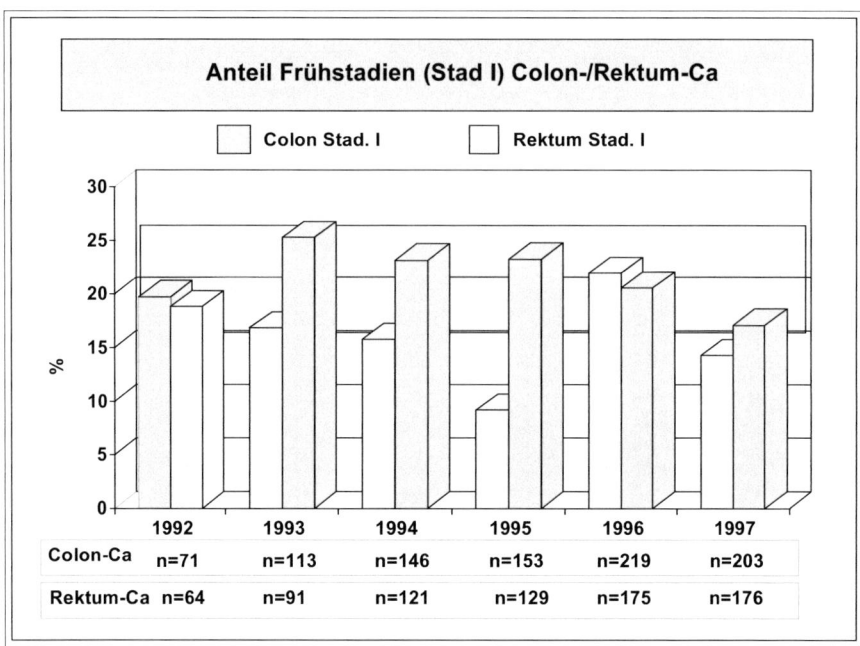

Anteil Frühstadien (Stad I) Colon-/Rektum-Ca

☐ Colon Stad. I   ☐ Rektum Stad. I

	1992	1993	1994	1995	1996	1997
Colon-Ca	n=71	n=113	n=146	n=153	n=219	n=203
Rektum-Ca	n=64	n=91	n=121	n=129	n=175	n=176

Graphik 7: Referenzbereich für Stadium I (Colon- und Rektum-Karzinom)

Was den Anteil von Karzinomen mit **regionärem Lymphknotenbefall** betrifft, so geben Hermanek et.al. (1995) für colorektale Karzinome einen Referenzbereich von 40-50% an. Auch diese Referenzbereiche können durch die empirischen Daten des TUZ Regensburg bestätigt werden und zeigen einen Trend, der die Ineffektivität der derzeitigen KFU eindrucksvoll kennzeichnet. Bei colorektalen-Karzinomen liegen die Anteile von lymphknotenpositiven Karzinomen auch unter Berücksichtigung des Jahresverlaufes im angegebenen Referenzbereich.

126

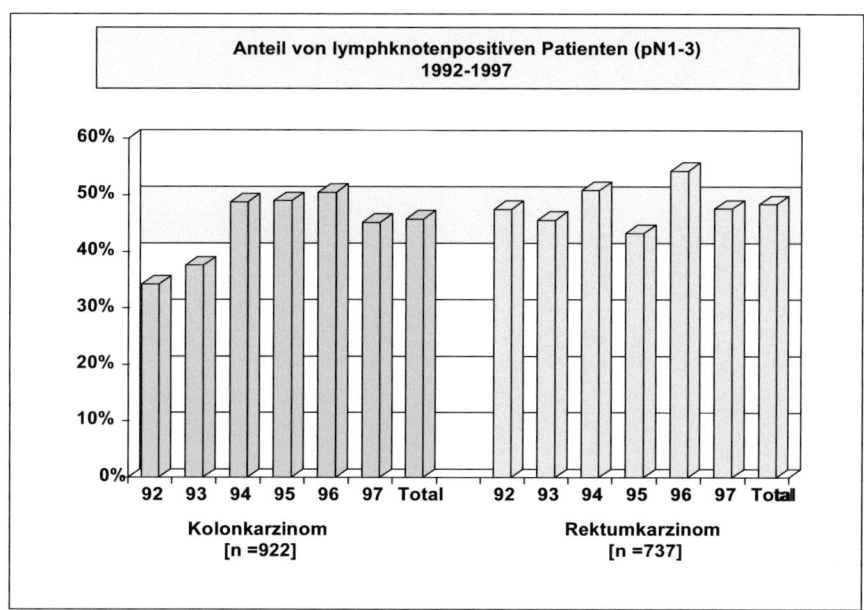

Graphik 8: Verteilung des regionären LK-Befalls

Für den Anteil von Patienten mit **Fernmetastasen** wird ein Referenzbereich von 20-30% beim Kolon-Karzinom und von 15-20% beim Rektum-Karzinom angegeben. Da ich auch hier die MX (nicht beurteilbar)-Fälle als fehlende Angaben betrachte, ergibt sich für Rektum-Karzinome ein Anteil, der in der Regel im Referenzbereich - mit einigen Ausreißern - liegt und für Kolon-Karzinome eine eindeutige Verteilung im unteren Referenzbereich, also durchschnittlich unter 25%.

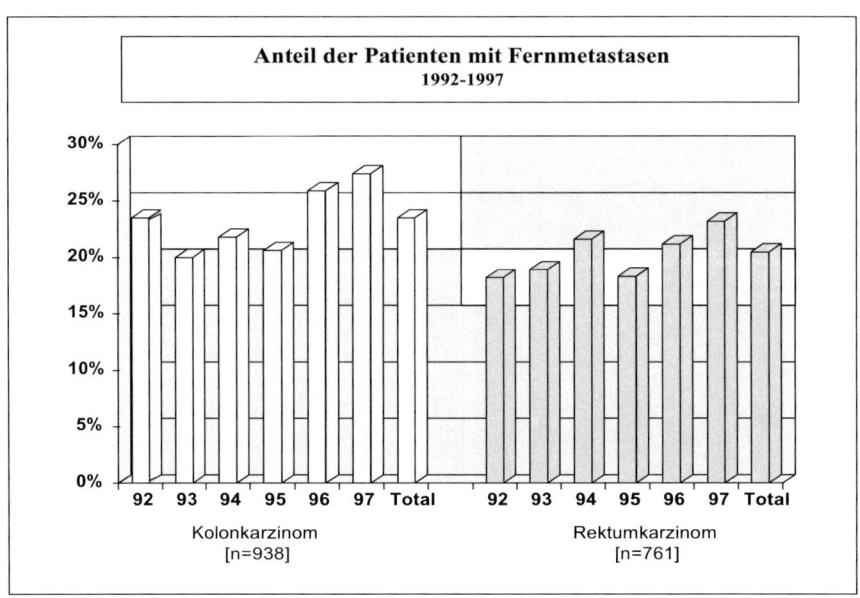

Graphik 9: Verteilung der Fernmetastasen

(Die Kategorie MX (=nicht beurteilbar) ist nicht eindeutig interpretierbar, so dass ich sie bei den Auswertungen generell als 'nicht bekannt' interpretiere und bei der Auswertung nicht berücksichtigt habe. Bei einem Anteil von ca. 20% nicht eindeutig interpretierbarer Ergebnisse, erscheint es aus Gründen realistischer Beurteilung sinnvoll, diese Fälle zu vernachlässigen.)

Als einen weiteren 'diagnostischen' Indikator geben Hermanek et.al. (1995) den Anteil der **high grade-Tumore** an. Dabei wird ein Referenzbereich für colorektale Karzinome zwischen 20 und 25% angenommen. Hierbei zeigen die empirischen Daten des TUZ aber einen entscheiden-den Unterschied zwischen Colon- und Rektum-Karzinomen, so dass davon ausgegangen werden muss, zukünftig eine entitätsgemäße Differenzierung dieses Qualitätsindikators vorzunehmen. Beim Colon-Karzinom liegen die Anteile der high-grade-Tumore an der unteren Grenze des Referenzbereiches, bei den Rektum-Karzinomen jedoch liegen sie erheblich unter dem angegebenen Referenzbereich. Teils lässt dies die Schlussfolgerung zu, entsprechende Referenzbereiche zu korrigieren und teils - sofern unterstellt wird, dass die Malignität eines Tumors mit dem Differenzierungsgrad (G) korrespondiert - die Karzinome zu spät entdeckt werden, wobei auch hier zu berücksichtigen ist, dass auch unabhängig vom Schweregrad der Erkrankung high grade Tumore beobachtet werden.

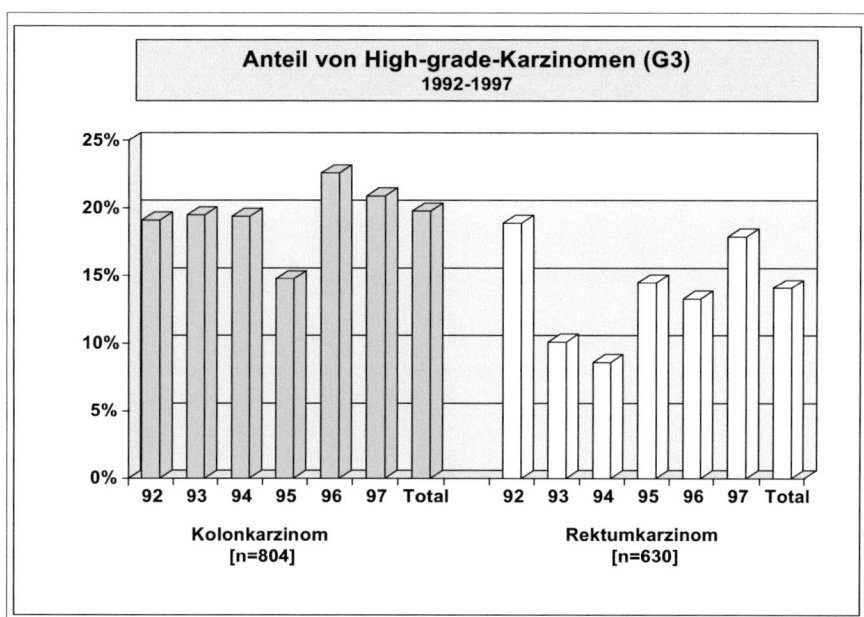

Graphik 10: Anteil der high grade-Tumore

Für die **histopathologische Diagnostik** wird gemäß der Leitlinie unterstellt, dass mindestens 12 Lymphknoten untersucht werden sollten. In diesem Kontext darf ein diagnostischer Qualitätsindikator präsupponiert werde, der zwangsläufig aus der formulierten Leitlinie resultiert, was auf eine realistische Messbasis von Qualitätsindikatoren verweist. Qualitätsindikatoren müssen vor diesem Hintergrund als Extration aus formulierten Leitlinien betrachtet werden, nur wenn entsprechende Standards rsp. Leitlinien formuliert sind, können Qaulitätsindikatoren definiert werden.

Der Anteil der Fälle, bei denen weniger als 12 untersuchte Lymphknoten beobachtet werden, sollte unter 5% liegen und der Median zwischen 20 und 30 untersuchten LK. Dies ist - wie die folgende Graphik zeigt - im TUZ Regensburg noch nicht erreicht (ca. 10% 'unter 12 untersuchten LK').

In Anbetracht der erst 1994 formulierten Leitlinie ist diese Entwicklung aber nachvollziehbar, was durch die folgende Graphik - die Entwicklung der untersuchten Lymphknoten über die Jahre 1992-1997 - eindrucksvoll nachgewiesen werden kann. Gerade hier kann gezeigt werden, wie sich veränderte Leitlinien relativ rasch in der Praxis durchsetzen können. Die Diskussion und Formulierung der Leitlinie geht auf das Jahr 1994 zurück und seitdem ist ein überproportionaler Anstieg der untersuchten Lymphknoten gerade in der Kategorie ">=20" untersuchte Lymphknoten in der ganzen Oberpfalz zu verzeichnen. Ebenfalls ist nicht zu übersehen, dass die Dokumentation der diesbezüglichen Diagnostik (Angaben zur Anzahl der untersuchten Lk bei den Neuerkrankungen) stetig verbessert wurde. Die Anteile der Dokumentationsangaben zu untersuchten Lymphknoten steigen von ca. 40% im Jahre 1992 bis auf ca. 85% im Jahre 1997.

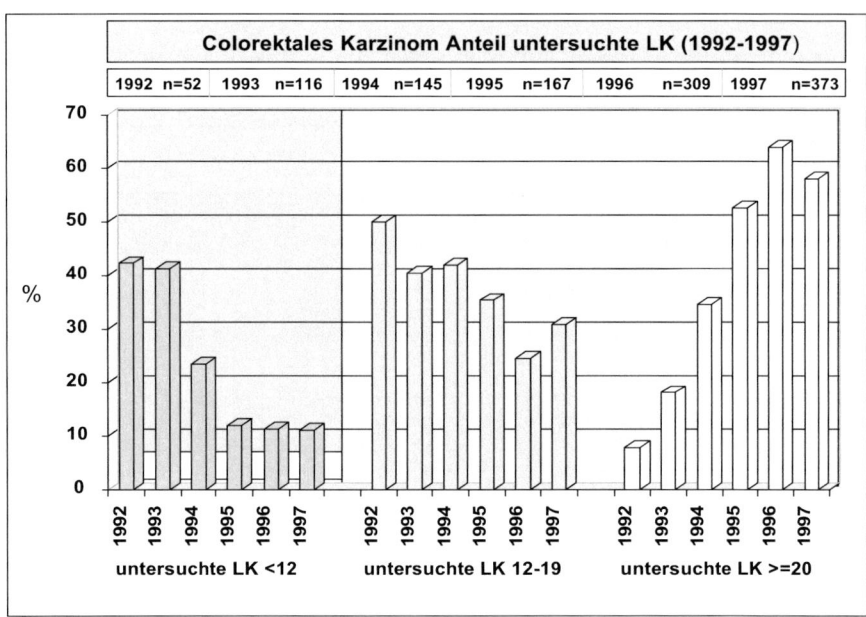

Graphik 11: Anteil untersuchter Lymphknoten zwischen 1992-1997

Als ein weiterer Qualitätsindikator werden Anteile im Hinblick auf die **R-Klassifika-tion** angegeben. R0 bezeichnet dabei die Resektion des Tumors, die postoperativ keinen pathologischen Tumornachweis mehr zeigt, R1 bezeichnet einen mikrosko-pisch und R2 einen makroskopisch nachweisbaren Residualtumor. In diesem Kon-text haben wir es aber mit einem therapeutischen und nicht mit einem diagnostischen Qualitätsindikator zu. Die R0 Resektion zeigt die Qualität der Operateure im Hinblick auf einen adäquaten kurativen Therapieansatz. Danach gilt für colorektale Karzi-nome ein Referenzbereich für R0-Resektionen zwischen 75 und 85%.

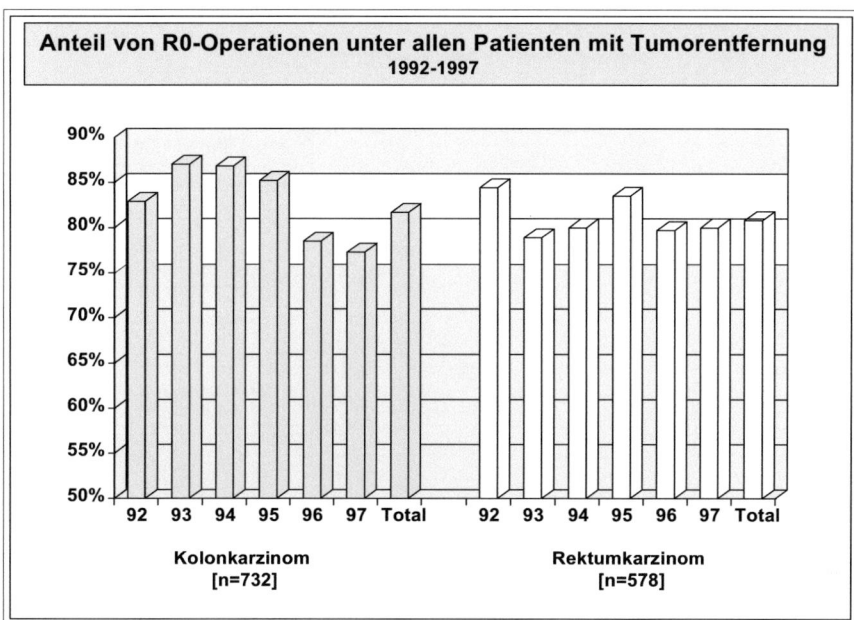

Graphik 12: Anteil von R0-Resektionen

Es zeigt sich zwar, dass die R0-Resektionen sowohl beim Colon- als auch beim Rektum-Karzinom im angegebenen Referenzbereich liegen, aber zwischen den R0-Resektionen beim Rektum-Ca (79,9%) und denen beim Colon-Ca (84,8%) ergibt sich doch eine Differenz, die zu beachten ist und darauf hinweist, dass eine statistische Betrachtung zwischen Colon- und Rektum-Tumoren differenzieren sollte.
Noch deutlicher zeigt sich diese Differenz, wenn die R0-Resektion stadienspezifisch ausgewertet werden. Dann liegt der Anteil der R0-Resektionen beim Colon-Karzinom im Bereich um die 95% bis einschließlich Stadium III und beim Rektum-Karzinom bei knapp 90% bis einschließlich Stadium III. Dies deutet darauf hin, dass die Referenzbereiche für den Qualitätsindikator "R0-Resektionen" ohne das Stadium IV angegeben und ausgewertet werden sollte, wiewohl auch im Stadium IV teilweise ein kurativer Ansatz (ca. 20%) bei den Operationen möglich ist, wenn auch in wesentlich geringem Umfang.

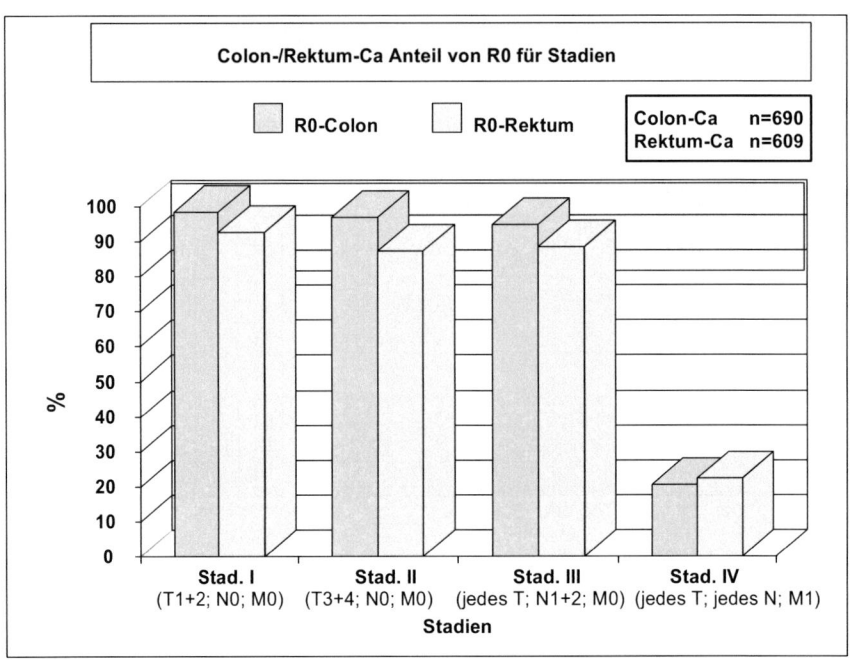

Graphik 13: Anteil der R0-Resektionen stadienspezifisch

5.6.4 Zusammenfassung und Schlussfolgerungen

Die wichtigste Erkenntnis dieser Auswertungen besteht primär in der Bedeutung der externen Qualitätssicherung im Hinblick auf die Versorgungsqualität der Patienten in einer Region (Oberpfalz). Daneben zeigen diese Auswertungen, dass sich dynamisierte Leitlinien dann relativ zeitnah in die Praxis implementieren lassen, wenn alle Beteiligten am Informationstransfer eines vernetzten Systems 'Tumorzentrum' partitizipieren und flexibel auf neue Erkenntnisse reagieren. Begleitende Beobachtung bei der Umsetzung von Qualitätsstandards bzw. Leitlinien und die Entwicklung und Evaluierung von Qualitätsindikatoren sind vor diesem Hintergrund nur durch die externe Qualitätssicherung objektivierbar, insbesondere deshalb, weil die zumeist in Konsensuskonferenzen erarbeiteten Leitlinien (insofern sind sie nicht evaluiert) mit Hilfe empirischer Daten evaluiert und damit evidenzbasierte Qualitätsniveaus objektiviert werden können. Evidenzbasierte Leitlinien und Qualitätsindikatoren können nicht nur auf Literaturrecherchen bzw. Konsensusempfehlungen beschränkt bleiben, sondern primär kann evidenzbasierte Medizin (vgl. Raspe 1998, Schwartz et.al. 1998) nur dann unterstellt werden, wenn Leitlinien und Qualitätsindikatoren durch harte empirische Daten evaluiert worden sind, d.h. die empirische Evidenz ist das entscheidende Kriterium zur Objektivierung von Leitlinien und Qualitätsindikatoren.

Anhand der dargestellten Auswertungen zeigt sich generell die Tendenz, dass einerseits die von der Deutschen Krebsgesellschaft unter Leitung von Hermanek u.a. (1995) entwickelten diagnostischen und therapeutischen Qualitätsindikatoren durch die Daten des Tumorzentrums Regensburg erreicht und bestätigt werden können und andererseits, dass die Qualität der Daten sowohl im Rahmen der Validität, der Reliabilität und Repräsentativität - wenngleich mit der Einschränkung einer noch nicht ganz erreichten Flächendeckung (ca. 90%) - im Laufe der Zeit, insbesondere seit 1993 immer besser geworden sind und durchaus dem Qualitätsniveau nationaler und internationaler Daten korrespondieren.

Angesichts der flächendeckenden Dokumentation im TUZ Regensburg - mit seinen 18 Kliniken und ca. 350 niedergelassenen Ärzten - kann gleichwohl gezeigt werden, dass die diagnostischen Qualitätsstandards sowohl von Kliniken als auch von niedergelassenen Ärzten erreicht werden, was auf einen Qualitätsstandard im onkologischen Versorgungsbereich der Oberpfalz verweist, der nationalem wie internationalem Standard entspricht.

Im TUZ werden alle organisierten Krankenhäuser und niedergelassenen Ärzte zweimal jährlich durch eine Rückmeldung über die Dokmentationsentwicklung informiert. Die an der Dokumentation beteiligten Ärzte und Krankenhausabteilungen bekommen Daten zur Verfügung gestellt, die einen Abgleich zwischen den eigenen Ergebnissen und den Gesamtergebnissen in der Oberpfalz ermöglichen. Die Auswertungen zur externen Qualitätssicherung des TUZ Regensburg könnten damit als relevante Datenbasis für die interne Qualitätssicherung aller Beteiligten genutzt werden. Ein Vergleich zwischen eigenen Daten und Gesamtdaten setzt alle Beteiligten (Krankenhäuser und niedergelassene Ärzte) in die Lage, die Qualität ihrer Arbeit zu überprüfen und ggf. adäquate Modifikationen zu implementieren. Damit erfüllt die externe Qualitätssicherung im onkologischen Versorgungsbereich nicht nur die Funktion der Evaluation einer regionalen Versorgungsqualität, d. h. Ergebnisqualität in Form von Effektivität aller beteiligten Professionen, sondern zeigt offensichtlich auch Effekte im Hinblick auf interne Veränderungsprozesse bzw. die interne Prozess- und Ergebnisqualität (vgl. Kutz 1995/1999, 2001).

5.7 Rehabilitation

Definition: "Die Rehabilitation umfaßt alle Maßnahmen, die das Ziel haben, das Einwirken jener Bedingungen, die zu Einschränkungen oder Benachteiligungen führen, abzuschwächen und die eingeschränkten und benachteiligten Personen zu befähigen, soziale Integration zu erreichen. Rehabilitation zielt nicht nur darauf ab, eingeschränkte und benachteiligte Personen zu befähigen, ihr Leben auf ihre Umwelt abzustimmen, sondern auch auf Interventionen und Vermittlung innerhalb ihrer unmittelbaren Umgebung sowie innerhalb der Gesellschaft insgesamt, um ihre soziale Integration zu erleichtern und zu fördern."(Reha-Komm. 1991)

Während im Bereich der Behandlung die sogenannte Behandlungsbedürftigkeit im Vordergrund steht, ist für die Rehabilitation der Begriff der Reha-Bedürftigkeit entscheidend. Ebenfalls ist die Rehabilitation ein Aspekt, der die Kontinuität und Nahtlosigkeit der Behandlung herausstellt. Je früher ein Rehabilitationsprozess (vgl. von Wild, Janzik

1990) im Krankenhaus eingeleitet wird, desto wahrscheinlicher ist der Genesungser-
folg. Die Diagnostik im Akutbereich ist eine primär somatisch orientierte Diagnostik, die
Diagnostik im Reha-Bereich ist eine primär funktionsorientierte Diagnostik. Die Verbindung beider führt letztendlich zu einer bio-psycho-sozialen therapieorientierten Diagnostik, die eine frühzeitige Berücksichtigung von Reha-Maßnahmen im Krankenhaus
bereits auf der Stufe der Standardentwicklung zulässt und damit auf Dauer nicht nur
Behandlungserfolge gewährleistet, sondern auch Synergieeffekte dadurch erzielt, dass
die Weiterbehandlung bereits frühzeitig eingeleitet werden kann und eine neuerliche
Funktionsdiagnostik in einer weiterbehandelnden Reha-Einrichtung entfällt.

Die Rehabilitation unterscheidet

- medizinische,
- berufliche
- und soziale Rehabilitation.

Der Sachverständigenrat zur konzertierten Aktion im Gesundheitswesen empfiehlt
bereits im Jahre 1995: "... die Fortentwicklung der Rehabilitation im Sozialversicherungssystem durch eine verbesserte Harmonisierung und Koordination der Leistungen in normativer und faktischer Hinsicht mit dem Ziel, die Nahtlosigkeit und Kontinuität der Versorgungskette von Prävention, medizinischer Behandlung, Rehabilitation und Nachsorge sicherzustellen."

Man unterscheidet nicht nur die verschiedenen Kostenträger - BfA, LVA, KK, UV usw. -,
sondern gleichwohl die unterschiedlichen Zielgruppen - z.B. chronisch Kranke, körperlich, psychisch, geistig Behinderte und ebenfalls Senioren -.
Die Rehabilitation orientiert sich primär daran, die Erwerbsfähigkeit und die soziale
Integration zu erhalten, wiederherzustellen oder zu bessern (§10 SGB VI).
In der GRV ist die Zielorientierung durch Wiederherstellung der Erwerbsfähigkeit,
Verhinderung einer Minderung der Erwerbsfähigkeit (SGB VI), wesentliche Besserung einer geminderten Erwerbsfähigkeit oder Abwendung von Erwerbs/ Berufsunfä-
higkeit,
in der GKV ist die Zielorientierung durch Wiederherstellung der Arbeitsfähigkeit bzw.
Kompensation von Funktionsstörungen und Fähigkeitsminderungen oder Verhinderung einer Verschlimmerung der Krankheit gekennzeichnet,
während in der Pflegeversicherung die Zielvorstellung durch Abwendung der Pflegebedürftigkeit, Wiederherstellung der Selbständigkeit bzw. partiellen Selbstversorgung
oder Kompensation von Einschränkungen gekennzeichnet ist. In der Rehabilitation
spielt allerdings nicht nur das ärztliche Handeln eine Rolle, sondern das interdisziplinäre Handeln aller am Rehabilitationsprozess Beteiligten.

Ziel jeder Art von Rehabilitation ist, dass die bewilligten Leistungen und Maßnahmen
zu einer Beseitigung, zu einer wesentlichen Besserung geminderter Funktionen und
Fähigkeiten oder zur Verhütung einer Verschlimmerung einer Erkrankung beitragen.

Diese Qualitätsparameter der Rehabilitation sind als gesetzlicher Auftrag festgeschrieben.

Die Frührehabilitation im Krankenhaus sollte sich an spezifischen Zielen wie Erhaltung, Besserung oder Beseitigung von Funktionsstörungen rsp. Fähigkeitseinschränkungen orientieren.

Bei der Frührehabilitation zeigt sich der Grad der Kooperation zwischen Ärzten, Pflegern/Schwestern und Therapeuten:

z.B. wird die Wirkung einer Physiotherapie erheblich verbessert, wenn der Arzt frühzeitig einen Physiotherapeuten einschaltet und eine zur Aktivität motivierende Pflege die therapeutischen Anweisungen bei den alltäglichen Versorgungsmaßnahmen anwendet. Das setzt aber voraus, dass die Beteiligten über die einzelnen Behandlungsschritte und die Pflege vom Arzt und Physiotherapeuten über die Belastungsmöglichkeiten bzw. Belastungsgrenzen informiert werden. Die interdisziplinäre Kooperation beginnt nicht erst in der Reha-Klinik, sondern bereits im Krankenhaus auf der Stufe der jeweiligen Belastbarkeit des Patienten. Dass Frührehabilitation im Krankenhaus erhebliche Synergieeffekte haben kann, steht außer Frage. Welche Auswirkungen sie im Hinblick auf Verhinderung bzw. kürzere stationäre, teilstationäre oder ambulante Reha haben könnte, wenn sie gerade nach OP's, bzw. stationären Behandlungen, die Bettlägrigkeit unterstellen, angewandt wird, müsste durch Studien abgeklärt werden. (Diesbezügliche Probleme entstehen leider auch dadurch, dass unterschiedliche Kostenträger für die Rehabilitation zuständig sind. Eine Kooperation der Kostenträger für rehabilitative Maßnahmen könnte die Kosten- und Zuständigkeitsproblematik zugunsten einer fachlich erforderlichen Reha beseitigen. Ein Budget für Reha, gespeist aus einem Topf, der von allen Kostenträgern finanziert wird, hätte erhebliche Vorteile)

5.7.1 Behinderung und Rehabilitation (WHO 2001)

"Es gibt im deutschen Sozialrecht keine einheitliche Definition des Begriffs der Behinderung. Je nach Sozialleistungsträgergruppe (z. B. Rentenversicherung, Krankenversicherung, Sozialhilfe) unseres gegliederten Sozialleistungssystems weist der Behinderungsbegriff unterschiedliche Facetten auf, die von den Zielsetzungen der Trägergruppen abhängen. Manche Autoren gehen sogar davon aus, dass es keinen einheitlichen Behinderungsbegriff für alle Sozialleistungsträger geben kann. Allerdings folgte der deutsche Gesetzgeber bei seinen Behinderungsbegriffen bis zu einem gewissen Grad den Vorstellungen, die die WHO in ihrem Modell der Behinderung (Woodsches Modell der Krankheitsfolgen) entwickelt hat und das Grundlage der erstmals 1980 veröffentlichten Internationalen Klassifikation der Impairments, Disabilities, and Handicaps (ICIDH-1) ist. Der Bundesminister für Arbeit und Sozialordnung hat in seinem Vortrag "Rehabilitationspolitische Leitlinien der Bundesregierung" auf dem 3. Bundeskongress für Rehabilitation der Bundesarbeitsgemeinschaft für Rehabilitation am 21. April 1999 darauf hingewiesen, diesen Ansatz und seine Fortentwicklung stärker als bisher berücksichtigen zu wollen." (Schuntermann 1999)

Die Diskussion um den Begriff der Behinderung im deutschen Sozialrecht im Zusammenhang mit internationalen Begriffen (international existiert der Begriff der Behinderung nicht), um Vergleichbarkeit von Daten zu erzielen, wird in der Bundesrepublik seit Jahren geführt und hat bis heute keine eindeutige Klärung erfahren.

Deshalb wird in diesem Kapitel versucht, den Begriff der Behinderung in das System der Rehabilitation zu integrieren und durch die Verwendung des ICf nochmals auf die Bedeutung einer bio-psycho-soziale Diagnostik hinzuweisen, die besonders im Bereich chronischer Erkrankungen einen Ansatz präferiert, der zukünftig (bei Einführung der DRG's, des disease managements und des Ansatzes von managed care) berücksichtigt werden muss.

Der ICf bietet nicht nur ein Behinderungsmodell an, sondern ermöglicht durch exakte Kodierungen eine Dokumentation, die nicht nur national verwendet werden kann, sondern auch internationale Vergleiche zulässt und dadurch die Transparenz der Diagnostik und Therapie im System der Rehabilitation wesentlich verbessert.

Deshalb stelle ich zunächst das WHO-Modell der achziger Jahre vor, danach den ICF und zeige die noch bestehenden Verbindungen zwischen diesen beiden Ansätzen auf, aus denen sich logisch systematisch die bio-psycho-soziale Diagnostik ergibt (vgl. Kutz 2001).

5.7.2   Das WHO-Modell (ICF)

Das Modell von 1980 definierte ein Krankheitsfolgeschema, das primär körperliche, geistige und psychische Defizite und Mängel aufzeigte. Behinderung konnte in diesem Zusammenhang sehr allgemein gefaßt werden.

Der ICIDH-1 (International Classification of Impairments, Disabilities and Handycaps) definiert einen Zusammenhang zwischen Schädigungen (Krankheiten), daraus folgenden Fähigkeits-/Fertigkeitsstörungen bzw. Minderungen und den sozialen Folgen, den Deprivationen (Benachteiligungen). Er konnte nicht nur als diagnosisches Instrumentarium genutzt werden, sondern ebenfalls als Dokumentationsgrundlage. Leider hat sich der ICIDH in der Bundesrepublik nie durchgesetzt, auch nicht im Bereich der Rentenversicherungsträger, obgleich diese ihn immer als Argumentationsbasis genutzt haben. Der ICIDH ist seit 2001 nicht mehr Gegenstand der Diskussion, aber die Verbindung zum ICF (International Classification of Functioning and Health 2001) wird immer noch sehr deutlich. Es besteht aber die Gefahr, dass die im ICIDH im Mittelpunkt stehenden Mängel, Defizite und Deprivationen zugunsten von activities und partizipation im ICF unterschätzt werden. Sinnvoller erscheint eine Integration von ICIDH und ICF im Hinblick auf die bio-psycho-soziale Diagnostik, die mithin die therapeutischen Möglichkeiten berücksichtigt.

Die WHO betrachtet die Funktionsfähigkeit des Menschen unter drei verschiedenen Aspekten, die hier kurz skizziert werden sollen:

1. "**Der Mensch in seiner Abhängigkeit von seinem Körper**, d.h. von seinen anatomischen Strukturen und seinen psychischen und physiologischen Funktionen. Dieser Aspekt wird "Dimension des Körpers" genannt. Mögliche Störungen auf dieser Dimension heißen "Schäden" (engl. "impairments"). Die Schäden werden in "Funktionsstörungen" und "Strukturschäden" gegliedert.

Der Mensch als selbständig handelndes Subjekt. Dieser Aspekt wird "Dimension der Aktivität" genannt. Das Aktivitätskonzept wird dadurch begründet, dass zu handeln, aktiv zu sein, zu arbeiten, zu spielen, die Aufgaben und Arbeiten des täglichen Lebens zu erfüllen zu den zentralen Eigenschaften menschlichen Daseins gehören. Störungen auf dieser Dimension werden "Aktivitätsstörungen" oder "Leistungsstörungen" genannt (activity limitations).

Der Mensch als Subjekt in Gesellschaft und Umwelt. Dieser Aspekt wird "Dimension der Partizipation" genannt. Das Partizipationskonzept wird dadurch begründet, dass sich die Daseinsentfaltung einer Person stets im Kontext seiner sozialen und physikalischen Umwelt (kurz: Umweltfaktoren) vollzieht und von diesem mitbestimmt wird. Hierzu gehören Einstellungen, Werte und Überzeugungen der Menschen in der Gesellschaft, das politische und Rechtssystem eines Landes mit seinen Vorschriften, Verfahrensweisen und Standards, die Art des Gesundheits- und Bildungswesens sowie des Wirtschafts- und Verkehrswesens und die Art der zur Verfügung stehenden Güter und Technologien, um nur einige zu nennen. Die Daseinsentfaltung einer Person manifestiert sich in ihrer aktiven Partizipation, Teilhabe, Teilnahme, Beteiligung oder Integration hinsichtlich der Lebensbereiche, an denen die Person teilhaben möchte, ..." (Schuntermann 1999)

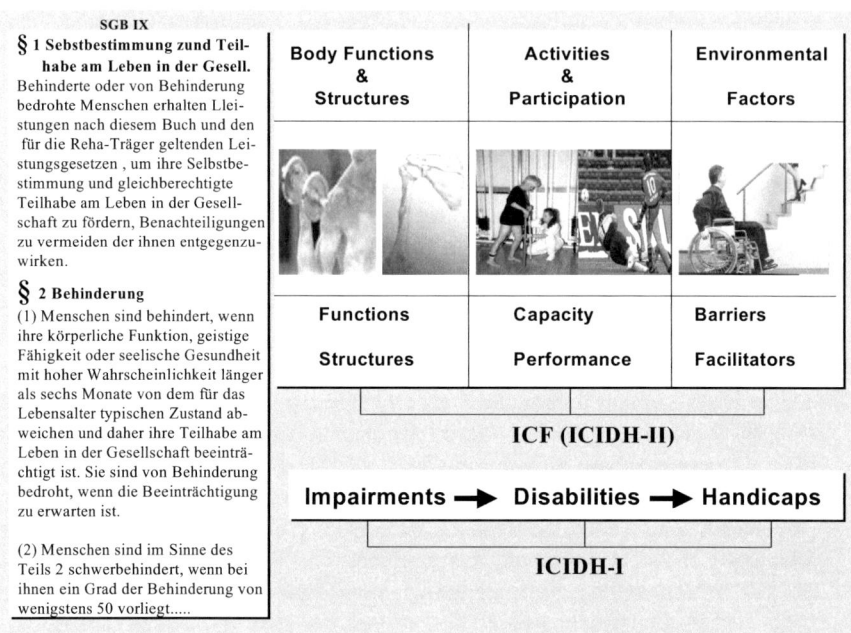

Abb. 42: Zusammenhang von ICF und ICIDH-I (Quelle: WHO 2002)

Die Abbildung zeigt sehr deutlich die Zusammenhänge zwischen dem ICF und dem I-CIDH-I. Während der ICIDH-I primär durch die Auflistung und die Kodierungsanleitungen von körperlichen, geistigen und psychischen Defiziten, Minderungen, Verlusten und Einschränkungen gekennzeichnet werden kann, ändert sich die Auffassung im ICF im Hinblick auf die Einbeziehung von Fähigkeiten und Möglichkeiten, indem Aktivitäten, Kapazitäten und Potenziale berücksichtigt werden. Diese Auffassung hat im deutschen Recht (SGB IX) dazu geführt, die Begriffe Teilhabe (Partizipation), körperliche Funktionen (body functions) und geistige Fähigkeiten (activities) im Rahmen der Definition von Behinderung zu berücksichtigen und dadurch einen Kontext zu international validen Begriffen herzustellen. Von Bedeutung sind international valide Begriffe und deren Kodierungen für die Dokumentation von Krankheits- und Behandlungsverläufe, für nationale Auswertungen sowie internationale Vergleiche.

Schuntermann (1999) stellt diesen Zusammenhang zwischen dem ICF und dem Behinderungsbegriff im deutschen Sozialrecht sehr deutlich heraus, insbesondere die Wechselwirkungen der einzelnen Faktoren des WHO-Modells, so dass auch die Kontexte zur Rehabilitation integriert werden können.
Dies ist deshalb so wichtig, weil die bio-psycho-soziale Diagnostik einen engen Zusammenhang zum WHO-Modell aufzeigt und die diagnostische und therapeutische Kooperation herausstellt. Es reicht eben nicht aus, dass nur Ärzte diagnostizieren, sondern

für die Aktivitäten und die Partizipation ist die Integration von Psychologen, Ergo- oder Physiotherapeuten in den diagnostischen Prozess erforderlich (vgl. Kutz 2001).

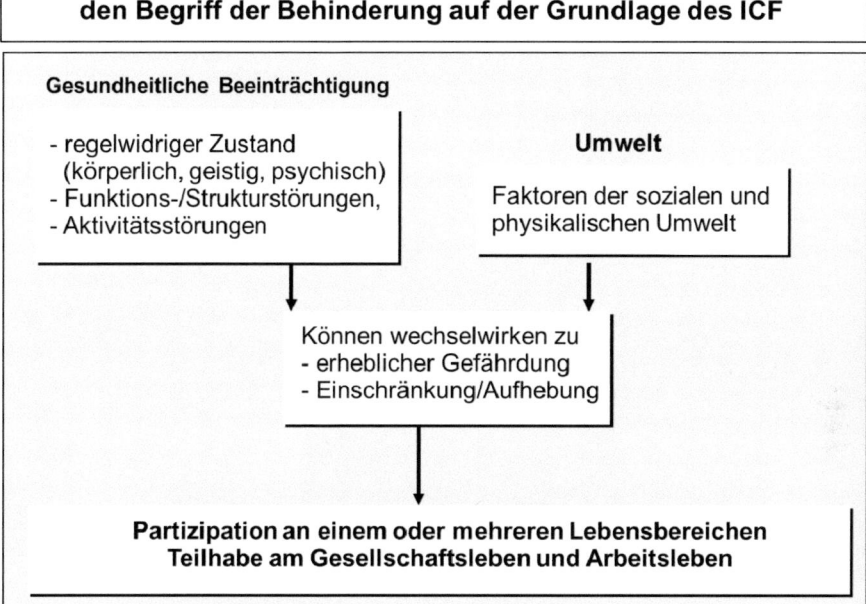

Das Modell der Behinderung des Definitionsvorschlages für den Begriff der Behinderung auf der Grundlage des ICF

Gesundheitliche Beeinträchtigung

- regelwidriger Zustand
  (körperlich, geistig, psychisch)
- Funktions-/Strukturstörungen,
- Aktivitätsstörungen

Umwelt

Faktoren der sozialen und physikalischen Umwelt

Können wechselwirken zu
- erheblicher Gefährdung
- Einschränkung/Aufhebung

Partizipation an einem oder mehreren Lebensbereichen Teilhabe am Gesellschaftsleben und Arbeitsleben

Abb. 43: Modell der Behinderung (Schuntermann 1999)

Im diagnostischen Bereich galt bis zum 31. 12. 1999 der ICD 9, seit 1. 1. 2000 der ICD 10 sowohl für niedergelassene Ärzte, Krankenhausärzte, die GKV als auch für die GRV -, so dass es sinnvoll erscheint, im Bereich der bio-psycho-sozialen Diagnostik die ICF-Codierungen für das positive/negative Leistungsbild, die Partizipation und den sozialen Kontext bereits zu berücksichtigen.

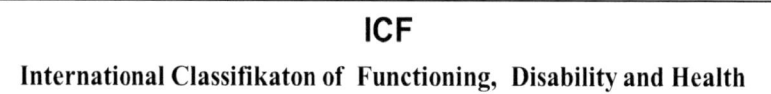

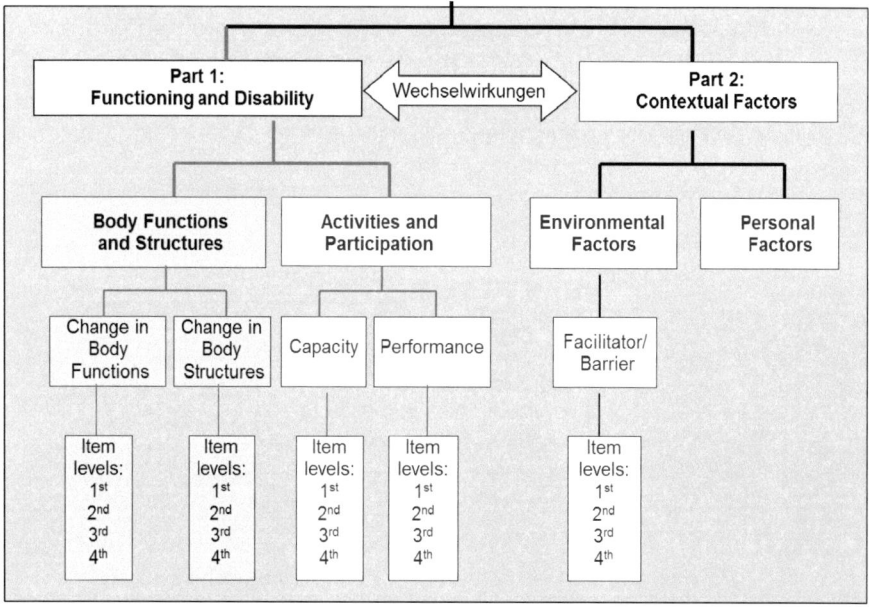

Abb. 44: Systematik des ICF

Die Erarbeitung eines einheitlichen Begriffsregisters im therapeutischen Bereich wäre ebenfalls sehr sinnvoll, damit zukünftig nicht nur die Effektivität bestimmter Therapien in Bezug auf die Verbesserung von Funktions- und Fähigkeitseinschränkungen beurteilt werden kann, sondern auch die Effizienz - die ökonomische Bewertung von therapeutischen Maßnahmen. Es geht letztendlich darum, welche Maßnahme welche Wirkungen erzielen und zu welchem Preis. Bevor nicht eine einheitliche Begriffsbildung innerhalb des Versorgungssystems der Renten- und der Krankenversicherung gewährleistet ist, kann Qualitätssicherung zwar in Einzelbereichen, aber nicht im System durchgesetzt werden.

Die Dokumentation der Daten sollte in Form eines Einzelleistungsverzeichnisses und einzelfallbezogen sein. Einerseits ist damit der rationelle Zugriff auf Daten, die für den Erfolgsnachweis von Therapie-Konzepten aggregiert werden können, möglich und andererseits eine Kosten-Nutzen-Abwägung sowohl im Einzelfall als auch gruppenspezifisch. Als Voraussetzung für die Einzelfalldokumentation muss der Zugriff auf alle notwendigen Daten bestehen, der Informationsfluss zwischen den verschiedenen Versorgungsebenen sollte kontinuierlich gewährleistet sein. Erst einheitliche Begriffsregister ermöglichen eindeutige Codierungen sowie Bewertungen einzelner Maßnahmen - diagnostisch, therapeutisch, ökonomisch -. Die Standardisierung von Daten ermöglicht gleichwohl eine adäquate Verschlüsselung.

Der therapeutische Prozess der Frührehabilitation sollte sich durch ein indikationsspezifisches Konzept auszeichnen. Dabei müssten die Prozessdaten einzelfallbezogen dokumentiert werden, damit sie sowohl für die interne als auch für die externe Qualitätssicherung und -kontrolle genutzt werden können.

Zusammenfassend lässt sich konstatieren, dass das WHO-Modell bereits im Rahmen der Akutbehandlung durch die pragmatische Umsetzung einer bio-psycho-sozialen Diagnostik berücksichtigt werden kann, und zwar auf der Grundlage des ICD-10 und ICF, was für eine digitale Patientenakte notwendig ist. Die Daten können auf dieser Basis nicht nur zu internationalen Vergleichen herangezogen werden, sondern sie können fachspezifisch ausgewertet werden und rationell an weiterbehandelnde Einrichtungen gesandt werden, so dass neben der therapeutischen Bedeutung auch der Datentransfer realisiert wird. Die sich ergebenden Synergieeffekte durch Wegfall von Doppel- und Dreifachuntersuchungen, durch Dokumentationstransfer statt Arztbriefe, durch Realisierung des Prinzips von Kontinuität und Nahtlosigkeit der Behandlung sowie durch Prozessoptimierung sind nicht eindeutig prognostizierbar, dürften aber immens sein.

Ein patientenorientiertes Qualitätsmanagement-Konzept verhindert eine weitere Ausdifferenzierung von Diagnostik, Therapie, (Früh)-Rehabilitation, Pflege und Nachsorge, es integriert alle Bestandteile einer Behandlung durch interdisziplinäre Kooperation zur richtigen Zeit.

5.7.3 Zulassungsverfahren für Reha-Kliniken

Nach dem Vorbild amerikanischer Strukturen der Qualitätssicherung müsste die Akkreditierung der Reha-Kliniken an ein Qualitätssicherungsprogramm der Klinik gebunden sein. Um sicherzustellen, dass jede Reha-Klinik einen bestimmten Qualitätsstandard erfüllt, sind entsprechende allgemeingültige und für alle Träger verbindliche Qualitätsstandards festzulegen. Damit greift man keinesfalls in die Entscheidungsautonomie der einzelnen Träger ein, sondern legt Minimalforderungen fest, die von jedem einzelnen Entscheidungsträger in Richtung optimaler Qualitätsstandards modifiziert werden können.

Um eine Zulassung als Rehabilitationsklinik zu erhalten, könnten - gemäß den Erfahrungen in anderen Ländern - die Kostenträger oder von Ihnen beauftragte neutrale Institutionen für die Zulassung von Kliniken verantwortlich sein, was aber nicht zwangsläufig zu einem Versorgungsvertrag führen muss; damit wäre nur die Voraussetzung für eine Belegung erfüllt. Der Abschluss der Versorgungsverträge bleibt dabei in den Händen der Kostenträger, so dass sie auch diesbezüglich keine Entscheidungsbefugnis aufgeben müssen. Belegungsverträge können aber nur mit Kliniken geschlossen werden, die über eine Zulassung verfügen.(vgl. Kap.3, BESKEN 1989, GEBERT 1990)

5.7.4 Qualitätssicherung der Kostenträger

Während bundesweit und trägerübergreifend einheitliche Standards der Qualitätssicherung vorliegen, sollten die einzelnen Träger die vorgegebenen Rahmenbedingungen - gemäß ihren besonderen Anforderungen - spezifizieren. Jeder Träger (BFA; LVA, KK) müsste intern eine Qualitätssicherungsgruppe einrichten, die sich primär mit konkreten Inhalten der Qualitätssicherung und -kontrolle beschäftigt. Dazu gehört etwa die Ausgestaltung der Arbeitshinweise für Sachbearbeiter, Gutachter und Prüfärzte, die Organisation und Koordination der Antragsbearbeitung und Bewilligungszeiträume (da die unterschiedliche Nachfrage nicht immer vollständig befriedigt werden kann und sich Verzögerungen zwischen Antragstellung, Bewilligung und Zuweisung in eine Reha-Klinik ergeben können), die interne Erstellung eines detaillierten Klinikverzeichnisses, Begutachtungsrichtlinien, interne Dokumentationshinweise und -inhalte, die trägerspezifisch variieren können, Erarbeitung von Einzelleistungsverzeichnissen, Stichprobenverfahren für Gutachten und Entlassungsberichte, Negativ- und Positivlisten für die Reha-Kliniken, Kompatibilität der Dokumentation und EDV, diesbezügliche Rahmenbedingungen für die Kliniken, Anforderungsprofile für Kliniken bestimmter Leistungsstufen und krankheitsspezifische Reha-Konzepte (letztere müssten durch die Kliniken selbst ausgestaltet werden), Kooperationspläne zwischen Gutachter, Prüfärzten, Reha-Beratern und niedergelassenen, Amts-, Krankenhaus- und Betriebsärzten sowie Versicherten.

Trägerspezifisch wäre darüber hinaus die Möglichkeit gegeben, durch expertenbesetzte Konsensuskonferenzen krankheitsspezifische Erfolgskriterien (Qualitätsindikatoren) zu erarbeiten und möglicherweise auf Defizite sowohl beim Träger als auch in den Kliniken hinzuweisen, Problemanalysen durchzuführen und Vorschläge zur Beseitigung von Defiziten zu erarbeiten. Gleichwohl wäre diese Gruppe für Mängelaufdeckung und Mängelbeseitigung zuständig, auch im Hinblick auf problematische Einzelfälle (sowohl bei der Begutachtung als bei der Rehabilitation), d.h. intern würde der Sanktionskatalog zuerst zum Tragen kommen, so dass die Möglichkeit einer Defizitbeseitigung träger- oder klinikintern machbar wäre (Selbstregulationsmechanismen). Diese Gruppe sollte gleichwohl beratend an Belegungsverträgen und Pflegesatzverhandlungen beteiligt sein.

Betrachtet man diesen nicht vollständigen Katalog, so wird deutlich, dass diesbezüglich eine kurz-, mittel- und langfristige Planung unerlässlich ist. Da für jede Art von Qualitätssicherung gerade Vereinheitlichung von Formularen und Entscheidungen sowie Dokumentation und EDV von größter Bedeutung sind, sollten zunächst in diesen Bereichen kurz- rsp. mittelfristig konsensfähige Standards erarbeitet werden.

In Anbetracht der unterschiedlichsten Aspekte der Qualitätssicherung und -kontrolle erscheint es wünschenswert, wenn eine personell interdisziplinäre Zusammensetzung angestrebt wird. Diese interdisziplinäre Zusammensetzung gewährleistet eine engere Kooperation zwischen den Beteiligten und könnte - wenn erforderlich - durch externe Wissenschaftler ergänzt werden, so dass Verwaltungsfachleute, Juristen, Sozialmediziner, Psychologen, Soziologen und externe Wissenschaftler zunächst auf der trägerübergreifenden Ebene berücksichtigt werden sollten.

Auf der trägerspezifischen Ebene könnten eventuell externe Wissenschaftler vernachlässigt und auf der Klinik-Ebene könnte auf Juristen verzichtet werden.

5.7.5 Qualitätskontrolle

Im Gegensatz zu Selbmann, der Qualitätskontrolle als ersten Schritt zur problemorientierten Qualitätssicherung kennzeichnet, wird hier Qualitätskontrolle als Prüfungs-
instrument und zur Weiterentwicklung der Qualitätsstandards eingesetzt, und zwar
im Sinne einer Kontrolle von Qualitätsstandards.
Vor diesem Hintergrund wäre zunächst eine IST-Analyse durchzuführen, die eine
explizite Darstellung bestehender Qualitätsstandards zum Ziele hat. Da Erfahrungen
der Qualitätssicherung aus anderen Ländern vorliegen, ist der zweite Schritt darin zu
sehen, übertragbare Bedingungen zu übernehmen und konsensfähige Qualitätsstandards einzuführen, Die Implementation dieser vorläufigen Programme ist zu überprüfen. In diesem Kontext folgt erst der Schritt beobachten und erkennen von Defiziten.

Offensichtlich sind Qualitätssicherung und -kontrolle vor diesem Hintergrund eng
miteinander verknüpft. Trotzdem besteht der Sinn der Qualitätskontrolle darin, geeignete Prüfindikatoren festzulegen, die von allen Beteiligten nicht nur als verbindlich
akzeptiert, sondern vielmehr von allen Beteiligten erfüllt werden müssen.
Dabei ist zwischen interner und externer Qualitätskontrolle zu differenzieren. Die interne Qualitätskontrolle wird durch die etablierten Qualitätssicherungsgruppen gewährleistet und hat die Zielsetzung, die Selbstgulationsmechanismen zu stärken, um
intern Defizite aufzudecken und eine Weiterentwicklung der Qualitätssicherung zu
erreichen. Mit Selbstregulationsmechanismen ist gemeint, dass festgestellte interne
Defizite beseitigt und die auf Problem- und Einzelfallanalysen basierenden Weiter-
entwicklungsmöglichkeiten intern umgesetzt werden. Dass Selbstregulationsmechanismen allein nicht hinreichen Qualitätssicherungsprogramme durchzusetzen, ist angesichts der Versäumnisse des letzten Jahrzehnts offensichtlich.

Die interne Qualitätssicherung und -kontrolle sollte also durch eine externe ergänzt
werden, d.h. die Kostenträger bzw. von Ihnen beauftragten Institutionen sollten die
Reha-Kliniken kontrollieren und die Bundesverbände sollten ihre Regionalverbände
kontrollieren.

Die Datensätze, die jeweils dem übergeordneten Träger zur Verfügung zu stellen
sind, werden von diesem bestimmt. Darüber hinaus bleibt es in der Verantwortung
der einzelnen Träger - Kliniken, Kostenträger - einen erweiterten Datensatz für eigene Zwecke zu erheben.
Wenn Qualitätssicherung und -kontrolle wirklich greifen sollen, dann wird man - und
dies zeigen alle Erfahrungen - nicht umhin können, einen abgestuften Sanktionskatalog zu erarbeiten, der aber bei funktionierenden Selbstregulationsmechanismen -
wie die amerikanischen Erfahrungen zeigen - nicht zwangsläufig zur Anwendung
kommen muss.
Ohne einen geeigneten Sanktionskatalog wird Qualitätssicherung und -kontrolle eine
reine Ermessensfrage bleiben und von der Gutwilligkeit einzelner Personen oder
Träger abhängen, was den derzeitigen Stand der Qualitätssicherung kennzeichnet.

Die Kostenträger sollten ihre organisatorischen Strukturen nutzen, um auch in der Öffentlichkeit die Rehabilitation mit Hilfe von Qualitätssicherung und -kontrolle nachweislich zu legitimieren. Die Voraussetzungen und das adäquate know how sind gegeben, was fehlt sind einheitliche Standards und deren Implementation.

5.7.6. Internes QM bei den Kostenträgern

Die interne Qualitätssicherung muss in folgenden Bereichen entwickelt rsp. weiterentwickelt werden:

- Inanspruchnahme (Antragsebene)
- Begutachtung (med. Entscheidungsebene)
- Zuweisung (Bedarfsebene) Klinik (Prozeßebene).

5.7.6.1 Antragsebene

Gemäß der Studie von Koch, Barth und Wittmann sind zumindest bei Erstantragstellern erhebliche Barrieren abzubauen sind, die sicherlich teils auf die Formularflut, teils auf Begutachtung selbst, teils auf die Umständlichkeit der Unterlagenbeschaffung und teils auf bürokratischen Hemmnisse zurückzuführen sind, ganz zu schweigen von den erwarteten finanziellen Belastungen und eventuell den unberechtigten Befürchtungen mancher Versicherter (Koch, Barth, Wittmann 1990).

Das Ziel der Qualitätssicherung auf Kostenträgerebene kann generell mit einer Vereinfachung des Antragsverfahrens beschrieben werden. Auf der Strukturebene bieten sich hier zunächst Standards an, die vorwiegend den Umfang der Formulare und der erfragten Informationen auf das wesentliche begrenzen. Desweiteren sollten die Wünsche der Versicherten und Hausärzte mehr Berücksichtigung finden. Nicht der Versicherte sollte die notwendigen Unterlagen beschaffen müssen, sondern der jeweilige Kostenträger könnte diese anfordern bzw. bei bio-pycho-sozialer Diagnostik ist der behandelnde Arzt oder das Krankenhaus verpflichtet, die Daten digitalisiert zu übermitteln.

Um intern eine rationale Bearbeitung der Anträge zu gewährleisten (Prozessqualität) müsste die Organisationsstruktur dahingehend modifiziert werden, dass statt der strikten hierarchischen Organisation kooperative Organisationsformen Platz greifen (Strukturqualität). Die gegenwärtig vorherrschende strikte Trennung zwischen Verwaltung und ärztlichem Dienst führt innerhalb der RV-Träger zu konfliktären Beziehungen, die durch geeignete Organisationsformen beseitigt werden können. (vgl. Klages / Haubner 1990; Schmid 1990; Hoffmann 1990; König 1990)

Darüber hinaus wäre ein Ausbau der Beratungsstellen innerhalb der Gesundheitszentren sinnvoll, so dass dem Versicherten und ggf. auch den niedergelassenen Ärzten kompetente Fachberater hinsichtlich der Heilbehandlungen für Informationen zur Verfügung stehen.

Daneben wäre es wünschenswert, niedergelassenen Ärzte mehr in den Reha-Plan zu integriert, d.h. die Kooperationsbeziehungen zu den niedergelassenen und Krankenhausärzten müssten intensiviert werden.

Für eine schnellere Bearbeitung **(Ergebnisqualität)** der Anträge wäre es sicherlich vorteilhaft, wenn Anforderungsprofile erarbeitet würden, die eine Vollständigkeit der Unterlagen gewährleisten.

5.7.6.2 Begutachtungsebene

Die Begutachtungsebene umfasst eigentlich zwei Aspekte, einerseits die Prüfärzte, die nach Aktenlage entscheiden oder Gutachten in Auftrag geben, andererseits die Gutachter selbst, die krankheitsspezifische Untersuchungen durchführen und ein sozialmedizinisches Gutachten erstellen. Hinsichtlich der **Strukturqualität** könnte dieses Verfahren wesentlich vereinfacht werden, wenn von Seiten des prüfärztlichen Dienstes bzw. MDK krankheitsspezifische Anforderungsprofile für die niedergelassenen und die Krankenhausärzte erarbeitet würden, die die für die sozialmedizinische Entscheidung relevanten Daten enthalten. Es müssten jeweils Befundbögen entwickelt werden, aus denen der Sozialmediziner eindeutig die erhebliche Gefährdung oder Minderung der Erwerbsfähigkeit, die qualitativen und quantitativen Funktionseinschränkungen sowie die Leistungsbeurteilung und damit den Schweregrad und die Reha-Prognose beurteilen kann. Wenn dem Prüfarzt krankheitsspezifische Daten vorliegen - eventuell auch eine Liste von Indikationen, die apriori eine Heilmaßnahme rechtfertigen - wären Begutachtungen der derzeitigen Provenienz nur noch in seltenen Fällen notwendig, was durch externe Gutachter allein gewährleistet werden könnte. Ebenso denkbar wäre bei Problemfällen eine diagnostische Abklärung in der Rehabilitationsklinik. Sofern die Begutachtungsstellen - evt. zentralisiert - aufrechterhalten werden, müssten sie einerseits den Anforderungen einer somatischen, psychischen und sozialen Funktionsdiagnostik gerecht werden und andererseits wäre es sinnvoll, Anforderungsprofile für technische und personelle Ausstattung zu erarbeitet, insbesondere für Sozialanamnesen und Instrumentarien für die Leistungsdiagnostik (vgl. Diagnostik).

Für jeden Versicherten, der aufgrund seiner chronischen Krankheit vom Hausarzt, Gebietsarzt und Krankenhausarzt untersucht wurde, wird eine nochmalige Untersuchung zur Tortur und allein diese Tatsache könnte viele potentiell Reha-Bedürftige von einer Antragstellung abhalten. Zudem wäre vorstellbar, dass auch der niedergelassene Arzt eine Begutachtung bei eindeutigen Krankheitsbildern als Kontrolle seiner Diagnostik und Therapie auffasst und von daher nur diejenigen zur Rehabilitation anregt, die für ihn Problemfälle darstellen oder bei denen seine Therapie nicht anschlägt. (vgl. Brandt et al.;Koch et al. 1990) Gerade auf der medizinischen Ebene wäre die Intensivierung des Informationaustausches und der Kooperation ein weiterer Schritt zur Durchsetzung von Qualitätsstandards.

Ein weiterer Aspekt auf der strukturellen Ebene sind die unterschiedlichen Arbeitsplatzanforderungen. Bevor eine Akte überhaupt den Prüfarzt oder Gutachter erreicht, sollten Sachbearbeiter die Vollständigkeit der Unterlagen gewährleisten. Dies schließt eine medizinische Weiterbildung mit ein, ebenso relevant sind jedoch Qualifikationsanforderungen und Arbeitsplatzbeschreibungen für Gutachter und Prüf-ärzte. Da derzeit die Verfahren der einzelnen Kostenträger unterschiedlich sind - vollständige

Begutachtung über Mischverfahren bis zum Hausarztverfahren - wäre zunächst ein einheitliches Verfahren zu fordern, damit Dokumentationen und Anforderungsprofile generell einsetzbar und vergleichbar sind. Die unterschiedlichen Verfahren machen es derzeit unmöglich, geeignete Vergleichskriterien für die Erfolgskontrolle zu erarbeiten

Aufgrund einer Einführung von einheitlichen Befundberichten, erscheint es derzeit denkbar, dass der ärztliche Dienst neu organisiert und strukturiert werden muss. Bedingt durch den Zuwachs an Aufgaben im Rahmen der Qualitätssicherung ist wahrscheinlich mit einer Reduzierung des Begutachtungsdienstes zu rechnen, bei gleichzeitiger Aufstockung des prüfärztlichen Dienstes. Insbesondere die durch das Krankheitsspektrum der Antragsteller - Krankheiten des rheumatischen Formenkreises, Herz-Kreislauf-Erkrankungen - erforderliche Besetzung des prüfärztlichen Dienstes mit entsprechenden Gebietsbezeichnungen - wie Internisten, Kardiologen, Orthopäden usw. - ist nicht erreicht, aber notwendig für eine dauerhafte Qualitätsverbesserung (vgl. Empirische Bestandsaufnahme AB2 der Reha-Kommission 1990).

Im Rahmen der Qualitätssicherung wären die Prüfärzte nicht nur in den trägerübergreifenden und trägerinternen Qualitätssicherungsgruppen vertreten, sondern müss-ten auch Aufgaben der Qualitätskontrolle wahrnehmen, so dass neben den medizinischen, sozialmedizinischen, arbeitsmedizinischen Kenntnissen mithin auch Kenntnisse der Qualitätssicherung und -kontrolle vermittelt werden müssten, was im Bereich der Fort- und Weiterbildung neue Konzepte und Schulungsmaßnahmen erfordert. Dabei ist aber besonderer Wert auf eine einheitliche und vergleichbare Schulung zu legen, was nur mit Hilfe eines zentralen Instituts erreichbar ist. Die derzeitigen dezentralen Bildungsmaßnahmen im sozialmedizinischen Bereich konterkarieren die Ergebnisqualität.

Auf der Ebene der **Prozessqualität** sind damit zunächst die funktionellen Ressourcen angesprochen, die aufgrund der Modifikation von Organisationsstrukturen Kompetenzverschiebungen bezeichnen. Die Sachbearbeiter, die aufgrund der formalen Anforderungsprofile hinsichtlich vollständiger Unterlagen einen wesentlichen Teil der medizinischen Arbeit zu leisten hätten, müssten diesbezüglich hinreichend medizinisch geschult werden, damit sie zumindest die Relevanz und Vollständigkeit der Informationen grob beurteilen können.

Die Prüfärzte hingegen sollten nicht nur sozialmedizinisch intensiv ausgebildet und geschult werden, sondern insbesondere hinsichtlich der Kontextanalyse von qualitativen und quantitativen Daten. Da die Befundbögen so zu gestalten sind, dass sie eben nicht im Sinne einer Verordnung interpretiert werden können, müssen die Informationen einzeln bewertet und miteinander in Beziehung gesetzt werden, so dass der Sozialmediziner aus den Befunden die bio-psycho-sozialen Funktionseinschränkungen, die Leistungsbeurteilung, die Bestimmung des Schweregrades, die Reha-Prognose und die erhebliche Gefährdung oder Minderung der Erwerbsfähigkeit inhaltlich und logisch ableiten kann. (vgl. Kutz 2001) Aufgrund permanenter wissenschaftlicher Forschung verändern sich die diagnostischen und therapeutischen Standards im Zeitverlauf, so dass eine adäquate Beurteilung chronischer Krankheiten nur dann möglich erscheint, wenn den Sozialmedizinern die neuesten Forschungsergebnisse vermittelt werden.

Für die sozialmedizinische Beurteilung folgt daraus logischerweise, dass der Arbeits-
platzanalyse - Arbeitsplatzbeschreibungen, Arbeitsplatzbelastungen - eine ganz entscheidende Bedeutung zukommt, die in die Kontextanalyse einbezogen werden muss.
(vgl. Kutz 2001) Das setzt auf Seiten der Sozialmediziner arbeitsmedizinische Kenntnisse voraus, insbesondere aber Kenntnisse über den neuesten Stand der arbeitsmedizinischen Forschung und der sich im Zeitverlauf modifizierenden Anforderung am
Arbeitsplatz. Die Erarbeitung sozialanamnestische Anforderungsprofile müsste deshalb
kurzfristig umgesetzt werden.

Die dritte Komponente bei der sozialmedizinischen Entscheidung ist die Beurteilung der
Reha-Prognose - Besserung, Wiederherstellung oder Erhaltung der psychosozialen
Kompetenz. Somatische, psychische und mentale Funktions- rsp. Fähigkeitseinschränkungen zeigen ihre Auswirkungen gerade im psychosozialen Interaktionskontext - Verhaltensstörungen, Kommunikationsstörungen, Versorgungsschwierigkeiten,
Freizeitprobleme, Konfliktsituationen, Anpassung, Bewältigung, Abwehr, familiäre und
soziale Umstellungen usw. -. Im Rahmen der sozialmedizinischen Beurteilung müssen
psychosoziale Auswirkungen von chronischen Krankheiten in die Kontextanalyse ein-
gehen, bewertet und gewichtet werden, so dass auch eine Vermittlung neuester Forschungsergebnisse der Soziologie und Psychologie erforderlich sind. Auch hier wäre es
vorteilhaft, Anforderungsprofile für sozialmedizinisch relevante Fakten zu erarbeiten und
Schulungsprogramme zu entwickeln. (vgl. Großpietzsch 1990, Pannen 1990, Großpietzsch 1990)
Die Qualitätssicherung (als Ergebnisqualität) und Qualitätskontrolle beinhaltet vor diesem Hintergrund, dass sozialmedizinische Kontextanalysen inhaltlich einheitlich dokumentiert, vergleichbar, transparent, logisch nachvollziehbar und somit auch juristisch
verwertbar sein müssen (vgl. Plagemann 1991).
Die diesbezügliche Qualitätskontrolle sollte von einer interdisziplinären - internen und
externen - Gruppe bestehend aus Juristen, Verwaltungsfachleuten und Sozialmedizinern geleistet werden, wobei insbesondere Fall- und Fachbesprechungen sinnvoll erscheinen.
Im Bereich der Begutachtung ist zusammenfassend für die Qualitätssicherung zu fordern, dass die angeführten Anforderungsprofile erarbeitet und praktisch erprobt werden.
Begutachtungen mit körperlicher Untersuchung wären vor dem Hintergrund einer bio-
psycho-sozialen Diagnostik bei chronischen Krankheiten nicht mehr notwendig, andererseits müssten Profile für Untersuchungsmethodik und -instrumente erarbeitet werden.
Insbesondere sollten dem Fachgutachter aber eindeutige Anforderungsprofile zur Verfügung gestellt werden, damit er seine Aufgaben auftragsgerecht erfüllen kann. Darüber
hinaus sind Ausbildungs- und Fortbildungsprogramme zu erarbeiten und zu erproben
(Prozessqualität).
Im Rahmen der Strukturqualität erscheint es sinnvoll rigide Organisationsstrukturen zu
modifizieren und hierarchische durch kooperative Arbeitsteilung zu ersetzen sowie adä-
quate Arbeitsplatzbeschreibungen und Stellenbesetzungen durchzusetzen.
Dadurch würde sich zwangsläufig die Ergebnisqualität hinsichtlich der Verwendung von
Entscheidungen für alle Beteiligten verbessern.

5.7.6.3 Zuweisungssteuerung

Das primäre Ziel der Zuweisung in die Reha-Kliniken kann auf die einfache Formel gebracht werden, jeder Versicherte hat ein Recht darauf, in eine Klinik eingewiesen zu werden, deren Reha-Konzept seiner spezifischen Krankheit adäquat ist. So einfach dieses Ziel formuliert ist, so problematisch scheint es in der Praxis zu sein. Im Rahmen der Zuweisung wird beispielsweise bemängelt, dass die Versicherten teils in eine inadäquate Klinik eingewiesen werden, dass die Zuweisung nach der Hauptdiagnose unzureichend ist, dass der Zeitraum zwischen Antragsbewilligung und Einweisung in die Reha-Klinik zu lang sei und dass die Erwartungen und Wünsche der Versicherten zu wenig Berücksichtigung finden.

Darüber hinaus hängt die adäquate Zuweisungssteuerung sehr stark mit der Bettenbedarfsplanung der Kostenträger zusammen. Die Bedarfsplanung ist im wesentlichen von einer rationalen Dokumentation der Reha-Anträge und des damit verknüpften Krankheitsspektrums der Antragsteller abhängig. Daneben ist die Angebotsstruktur der Reha-Kliniken von Bedeutung, ob die Kliniken Reha-Konzepte anbieten können, die dem sich verändernden Krankheitsspektrum Rechnung tragen und ob sie den Erfolg ihrer Konzepte auch nachweisen können.

Um in diesem Bereich Qualitätsstandards zu erarbeiten rsp. zu etablieren, sind auf der Ebene der Strukturqualität zunächst einmal Bedarfsplanung und Angebotsstruktur zu untersuchen, um festzustellen, inwieweit in der Vergangenheit der spezifischen Nachfrage ein adäquates Angebot gegenüberstand und welche intervenierenden Variablen nicht kontrollierbar waren rsp. sind. Das Modell der Bedarfsplanung orientiert sich an vorangegangenen Zeiträumen, das ist, sofern die Antragszahlen prognostiziert werden müssen, unstrittig. Inwieweit aber die Veränderungen des Krankheitsspektrums sich auf der Angebotsseite in adäquaten Reha-Konzepten widerspiegeln ist fraglich, wie die Befragung über Patientenzufriedenheit zeigt (Kutz 2001). Inwieweit die Reha-Kliniken überhaupt in der Lage sind, insbesondere vor dem Hintergrund der groben Einteilung der Krankheitsgruppen, flexibel auf die jeweils sich verändernden krankheitsspezifischen Forschungsergebnisse, die Krankheitsbilder und die Therapieanforderungen zu reagieren rsp. welchen Zeitraum sie benötigen, um die Erwartungen einer spezifischen Nachfrage zu erfüllen, müsste erst noch festgestellt werden. Bislang ist dieser Bereich wenig thematisiert worden. Die Präzision der prognostischen Modelle ließe sich insbesondere am Zeitraum zwischen Bewilligung und Beginn einer Heilbehandlung und am Erfolg der Heilbehandlung ablesen.

Neben diesen Metaaspekten der Qualitätssicherung im Rahmen der Zuweisungssteuerung müssen gleichsam einige formale Komponenten berücksichtigt werden, z.B. wären Anforderungsprofile sinnvoll, die relevante therapiespezifische Kriterien für die Heilbehandlung enthalten, d.h. Berücksichtigung aller Diagnosen, Berücksichtigung der Befindensstörungen, der Schmerzen, der Anpassungs-, Abwehr- und Bewältigungsstrategien, der Medikamente, der körperlichen Beweglichkeit, ob eher verhaltensmedizinische oder somatisch orientierte Maßnahmen einen Erfolg gewährleisten usw. Neben diesen Kriterien sind detaillierte und präzise Informationen der Kliniken notwendig, die sowohl Erfolgsquoten, personelle, technische und therapeutische Ausstattung als auch hygienische und den Komfort betreffende, insbesondere aber detaillierte schriftliche Darstellungen der krankheitsspezifischen Konzepte, die Kooperationsbereitschaft der Klinikärzte und eine Kosten-Nutzen-Rechnung. Diese Informationen sollten den Kostenträgern von den Kliniken zur Verfügung gestellt werden, was selbstverständlich nur mit Hilfe einer präzisen Dokumentation und eines Evaluierungskonzeptes möglich ist. Dazu sind einheitliche und vergleichbare Standards notwendig, die von allen Kostenträgern und Reha-Kliniken gleichermaßen benutzt werden müssen (Selbmann 1990 und Schwartz 1990).

Um auf dieser Ebene **(Prozessqualität)** eine rationale und rationelle Zuweisungssteuerung zu erreichen, wäre der Einsatz der EDV wünschenswert. Die einheitlichen Standards garantieren eine einheitliche Verschlüsselung, insbesondere für die Anzahl der Diagnosen, den zu behandelnden Funktions- und Fähigkeitseinschränkungen, den Besonderheiten des Einzelfalles sowie relevanten zusätzlichen Informationen. Über die Stellenanzahl der notwendigen Schlüssel, sollten die Kostenträger und die Kliniken konsensfähige Anforderungen erarbeiten. Die Sozialmediziner (Prüfärzte) entscheiden dabei über die spezifischen Kriterien, die für die Klinikauswahl im Einzelfall relevant sind. Die EDV trifft eine Auswahl der in Frage kommenden Kliniken. Sofern mehr als eine Klinik den spezifischen Anforderungen des Rehabilitanden gerecht wird, entscheidet der Sozialmediziner, unter Berücksichtigung der Kriterien der Dringlichkeit, medizinischen Bedeutung sowie möglicher Wünsche des Versicherten, in welche Reha-Klinik eingewiesen wird. Das dazu die sozialmedizinische Kompetenz notwendig ist, steht außer Frage, zumal davon auszugehen ist, dass wahrscheinlich nicht alle Besonderheiten des Einzelfalles verschlüsselt werden können und nur der Sozialmediziner die adäquaten Zusatzkriterien bestimmen kann.

Die **Ergebnisqualität** ließe sich auch in diesem Fall durch die Erfolgsquoten der Heilbehandlungen nachweisen oder indem die Patienten nach Zufriedenheitskriterien befragt werden oder durch eigene Forschungen rsp. Forschungen in den Reha-kliniken.

5.7.7 QM in der Reha-Klinik

5.7.7.1 Strukturqualität

Die Kliniken sind zunächst die Leistungserbringer der Rehabilitation, d.h. sie sind Anbieter rehabilitativer Leistungen. Als solche haben sie den Nachweis sowohl für die Effektivität als auch für die Effizienz ihrer Reha-Konzepte zu erbringen.
Für die Anforderungen an die Strukturqualität ist neben der Corporate identity die räumliche, technische und personelle Ausstattung von Interesse. Das Haus sollte so gestaltet sein, dass es den Belangen der spezifischen Krankheiten im Hinblick auf körperliche und psychomentale Leistungsfähigkeit der Rehabilitanden entspricht - übersichtliche Gestaltung und kurze Wege, Trennung von Wohn- und Therapietrakt, Schwimm- und Sportmöglichkeiten, usw. -. Auch die Wohnräume sollten nach Krite-

rien des Wohlbehagens wie Helligkeit, Farbkomposition, Zuschnitt und Größe der Räume, adäquate Badezimmer, adäquate Schlafstätten sowie ruhige Lage und gesellschaftliche Möglichkeiten konzipiert sein.

Die technische Ausstattung orientiert sich an den Belangen der Rehabilitation und weniger an diagnostischen, d.h. die therapeutischen Aspekte sind die Parameter für die technische Ausstattung. Die diagnostische Ausstattung ist dort berechtigt, wo Funktions- oder Fähigkeitseinschränkungen und deren Modifikationen gemessen werden. Was an technischer Ausstattung als optimal angesehen wird, sollte durch krankheitsgruppenspezifische Anforderungsprofile Bestandteil des Qualitätssicherungsprogramms sein. Die personelle Ausstattung der Klinik richtet sich insbesondere nach adäquaten Qualifikationsmerkmalen der therapeutischen Ziele. Dabei spielt das Medizinmanagement eine genauso wichtige Rolle wie das Organisations- und betriebswirtschaftliche Management.

Unter Aspekten von Effektivität und Effizienz muß das Management einer Reha-Klinik den Erfordernissen eines modernen Dienstleistungsunternehmens standhalten können. Vor diesem Hintergrund kann eine Klinik nicht mehr nur von einem Mediziner geleitet werden, sondern bedarf eines Leitungsteams bestehend aus Mediziner mit adäquater Fachausbildung, Therapeuten und Ökonomen mit Ausrichtung Medizinmanagement, so dass bei Entscheidungen sowohl reha-spezifische als auch ökonomische und organisatorische Belange kompetent vertreten und berücksichtigt werden können (vgl. Wehnowsky/Hoffmann 1991).

Das therapeutische, technische und Pflegepersonal setzt für die entsprechende Rehabilitationsorientierung auch spezifische Qualifikationen voraus, und durch Fort- und Weiterbildungsmöglichkeiten können sie permanent am Stand des medizinischen Fortschritts partizipieren.

Das Qualitätssicherungsprogramm der Klinik muß eindeutige qualifikationsbezogene und quantitative Aussagen der personellen Anforderungen enthalten und ggf. auf besondere Belange wie Gesundheitsbildung, Diätschulung, Gesprächskreise, Dokumentation und Evaluation ausgerichtet sein. Gerade für den Bereich der Dokumentation und Evaluation erscheint es sinnvoll zumindest einen Dokumentationsassistenten und einen Sozialwissenschaftler vorzusehen. (vgl. AB 3. der Reha-kommission: Reha-Konzepte, VDR 1991)

5.7.7.2 Prozessqualität

Die Qualitätssicherung des Rehabilitationsprozesses in der Reha-Klinik betrifft alle diagnostischen, therapeutischen und Bildungsmaßnahmen, die zur Verbesserung der Leistungsfähigkeit eines Versicherten, zur Kompensation von Leistungseinschränkungen oder zur Adaptation an krankheitsadäquates Verhalten beitragen können.

Im diagnostischen Bereich fehlen bislang krankheitspezifische Anforderungsprofile, die die in der Reha-Klinik erforderliche Diagnostik auf das Notwendige beschränken. Die Diagnostik von Krankheiten ist eine Domäne der kurativen Medizin und sollte - laut Gesetz - bereits vor der Zuweisung in die Reha-Klinik abgeschlossen sein. Die

Reha-Kliniken sollten sich - auch nur dann, wenn es notwendig ist - auf die reha-spe-zifische Diagnostik begrenzen. Diese betrifft die aus einem Impairment resultieren-den Funktionseinschränkungen und partiellen oder totalen Fähigkeitsminderungen sowie deren Konsequenzen für die Leistungsfähigkeit im sozialen Interaktionskontext des Rehabilitanden. Diese Diagnostik (vgl. Punkt Diagnostik) macht deshalb Sinn, weil zur Bestimmung von Erfolgsparametern rsp. -nachweisen am Ende des Reha-Prozesses notwendig ist. Dabei geht um die Verbesserung der Funktionen oder Fä-higkeiten und ob die Leistungsfähigkeit positiv verändert worden ist. Die diagnosti-schen Maßnahmen müßten also detailliert dokumentiert werden, so dass über Klinik-vergleiche (Benchmarking) Diagnoseprofile weiterentwickelt und auf das notwendige Maß beschränkt werden können.

Der therapeutische Prozess der Rehabilitation - quasi das Kernstück - sollte sich durch ein festgeschriebenes Reha-Konzept mit entsprechenden Alternativen für die spezifische Krankheit rsp. die spezifischen Funktionseinschränkungen oder Fähig-keitsminderungen auszeichnen. Dafür sind einzelfallbezogene Prozessdaten not-wendig, damit sowohl interne als auch externe Qualitätssicherung und -kontrolle ge-gewährleistet werden können.

Für die Überprüfung der internen Qualitätssicherung und der Funktionsfähigkeit der Selbstregulationsmechanismen sowie der externen Qualitätskontrolle sind sowohl einzelfallbezogene als auch gruppenspezifische Analysen notwendig.

Ein Qualitätssicherungsprogramm in der Klinik könnte - ohne Anspruch auf Vollstän-digkeit zu erheben - folgende Daten enthalten:

- Aufnahme und Verweildauer
- Diagnostik, insbesondere Leistungsdiagostik
- Inanspruchnahmehäufigkeit bestimmter Leistungen
- zeitliche Verteilung der Therapiefrequenz
- Negativ- und Positivlisten
- Prüfung der Dokumentation
- Zusammenstellung von Daten an die Träger
- Patientenzufriedenheit
- Erfolgsparameter hinsichtlich der Modifikation spezifischer Funktions-, Fähig-keitseinschränkungen sowie der Leistungsfähigkeit, der Lebensqualität und des subjektiv Wohlbefindens
- Krankheitsverlaufsbeobachtung
- Kontrolluntersuchungen
- Therapiemodifikationen
- Diagnosemodifikationen usw.
- Jahresberichte zur Qualitätssicherung

5.7.7.3 Ergebnisqualität

Im Rahmen der Ergebnisqualität müssten die relevanten Erfolgsparameter des Rehabilitationskonzeptes explizit dargestellt werden.
Grundlage dafür wäre ein erfolgreich erprobtes Evaluationskonzept, das sowohl einzelfallspezifische als auch gruppenspezifische Parameter (Qualitätsindikatoren) aufzeigt.
Ein Evaluationskonzept beinhaltet Konzeption, Planung, Implementation und Kosten-Nutzen-Analyse, so dass anhand des Evaluationsprogramms die Erfolgsprognose sicherer wird und die jeweils relevanten Parameter als Qualitätssicherungsprogramm Gültigkeit beanspruchen können.
Das klassische Konzept der Evaluation geht davon aus, dass ein konzeptioniertes Programm - ob nun im Bereich der Rehabilitation, der Gesundheitsbildung, der schulischen oder Erwachsenenbildung oder im Rahmen sozialer Programme überhaupt - auf seine Praxisrelevanz empirisch geprüft wird. Aufgrund von Analysen aller verfügbaren Informationen wird ein entsprechendes Konzept erarbeitet, dass sowohl die zu messenden Indikatoren als auch die zu kontrollierenden Einflüsse zu berücksichtigen hat. Dabei müssen gleichwohl die zu verwendenden Stichprobenverfahren und Messinstrumente festgelegt werden sowie die Messzeitpunkte. Es dürfen also nur Verfahren angewendet werden, die Messwiederholungen zulassen. Es ist auch darauf zu achten, dass etwa im Rahmen von Therapiestudien eine geeignete Vergleichsgruppe ausgewählt wird. Generell legt die Konzeptionsphase das Studiendesign fest.
Die Planungsphase beinhaltet alle mit dem Studiendesign verknüpften organisatorischen und zeitlichen Planungen.
In der Implementationsphase erfolgt die tatsächliche Durchführung der Studie, die Datenerhebung, Dokumentation, Codierung und Messung betrifft. Die Implementationsphase in der Rehabilitation ist der Rehabilitationsprozess in der Klinik selbst. Die Auswertung der Ergebnisse erfolgt zunächst nur im Rahmen der Effektivität, ob entweder das erprobte Programm in der Praxis angewendet werden kann oder ob die Rehabilitationsmaßnahmen den gewünschten Erfolg haben. Sofern die Wirksamkeit bereits positiv bewertet werden kann, erfolgt die Kosten-Nutzen-Analyse, um festzustellen, ob das Programm auch Effizienzaspekten gerecht wird. Evaluationsforschung setzt vor diesem Hintergrund Programmentwicklung und modellhafte Erprobung voraus. Erst wenn der Erfolg nachgewiesen ist, kann es in die Praxis eingeführt werden (vgl. Wittmann 1984, Gerdes/Biefang 1991).

Das 4 Ebenen-Modell von Schuntermann beispielsweise beschäftigt sich primär mit dem Erfolg von Rehabilitations-Maßnahmen, insbesondere in Verbindung mit dem Behinderungs-Konzept der WHO.
Dabei unterscheidet er:

- EBENE 1 : Rehabilitationsmedizinisch
- EBENE II: Sozialmedizinische Leistungsbeurteilung
- EBENE III: Rentenrechliche Beurteilung der Erwerbsfähigkeit
- EBENE IV : Sozialepidemiologisch

Auf der Ebene 1 geht es vorwiegend um die Erfolgsbeurteilung der impairments, disabilities und handicaps. Ziel von Rehabilitationsmaßnahmen ist dabei primär eine Besserung der disabilities. Generell besteht die Zielorientierung in der Verbesserung von Fähigkeiten und Fertigkeiten zur Bewältigung der Belastung durch chronische Krankheiten (Coping). Um den Erfolg von Reha-Maßnahmen auf die disabilities messen zu können, verweisen Biefang und Gerdes (1991) auf psychometrische Verfahren, insbesondere Selbsteinschätzungsverfahren, die wesentlich effektiver und effizienter einsetzbar und darüber hinaus valide und reliabel sind.

Auf der Ebene II soll der Rehabilitationserfolg anhand der Leistungsfähigkeit im Erwerbsleben beurteilt werden. Dabei ist die positive und negative Leistungsfähigkeit und die Gesamtleistungsfähigkeit im Erwerbsleben gemeint, deren Beurteilung aber eigentlich auf der Begutachtungsstufe einzuordnen ist, nämlich bei der Feststellung der Reha-Bedürftigkeit. Die sozialmedizinische Leistungsbeurteilung kann - wenn überhaupt - nur im Rahmen der Qualitätskontrolle für die Entlassungsberichte der Reha-Kliniken eingesetzt werden. Die Leistungsbeurteilung müsste eigentlich noch der Ebene I zugeordnet werden, da aus der Besserung der impairments, disabilities und handicaps die Leistungsfähigkeit geschlossen wird (vgl. Schuntermann 1988,1999 Biefang/Gerdes 1991). Die Erfolgsbeurteilung der Leistungsfähigkeit sollte durch Wiederholungsmessungen zwischen Beginn und Ende des Rehabilitationsprozesses gemessen werden, insbesondere mit Hilfe einer standardisierten Leistungsfähigkeit, die den individuellen Belangen der Rehabilitation entspricht.

Auf der Ebene III wird der Erfolg der Maßnahme im Hinblick auf die rentenrechtliche Beurteilung der Erwerbsfähigkeit geprüft. Dabei spielen aber nicht nur krankheitsspezifische Faktoren eine Rolle, sondern auch die Verwertbarkeit der Restleistungsfähigkeit auf dem allgemeinen Arbeitsmarkt. Sofern Restleistungsfähigkeit besteht, aber eine adäquate Tätigkeit auf dem Arbeitsmarkt verschlossen bleibt, wird Rente, entweder wegen Berufs- oder Erwerbsunfähigkeit, gewährt.

Die Zielgrößen auf der Ebene IV sind mit Wiedereingliederung ins Erwerbsleben und mit Eingliederungserhalt im Erwerbsleben beschrieben. Im ersten Fall wird die Häufigkeit und zeitliche Verteilung der Erwerbsfähigkeit und im zweiten Fall die Dauer der Erwerbsfähigkeit eines Versicherten ermittelt. Der rehabilitative Erfolg soll sowohl kurzfristig (nach 1 Jahr) als auch langfristig (5-7 Jahre) betrachtet werden. Während die kurzfristige Betrachtung die nicht kontrollierbaren Einflüsse eventuell noch vernachlässigen kann, wird es bei der langfristigen Perspektive problematisch. Da eine Wiederholungsheilbehandlung erst im 3Jahres-Rhythmus möglich ist - abgesehen von Ausnahmefällen -, wäre es sinnvoll, die Betrachtung bzw. Messung des Reha-Erfolges nach einem und nach drei Jahren durchzuführen. Die über diesen Zeitraum hinausgehende Erwerbsfähigkeit eines Versicherten ist nicht mehr ursächlich auf den Rehabilitationserfolg zurückzuführen. Im Rahmen der Qualitätssicherung würden diese zwei Messzeitpunkte vollauf genügen.

Während die rehabilitationsmedizinische Ebene (Ebene 1) im Hinblick auf den Reha-Erfolg noch akzeptiert werden kann, wird es bei der II., III. und IV. Ebene problematisch.

Die sozialmedizinische Leistungsbeurteilung beispielsweise impliziert die Durchführung einer Begutachtung. Die Begutachtung jedoch ist im tradierten Verständnis der Sozialmediziner im Rahmen der Beurteilung der Rehabilitationsbedürftigkeit angesiedelt. Sofern diese Ebene bei der Erfolgsbeurteilung berücksichtigt werden soll, gehört sie in die reha-medizinische Ebene. Andernfalls könnte die Leistungsbeurteilung anhand des Entlassungsberichtes der Reha-Klinik durchgeführt werden - sofern die Daten des E-Berichtes dies zulassen. Wird die Ebene II im Rahmen der Qualitätssicherung und -kontrolle angewendet, so kann es nur darum gehen, die Entlassungsberichte im Hinblick auf ihre Erfolgsaussagen über Funktionsstörungen, Fähigkeitsminderungen, soziale Deprivationen zu beurteilen, um daraus die Veränderungen der Leistungsfähigkeit abzuleiten, besser wäre die Objektivierung von Indikatoren der Leistungsfähigkeit, da dann Standards für die Beurteilung zur Verfügung stehen würden..

Bei den Ebenen III und IV scheint eine Verwechselung der Reihenfolge konstatierbar. Der größere Teil der Rehabilitanden ist nicht aus dem Beruf ausgegliedert worden, so dass der Erfolg bei dieser Gruppe nicht im Sinne einer Wiedereingliederung interpretiert werden kann, sondern nur als Erhalt der sozialen Integration.

Vom Verständnis der Erfolgsbeurteilung her, wird nach der sozialmedizinischen Ebene zunächst geprüft, ob der Erfolg der Reha-Maßnahmen zur Erhaltung der beruflichen Integration geführt hat. In diesem Fall ist der Erfolg durch die Beseitigung der erheblich gefährdeten Erwerbsfähigkeit oder durch die Abwendung einer Minderung der Erwerbsfähigkeit ausgewiesen. Der Erfolgsnachweis muss sich deshalb an der Reha-Prognose orientieren, die gesetzlich gefordert ist.

Die zweite Prognose-Ebene ist durch eine wesentliche Besserung oder eine Wiederherstellung der geminderten Erwerbsfähigkeit gekennzeichnet, so dass auch hier die entsprechenden Indikatoren operationalisiert werden müssten. Erst wenn die sozialmedizinische Beurteilung ergibt, dass keine wesentliche Besserung eingetreten ist und somit die Berufs- oder Erwerbsunfähigkeit nicht abgewendet werden kann, kommt die rentenrechtliche Beurteilung der Erwerbsfähigkeit in Betracht.

Nach dieser Logik würde aber die vierte Ebene von Schuntermann nur für die kurz- und langfristige Erfolgsbeurteilung sowie den Eingliederungserhalt - sofern er darunter die Dauer des Reha-Erfolgs versteht - gelten und der ,,Erfolg der Maßnahmen im Hinblick auf die Wiedereingliederung in das Erwerbsleben" unmittelbar nach der sozialmedizinischen Leistungsbeurteilung als III. Ebene eingeführt werden.

Nach dieser Problematik erscheint das 4 Ebenen Modell des Reha-Erfolgs für die Qualitätssicherung nicht sehr fruchtbar, sondern wichtiger wäre ein Erfolgsmodell, das sich an dem Konzept der Evaluationsforschung orientiert.

Gemäß der Evaluationsforschung ist die Konzeption die zentrale Ebene, die die für den Reha-Prozess relevanten Indikatoren operationalisiert, Messinstrumente festgelegt und entsprechende Interventionsmaßnahmen determiniert. Basis für die entsprechende Konzeption auf der Prozessebene ist der Reha-Status oder die Indikatoren, die die Reha-Bedürftigkeit bestimmen. Dabei werden die Impairments durch den Schweregrad der Gesundheitsstörung, die disabilities durch den Schweregrad der Fähigkeitsminderungen und die handicaps durch das verfügbare Copingpotential bestimmt. Aus diesen Faktoren ist ein Schweregrad der Leistungsfähigkeit zu ermitteln, der an der standardisierten Leistungsfähigkeit festgemacht wird. Auf dieser Ebene sollten auch die Ziele der Rehabilitation konkretisiert werden, die im Gesetz mit Wiederherstellung der Erwerbsfähigkeit, Abwendung einer Minderung der Erwerbsfähigkeit, wesentliche Besserung einer geminderten Erwerbsfähigkeit, Abwendung von Berufs-/Erwerbsunfähigkeit, Kompensation von Funktions- und Fähigkeitsminderungen, Verhütung einer Verschlimmerung, Abwendung der Pflegebedürftigkeit, Erhaltung der sozialen Integration und Wiederherstellung geminderter Funktionen und Fähigkeiten festgeschrieben sind. Diese prognostische Potenz der Konzeption erlaubt im Rahmen der Reha-Erfolgs-Beurteilung korrespondierende Bewertungen.

Die Implemetationsebene umfasst den Reha-Prozess mit entsprechenden Zielorientierungen, die insbesondere durch eine Besserung der Gesundheitsstörungen, der Besserung oder Beseitigung von Fähigkeitsminderungen und durch das Einüben krankheitsbedingter, kompensierender Copingstrategien gekennzeichnet sind. Es werden die festgelegten Therapiemaßnahmen angewendet und der Therapieverlauf sowie Fort- und Rückschritte dokumentiert.

Erst auf der Bewertungsebene wird der Erfolg der Rehabilitation gemessen, indem die Veränderung im Bereich der impairmants, disabilities und handicaps durch Auswertung der verschiedenen Messzeitpunkte interpretiert wird. Dabei kommt es darauf an, die Veränderungen der Schweregrade festzustellen und letztendlich die daraus resultierenden Veränderungen der Leistungsfähigkeit. Der Erfolg ergibt sich dann zwangsläufig im Vergleich zur prognostischen Potenz der Konzeption, ob die berufliche bzw. soziale Integration erhalten geblieben ist - Wiederherstellung oder wesentliche Besserung der Leistungsfähigkeit -, ob eine berufliche Reintegration durch Berufsförderungsmaßnahmen angezeigt ist oder ob Berufs-/Erwerbsunfähigkeit oder Pflegebedürftigkeit vorliegt. Die Dauer des Reha-Erfolgs ist vor einem realistischen Hintergrund nur nach einem Jahr - sofern der Einfluss der intervenierenden Variablen nicht zu groß ist - messbar.

Im Rahmen der Ergebnisqualität müssten die relevanten Erfolgsparameter des Rehabilitationskonzeptes (Qualitätsindikatoren) explizit dargestellt werden. Grundlage dafür wäre ein erfolgreich erprobtes Evaluationskonzept, das sowohl einzelfallspezifische als auch gruppenspezifische Indikatoren aufzeigt. Das Evaluationsprogramm gewährleistet zum einen die objektive Legitimation der Reha-Klinik gegenüber der Öffentlichkeit und den Kostenträgern, es kann sowohl den Erfolg von Einzelfällen als auch den Erfolg des Reha-Konzeptes insgesamt belegen. Zudem ist einfacher feststellbar, welche Funktionseinschränkungen, Fähigkeitsminderungen mit dem verfügbaren Reha-Konzept nicht beeinflussbar sind und welche Rehabilitanden für das Konzept ungeeignet sind. Darüber hinaus ist die Defizitaufdeckung und deren Beseitigung kontinuierlich möglich, wovon auch die interne Weiterentwicklung der Reha-Konzepte und der Qualitätssicherungsprogramme abhängt.

Da die erwarteten Inhalte des Entlassungsberichtes von den Kostenträgern aufgestellt werden, bleibt auch hier den Kliniken selbst noch genügend Raum für eigene Datensätze und eventuell sogar Forschungen, letztere sollten von den Kostenträger unterstützt werden.

5.7.7.4 Institutionalisierung

Damit Qualitätssicherung Bestandteil der Reha-Klinik bleibt wäre eine abteilungsinterne rsp. abteilungsübergreifende Qualitätssicherungsgruppe oder ein klinikinterner Qualitätszirkel zu etablieren, der sowohl Positiv- und Negativlisten für die Rehabilitation als auch Erfolgsparameter und Sanktionsmaßnahmen entwickelt, Einzelfallanalyse durchführt und Defizite aufdecken hilft. Generell also aufgrund von Problemanalysen Vorschläge für die Weiterentwicklung oder Defizitbeseitigung erarbeitet (vgl. Häussler 1990, Selbmann 1990, Schwartz 1990).

Grundlage der Qualitätssicherung ist die präzise einzelfallorientierte Dokumentation des Rehabilitationsverlaufes in der Klinik und die Kompatibilität der EDV, so dass in den einzelnen Abteilungen die entsprechenden Daten vom Personal eingegeben werden können.

Im Interesse einer guten Kooperation zwischen Klinik und Kostenträger wäre es sicherlich sinnvoll, wenn Mitarbeiter der klinikinternen Qualitätszirkel auch in Qualitätszirkeln bei den Kostenträgern integriert werden. Gleichwohl bietet diese Konstruktion auch den Kliniken die Möglichkeit eventuelle Defizite durch Selbstregulationsmechanismen zu beseitigen, ohne dass Sanktionen greifen müssen.

5.8 QE für die Pflege

5.8.1 Arbeitsorganisation

Im Rahmen der Arbeitsorganisation geht es vorwiegend um den effektiven und effizienten Einsatz des Pflegepersonals, um hierarchische oder kooperative Arbeitsstrukturen, um flexible oder starre Arbeitszeiten, um Einsatz von EDV, um Arbeitsabläufe, um Personalentwicklung, um Kompetenzen und change management, generell geht um das Pflegemanagement schlechthin, das sowohl einen Einfluss auf die Arbeitszufriedenheit der Pflegekräfte als auch auf die Zufriedenheit oder Lebensqualität der Betroffenen hat.

Um in diesem Bereich Qualitätssicherungs- und -kontrollaspekte zu implementieren, hat sich der Ansatz der Evaluationsforschung als sinnvoll erwiesen. Ausgehend von einer Bestandsaufnahme über eine Problemanalyse bis hin zu konsensfähigen Modifikationsansätzen (s. change management), die auch eine Mitentscheidung des Personals und damit eine hinreichende Motivation und Akzeptanz auf seiten des Pflegepersonals zur Durchsetzung von Veränderungen begünstigen, wären alle Aspekte diskutabel. Insbesondere die Handlungsanleitungen zur Dokumentation des Pflege-prozesses, die Art und das Ausmaß des Informationsflusses, die Form und der Um-fang bei der Dienstübergabe, wer ist beteiligt, welche Probleme sind aufgetreten oder können auftreten, sind Zielveränderungen vorgenommen worden usw.

Als vorteilhaft haben sich erwiesen:

- kooperative Arbeitsteilung und Führung
- Beteiligung aller Pflegepersonen am Informationsfluss
- festgelegte Kompetenzen
- Entscheidungsbeteiligung
- Kritikfähigkeit
- Falldiskussionen
- gemeinsame Festlegung von Pflegezielen
- gemeinsame Defizitanalyse
- Beteiligung an der Defizitbeseitigung
- Reflexion des eigenen Handelns anhand der Dokumentation
- Fort- und Weiterbildungsangebote usw.
  (vgl. Kopp 1991)

5.8.2 Pflegeprozess

Pflegeplanung ist gemeinhin eine standardisierte Vorgehensweise, um Pflegemaß-nahmen und deren Zielorientierungen für die Prozessqualität im allgemeinen festzu-legen, ein Instrumentarium der internen als auch der externen Qualitätssicherung auf der Ebene der Prozessqualität, eine inhaltliche Ausgestaltung oder ein Anforderungs-profil an die Pflegeimplementation. Ein Anforderungsprofil kann nur die Kriterien ent-halten, die eine verbindliche und allgemeingültige Konzeption realisieren helfen. Von der Pflegeplanung hängt nicht nur die Prozessqualität ab, sondern vielmehr auch die Dokumentation und insbesondere die Zielorientierung der Pflegemaßnahmen und damit letztendlich die Ergebnisqualität.

Pflegeplanung sollte generell folgende Faktoren beinhalten:

- Pflegeanamnese
- Pflegemaßnahmen (im Hinblick auf Pflegestandards)
- Dokumentationsrichtlinien
- Erfolgskriterien (Zielbestimmungen)

Generelle Pflegepläne sind die Grundlage für die Ausgestaltung individueller Pfle-gepläne und das ist eine Aufgabe der internen Qualitätssicherung.

Pflegeplanung heißt vor diesem Hintergrund nichts anderes als eine pragmatische Konzeption für Pflegemaßnahmen und Pflegeziele, die Individuen aufgrund ihrer im-pairments, disabilities und handicaps benötigen, um zumindest annähernd Bedürf-nisse nach bio-psycho-sozialem Wohlbefinden zu befriedigen.

5.8.3 Pflegeplanung

Pflegeplanung als zielgerichtete - nicht intuitive -, an wissenschaftlichen Erkenntnissen orientierte Konzeption von Pflegemaßnahmen impliziert auf der Ebene der externen Qualitätssicherung die Entwicklung von standardisierten merkmalen, die allgemeingültig, verbindlich und vergleichbar sind. Dabei erscheint es wenig sinnvoll, jeden einzelnen Handgriff zu standardisieren, sondern eher jene Kriterien festzuschreiben, die im Sinne planvollen Handelns genügend Freiraum für Modifikationen und Verbesserung durch das Pflegepersonal gewährleisten. Dabei sind generell folgende Kriterien interessant:

Allgemeine Kriterien:

- Grundpflege
  (Hygiene, Körperpflege, Ernährung, Flüssigkeit)
- Behandlungspflege
  (Medikamente, Spritzen, Verbände, Infusionen, medizinische Bäder)
- Prophylaxen
  (Pneumonie, Thrombose, Dekubitus, Soor, Parotitis, Kontraktur, Zystitis, Obstipation)
- Kontrollen (soweit erforderlich)
  (Kurven: Fieber, RR, Puls, Temperatur, Urin, Stuhl, Gewicht; Compliance)
- Aktivierung/Mobilisierung
  (Muskeln/ Gewebe, mental, Bewegung, Trainings)
- Kompensation
  (bei partiellen oder totalen Funktions- und Fähigkeitseinschränkungen, bei sozialen Deprivationen, Stärkung der gesunden Fähigkeiten und Funktionen)
- Rehabilitative Behandlung
  (physikalisch, Ergo-, Logo-, Psycho- Musiktherapie, Heilpädagogik, usw.)
- Festlegung von Nahzielen
-         "   von Zwischenzielen
-         "   von Erfolgen

Daneben sollte eine Negativliste bestehen, die diejenigen Kriterien enthält, die bei der Pflege nicht auftreten dürfen, was zum Teil an den prophylaktischen Maßnahmen abzulesen ist.

5.8.4 Pflegeanamnese/Pflegegutachten

Betrachtet man die Aspekte einer Pflegeplanung, so wird unmittelbar einsichtig, dass die Pflegeplanung ohne Datengrundlage nicht oder schwerlich möglich erscheint. Nur durch die Ermittlung der Problemlage eines Pflegebedürftigen, d.h. aufgrund einer Ist-Analyse und einer Problemanalyse können Maßnahmen und Ziele festgelegt werden.

In diesem Kontext werden die Pflegeanamnese (Kellnhauser 1991) und das Pflegegutachten (DBfK 1992) diskutiert. Dabei erscheint es sinnvoll, wenn aus den medizinischen Gutachten alle Diagnosen sowie die dort ermittelten Funktions- und Fähigkeitseinschränkungen übernommen und mit Hilfe der Pflegeanamnese vervollständigt werden, insbesondere im Hinblick auf soziale Deprivationen und gesunde Fähigkeiten und Funktionen.

Vor diesem Hintergrund wären folgende **Inhalte einer Pflegeanamnese** sinnvoll:

- Rangfolge der Diagnosen
- Bio-psychische Funktionseinschränkungen
- Fähigkeitsminderungen (kognitiv, mental, motorisch)
- Soziale Deprivationen
- Besonderheiten
- Alle Medikamente
- Vorgeschlagene Therapien
- ADL's

Die subjektive Einschätzung des Betroffenen im Hinblick auf

- Krankheit,
- Copingpotential,
- Gesundheitszustand,
- Wünsche, Bedürfnisse, Moral,
- Lebens- und Krankheitsprognose

sollten ebenso berücksichtigt werden (vgl. Berger 1987, Käppeli 1987, Glaus 1992).
Eine Pflegeanamnese oder ein Pflegegutachten, das in die bio-psycho-soziale Diagnostik integriert ist, orientiert sich sowohl an impairments, disabilities als auch handicaps in Form einer Behinderungsanalyse (s. bio-psycho-soziale Diagnostik) unter Berücksichtigung des sozialen Interaktionskontextes, gewährleistet nicht nur eine Entscheidung im Hinblick auf den Grad der Pflegebedürftigkeit, sondern auch im Hinblick auf den Reha-Status und damit auf die Reha-Bedürftigkeit, so dass Validität und Vergleichbarkeit apriori intendiert sind (vgl. Anlage).
Tatsache ist aber, dass für die zu planenden Einzelmaßnahmen Pflegestandards entwickelt werden müssen, wobei nicht allein die funktionale Perspektive, sondern vielmehr das zugrunde liegende Pflegemodell (ganzheitlich, aktivierend, rehabilitativ)

von entscheidender Bedeutung ist. Es ist ein Unterschied, ob eine funktionale Pflege (Routinepflege) präferiert wird oder ob kommunikative, aktivierende und betreuende Pflege (siehe Anlage) auf das bio-psycho-soziale Wohlbefinden - im Sinne der WHO - der Betroffenen ausgerichtet ist., d.h. Pflege als Interaktion zwischen Pflegenden und Betroffenen, nicht Pflege als funktionale Versorgung.

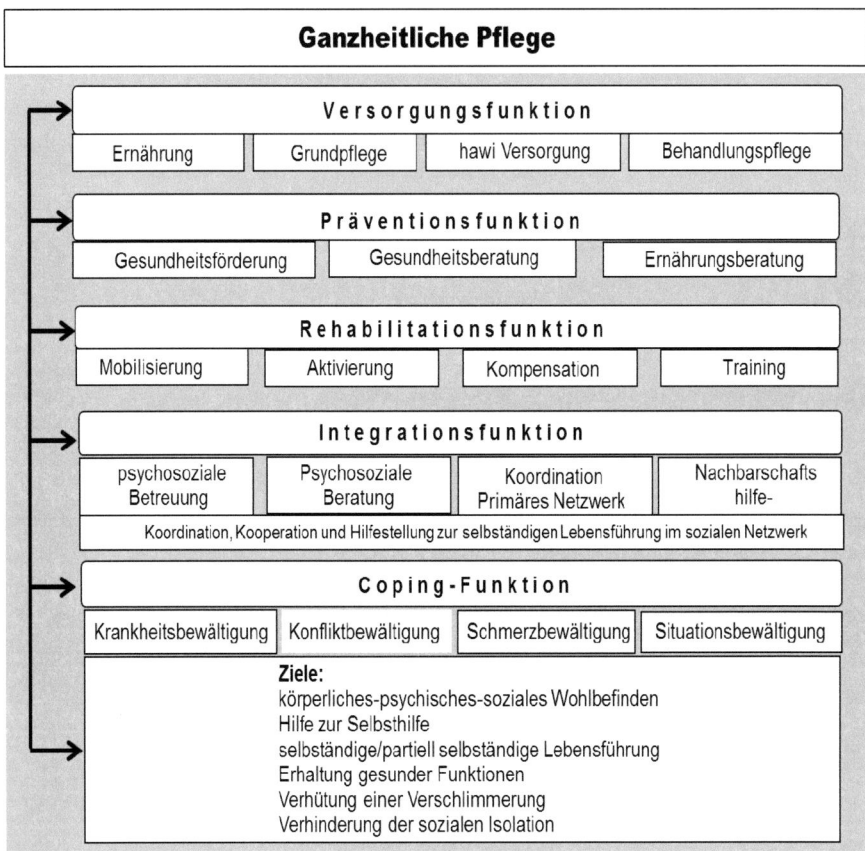

Abb. 45: Funktionen der ganzheitlichen Pflege

5.8.5 Pflegestandards

Wenn die Bedeutung von Standards diskutiert wird, dann ist zunächst die Zuordnung in das Modell der Qualitätssicherung – PQM, TQM. EFQM, DIN EN ISO usw.- relevant, d.h. die Diskussion um Standards kann nur im Kontext mit dem Modell der Qualitätssicherung, der Akademisierung und der Professionalisierung der Pflege Sinn machen. Was Pflegestandards anbelangt, so sind sie primär der Prozessqualität zuzuordnen.

Die Bedeutung von Pflegestandards liegen im direkten Handlungsbereich des Pflegepersonals:

- Pflegestandards sind vorgegebene Richtlinien für häufig wiederkehrende und generalisierbare pflegerische Handlungen,
- Pflegestandards dienen auch der Orientierung des Pflegepersonals im Rahmen vor gegebener Handlungsrichtlinien,
- Pflegestandards sind Hilfs- und Steuerungsmittel für eine einheitliche und vergleichbare Durchführung der Pflege,
- Pflegestandards dienen der Professionalisierung der Pflege, insbesondere im Bereich der Aus-, Fort- und Weiterbildung sowie der Einarbeitung,
- Pflegestandards dienen dem Nachweis und der Überprüfung pflegerischen Handelns,
- Pflegestandards dienen der rationellen Dokumentation,
- Pflegeforschung ist nur mit Hilfe von Pflegestandards möglich
- Pflegestandards sind Qualitätsmaßstäbe für Pflegehandlung

Vor diesem Hintergrund ist die vordringlichste Aufgabe der Pflege, valide und reliable Pflegestandards zu entwickeln, die allgemeine Verbindlichkeit beanspruchen können und damit vergleichbar sind. Die Anforderungen an diese Standards müssen Handlungsnormen entsprechen, die den gegenwärtigen Erkenntnissen der Pflegewissenschaft korrespondieren und an denen sich professionelle Pflegekräfte der Validität ihrer Handlungen vergewissern können.

Die differenzierten Qualitätsniveaus von Pflegestandards, die einerseits von den präsupponierten Pflegemodellen und andererseits durch die Pflegekategorien determiniert, müssten wissenschaftlich erprobt und damit verifiziert werden.

Pflegemodelle haben ihre Bedeutung im Rahmen der Theorieentwicklung, die bislang in der Pflege noch aussteht. Daneben sind sie Grundlage für Pflegestandards im Rahmen der funktionellen, aktivierenden, ganzheitlichen oder 'rehabilitativen' Pflege zu berücksichtigen, die unterschiedliche Aspekte der Pflege präferieren. Pflegekategorien (gefährliche, Routine-, angemessene, optimale Pflege) erfüllen dabei die Funktion, differenzierte Qualitätsniveaus von Pflegestandards zu bestimmen. Bei der systematischen Entwicklung, sollten folgende Aspekte berücksichtigt werden:

- Pflegemodelle (Pflegekonzept)
- Handlungsanleitungen (Pflegestandards)
- Zielvorgaben
- Pflegemittel
- Mobilisierungsmaßnahmen
- Erfolgsaussichten

Diese allgemeingültigen Pflegestandards wiederum haben ihre Berechtigung auf zwei Ebenen:

- der Ebene der Strukturqualität, im Rahmen der Zulassung von Anbietern
- der Ebene der Prozessqualität, im Rahmen der Voraussetzungen für die individuelle Pflegeplanung.

Pflegestandards für die hier relevante Ebene könnten aus der vorliegenden Literatur, einzusetzenden Qualitätszirkeln oder aus der Praxis heraus (wie oben beschrieben) entwickelt werden. Dabei haben sich folgende Faktoren als sinnvoll erwiesen:

- hauswirtschaftliche Versorgung
- Grund- und Behandlungspflege
- Prophylaxen
- Interaktion/Kommunikation
- Betreuung
- Mobilisierung/Aktivierung
- Kompensationsstrategien
- Rehabilitation.

Da Pflegestandards (z.B. Stösser 1994) auf dieser Ebene Allgemeingültigkeit beanspruchen, werden sie systematisch der externen Qualitätssicherung zugeordnet. Damit sind sie die Basis für allgemeine Pflegepläne.

In der Praxis müssen die allgemeinen Pflegepläne in individuelle Pflegepläne transformiert, d.h. die Pflegemaßnahmen werden individuellen Besonderheiten adaptiert, die der Prozessqualität zuzuordnen sind und nur von professionellen Pflegekräften durchgeführt werden sollten.
Bei allein interner Entwicklung und Validität von Pflegestandards ist eine der Qualität der Pflege korrespondierende Vergleichbarkeit nicht möglich.

Intraorganisatorische Standards werden generell den Selbstregulationsmechanismen einer Organisation subsumiert, sind deshalb im interorganisatorischen Bereich, also im Rahmen von Allgemeingültigkeit und Vergleichbarkeit unverbindlich. Demzufolge sind sie nur dann relevant, wenn Vergleichbarkeitskriterien (Qualitätsindkatoren) bestimmt werden können. Erst durch Allgemeingültigkeit und Vergleichbarkeitskriterien kann Qualität differenziert, können Standards weiterentwickelt, eine rationale Dokumentation gewährleistet sowie Qualitätskontrolle durchgeführt werden.

5.9 Dokumentation

Die Erfahrungen des letzten Jahrzehnts haben eindeutig gezeigt, dass eine freiwillige Implementation der Qualitätssicherung im Gesundheits- und Sozialwesen kaum realisiert worden ist. Erst die Kostenspirale hat zu Vereinbarungen im Hinblick auf die Implementation von Qualitätssicherungsprogrammen im stationären wie ambulanten Bereich geführt. Einführung und Umsetzung von EDV-gestützten Informationssystemen mit entsprechender Ausgestaltung intraorganisatorischer Vernetzungen wird erst zögernd umgesetzt. Dokumentation beispielsweise in Form von Arztbriefen, deren Informationsgehalt wird nicht durch konsensfähige Standardisierung gesichert, sondern zum Teil durch eine subjektive - mehr oder weniger informative – Prosa.

Die Onkologie beispielsweise ist geprägt durch eine Vielzahl unterschiedlichster Arten von Dokumentation und Dokumentationssystemen. Krankenhäuser sind erst seit Januar 2000 zur Dokumentation verpflichtet, aber gegenüber den Kostenträgern nicht zu einem jährlichen Bericht zur internen Qualitätssicherung und Wirtschaftlichkeit. Im ambulanten Bereich sind auch die Institutionen, die Qualitätssicherung auf ihre Fahnen schreiben wie Ärztekammern und Kassenärztliche Vereinigungen (§ 75 SGB V) nicht zu einem jährlichen Qualitätsbericht verpflichtet, so dass die Effekte diesbezüglicher Maßnahmen nicht nachprüfbar sind.

Qualitätsmanagement ist ohne spezifische Dokumentationen der Tätigkeiten im System der Krankenbehandlung nicht akzeptabel; denn Dokumentation impliziert nicht nur eine finanztechnische Intentionen (Abrechnungszweck), sondern primär bedürfnis- und bedarfsorientierte Intentionen, den transparenten Nachweis für die am Patienten durchgeführten Maßnahmen, Verbrauchsmittel und Erfolge im weitesten Sinn. Die derzeit verbreiteten Dokumentationen sind krankheitsspezifisch, z.B. Tumordokumentation, Diabetesdokumentation, perinatale Dokumentation usw.
Dokumentation im medizinischen Versorgungssystem dient wie überall sonst auch eben nicht nur dem Nachweis von durchgeführten Handlungen und eingesetzten Mitteln, sondern ebenso dem Nachweis von Defiziten, Mängeln, Problemen, Schädigungen, Komplikationen und insbesondere Erfolgen.
Eine lückenlose Dokumentation von Prozessen - ob Produktion oder Versorgungsprozessen - garantiert intern einen Nachweis der faktisch durchgeführten Tätigkeiten und eingesetzten Mittel, extern einen Nachweis für präzise, einem spezifischen Qualitätsniveau korrespondierende und an Kundenbedürfnissen orientierte Erstellung von Produkten bzw. Dienstleistungen sowie adäquate Mängelbeseitigung.
Genau hier beginnt die Komplikation im Bereich des Systems der Krankenbehandlung, wie definiert man ein Qualitätsniveau?
Dazu ist es notwendig auf die Begriffe Standard, Leitlinie und Empfehlung zu rekurrieren, die nämlich differenzierte Qualitätsstandards definieren.
Ein **Standard** ist danach der state of the art, am gegenwärtigen Stand der Wissenschaft ausgerichteter zwingender Tätigkeitsmaßstab mit entsprechendem Mitteleinsatz für einen vorgegebenen Erfolg.
Eine **Leitlinie** ist ein teilweise vom Standard abweichender Tätigkeitsmaßstab, der im Falle der Nichtanwendung des Standards dem Entscheidungsspielraum des Handelnden subsumierbar ist, begründungspflichtig, aber den gleichen Erfolg bzw. einen akzeptablen Erfolg der Maßnahmen garantieren muss.
Eine **Empfehlung** muss vor diesem Hintergrund als Tätigkeitsmaßstab ausgestaltet werden, der an der Grenzlinie zwischen akzeptabel und problematisch anzusiedeln ist, aber dem Handlungsrepertoire, sofern durch eine Begründung untermauert, zugeordnet werden kann, ohne den zu Behandelnden zu gefährden. (vgl. Hermanek 1998, Kath 1998, Porszolt 1998)

Die inhaltliche Ausgestaltung von Standards, Leitlinien und Empfehlungen ist die Basis für die Entwicklung eines Dokumentationssystems im jeweiligen Funktionsbereich, das nach den derzeitigen Erkenntnissen als standardisierte digitalisierbare Dokumentation implementiert werden sollte, insbesondere angesichts der gegenwärtigen Diskussion um Telemedizin, intra- und interorganisatorische EDV-Vernetzung sowie rasche Verfügbarkeit von Daten. Nur durch rasche Verfügbarkeit von Daten für den folgenden Funktions- oder Handlungsbereich können die Schnittstellenprobleme beseitigt werden.

Vor dem Hintergrund dieser wünschenswerten Dokumentation, die sich an validen, verbindlichen und vergleichbaren Standards, Leitlinien und Empfehlungen orientiert ist das System der bundesdeutschen Gesundheits- und Sozialsystems weit entfernt.

Dokumentation orientiert sich derzeit eher an abrechnungsfähigen Einzelmaßnahmen, nicht an qualitätsorientierten Aspekten. Patienten- und Krankheitsverlaufsdokumentationen existieren nur in ganz wenigen Bereichen (Krebsregister), wenn dann nur krankheits-, aber nicht patientenspezifisch und mehr oder weniger lückenhaft.
Das Krebsregistergesetz ist ein Beispiel für die Problematik im Dokumentationsbereich. Es fehlen generell einheitliche Begriffsregister und Codierungsgrundlagen – sofern sie existieren werden nicht zwangsläufig die international konsensfähigen und am neuesten Stand orientierten Codierungen genutzt -. Wie bereits angeführt ist der ICD-10 erst seit dem 1. Januar 2000 verpflichtend, obwohl er international bereits seit 1995 benutzt wird.
Niedergelassene Ärzte haben sich seit Jahren erfolgreich gegen eine Verschlüsselung ihrer Diagnosen gewehrt, d.h. im ambulanten Versorgungsbereich war die Dokumentation überhaupt nicht geregelt, sie basierte auf subjektiver Freiwilligkeit. Dadurch existieren natürlich auch keine prüfbaren Handlungsabläufe, vielweniger eine an Qualitätsaspekten ausgerichtete Effektivität und Effizienz der erbrachten Leistungen. Es existieren zwar Qualitätsanforderungen und Prüfungen im Rahmen des Einsatzes und der Interpretation von technischen Instrumenten (Röntgen, CT, usw.), aber eine gesetzliche Regelung zur lückenlosen Dokumentation von Krankheitsverlaufsdaten - wie sie etwa im Hausarzt-Modell notwendig wären - existiert nicht. Die Widerstände von Seiten der Ärzteverbände gegen die Einführung des ICD 10 bzw. gegen eine Codierung von Daten auch im ambulanten Versorgungsbereich überhaupt, konterkarierten die Durchsetzung von Qualitätssicherung und -kontrolle. Inwiefern das Gesundheitsstrukturgesetz 2000 oder das Gesundheitsmodernisierungsgesetz 2003 daran etwas ändern werden, bleibt abzuwarten.

Betrachtet man beispielsweise die interne Dokumentation von Krankenhäusern, so ist es derzeit in vielen Häusern noch so, dass jede Abteilung einen auszufüllenden Bogen an die Verwaltung weiterleitet und die entsprechenden Kosten gegenüber dem Kostenträger geltend macht. Eine rein an finanztechnischen Belangen orientierte Dokumentation. Andererseits dokumentieren Abteilung - was jeweils vom Chef der Abteilung abhängt - spezifische Daten für interne krankheitsspezifische Auswertungen, aber jede Abteilung für sich und nach den Bedingungen, die gewünscht werden, nicht nach allgemein verbindlichen Kriterien. Werden dann möglicherweise für das Krebsregister, für Tumorzentren oder für Studien Daten interessant, dann müssen zusätzliche Dokumentationen implementiert werden. Dies bindet bekanntermaßen personelle und somit finanzielle Ressourcen, heißt aber, erst bei entsprechenden Anforderungen, finanziellen Anreizen oder gesetzlichen Auflagen werden Zusatzdokumentationen eingeführt, was eine kontinuierliche rationale Dokumentation sowie rationelle arbeitsökonomische Datenerhebung, -verarbeitung und -auswertung nicht zulässt. Das wiederum impliziert Schnittstellenprobleme deshalb, weil die Daten für die weiter behandelnde Institution vermittels einer anderen Dokumentationsform - dem Arztbrief, der wiederum nicht nach einheitlichen Kriterien konzipiert ist - übermittelt werden müssen. Die derzeitige Prosaform des Arztbriefes bindet Arbeitskräfte in zweierlei Hinsicht; der Arzt diktiert auf Band, dann wird der Schreibdienst eingeschaltet, der Brief geht an den Arzt zurück und die Korrektur wird wieder dem Schreibdienst übergeben, danach durchläuft der Arztbrief aus Legitimationsgründen den hierarchischen Unterschriftenweg, so dass die weiter behandelnde Institution die Patienteninformation entweder mit erheblich temporärer Verzögerung oder z.T. auch gar nicht bekommt, was zwangsläufig den Behandlungsprozess insofern beeinflusst als Doppeluntersuchungen vorprogrammiert sind.

Der Arztbrief - wie er derzeit Verwendung findet - ist aber einer statistischen Auswertung nicht zugänglich, so dass wiederum personelle und finanzielle Ressourcen gebunden werden, wenn eine - was derzeit leider ebenfalls noch nicht üblich ist - qualitätsorientierte Auswertung gewünscht wird.

> Diese Form der Dokumentation ist schlichtweg eine wenig rationale Verwendung personeller, technischer und finanzieller Ressourcen, deren Auswirkungen der Kranke zu spüren bekommt und eine rationelle und ökonomisch vertretbare Arbeitsorganisation konterkariert.

Im Rahmen der Dokumentation, insbesondere was die externen Anforderungsprofile für die Dokumentation angeht, stellt sich das Problem, wie denn die Validität, Zuverlässigkeit und Vergleichbarkeit hergestellt werden können?

Tatsache ist, dass bislang kein einheitliches Begriffsregister im Bereich der Pflege (gilt für andere Bereich des Systems der Krankenbehandlung ebenso) existiert. Gerade die Altenpflege hat aufgrund uneinheitlicher Ausbildungsstandards einen erheblichen Nachholbedarf an Begriffsklärung, was allein in den Pflegemodellen (ganzheitlich, aktivierend, rehabilitativ) zum Ausdruck kommt. Betrachtet man in diesem Kontext mithin die verschiedenen Modelle der Pflegestandards, so wird schnell deutlich, dass einheitliche Begriffe oder Handlungsmuster nicht oder nur im geringen Umfang existieren.

Aufgrund der Vergleichbarkeit von Anbietern erscheint es aber notwendig, Begriffe zu vereinheitlichen, um eine Vergleichbarkeit zuzulassen. Wenn über die oben genannten Begriffe diskutiert wird, dann müssen alle am Versorgungssystem Partizipierenden unter z. B. Grund- und Behandlungspflege, Prophylaxen, Interaktion/ Kommunikation oder Rehabilitation das gleiche verstehen. Begriffe und Handlungsmuster müssen standardisiert werden, damit im Rahmen der Ergebnisqualität, wenn es um die Berichterstattung zur Qualitätssicherung geht, der dokumentierte Versorgungsprozess aussagefähig ist, Qualität lässt sich nur anhand von Vergleichen festmachen.

Die Dokumentation der Begutachtung, der Aufnahmemodalitäten, der Pflegeplanung und der Pflege-, Therapie- und Rehabilitationsmaßnahmen und der Erfolgskriterien kann nur mit Hilfe eines konsensfähigen Begriffsregisters erfolgversprechend durchgeführt werden.

Konkret bedeutet das (wie auch in anderen gesellschaftlichen Segmenten):
Erstellung eines Einzelleistungsverzeichnisses und Bearbeitung und Entwicklung standardisierter Begriffe, möglicherweise mit Kurzdefinitionen, die auf überregionaler Ebene Konsensfähigkeit mit allen Beteiligten gewährleisten können.

Die Herstellung der Konsensfähigkeit von Begriffen ist - auch nach Erfahrungen in Krankenhäusern (Besken 1992), in der Rehabilitation der Rentenversicherung (VDR 1990) und den Erfahrungen der Evaluationsforschung (Wittmann 1985, Schmidt, Lamprecht 1989/1992) dringend notwendig. Sie ist die Voraussetzung für die Einführung und Implementation von Qualitätsstandards im Rahmen der Dokumentation.

Vor diesem Hintergrund wäre es auch sinnvoll, sich nicht allein auf die regionale Konsensfähigkeit zu beschränken, sondern vielmehr die durch die Berufsverbände oder überregionalen Arbeitskreise geprägten Interpretationen zu berücksichtigen. Sofern nämlich die Ausbildung, auch in der Altenpflege, gesetzlich geregelt wird, könnten sich bei allein regionaler Konsensfähigkeit zukünftig erhebliche Probleme ergeben.

Für die Dokumentation des Pflegeprozessen sollten nur die

- relevanten Erfolgsparameter,
- die im Pflegeplan festgelegten Maßnahmen,
- medikamentöse und andere Therapien, insbesondere Veränderungen,
- Aktivierungs-/Mobilisierungsmaßnahmen (Veränderungen),
- Zwischenziele und Endziele
- sowie auftretende Defizite,
- sekundäre Pflegeschäden

und Veränderungen des Gesundheitszustandes des Betroffenen dargestellt werden.

Internationale Dokumentationsgrundlagen:

ICD 10	Krankheiten
ICF	Behinderungen, Funktionsstörungen, Fähigkeitseinschränkungen, Potentiale
ICD-O	Onkologie
ICPM/OPS	Chirurgie
Histologieschlüssel	Pathologie
DRG	Codierung von Fallpauschalen
DSM	Psychiatrie
TNM	Tumorklassifikation

5.10 Ergebnisqualität

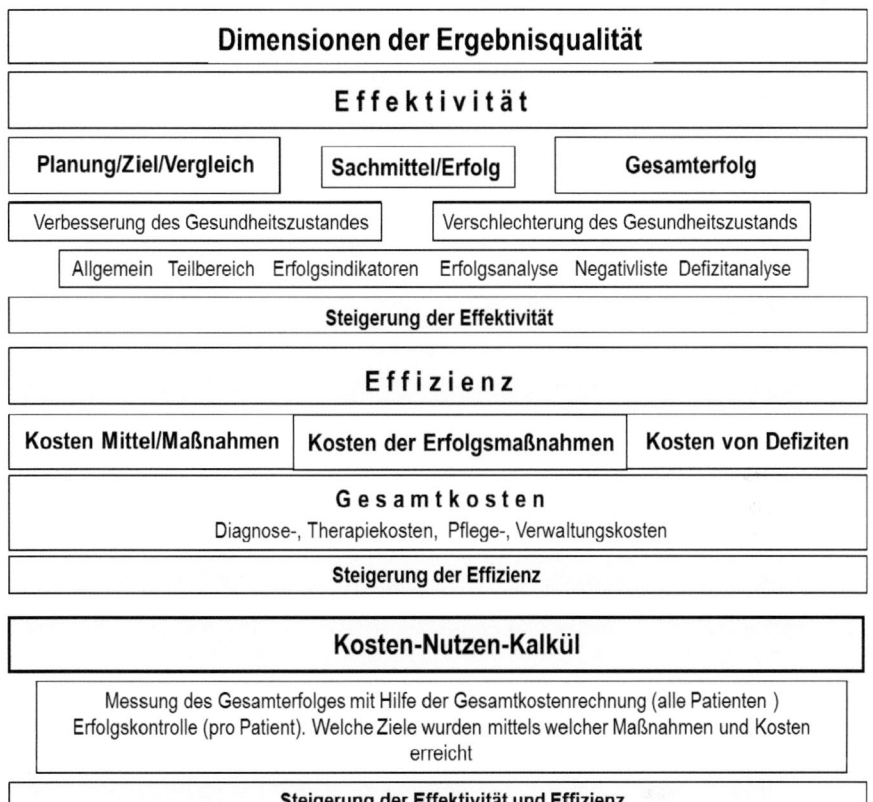

Abb. 47: Dimensionen der Ergebnisqualität

5.10.1 Einleitung

Grundlage für eine optimale Beurteilung der Ergebnisqualität wäre ein erfolgreich erprobtes Evaluationskonzept, das sowohl einzelfallspezifische als auch gruppen-spezifische Qualitätsindikatoren aufzeigt. Ein Evaluationskonzept beinhaltet Konzeption, Planung, Implementation, Erfolgsprognose und Kosten-Nutzen-Analyse, so dass anhand des Evaluationsprogramms die Erfolgsprognose dargestellt und die jeweils relevanten Parameter als Qualitätssicherungsprogramm Gültigkeit beanspruchen können.

Für die Ergebnisqualität sind externe Vorgaben eher als Rahmenbedingungen aufzufassen, die Elemente, die für die Ergebnisqualität von Bedeutung sind. Zunächst geht es dabei um die Effektivität der Diagnose- und Behandlungsmaßnahmen schlechthin.

5.10.2 Effektivität

Definition

Effektivität

Unter Effektivität versteht man die Wirksamkeit oder den Erfolg von Arzneimitteln, Präventions-, Therapie-, Rehabilitations- oder Pflegemaßnahmen unter optimalen Bedingungen.
Als optimale Bedingungen werden randomisierte zumindest kontrollierte Studien betrachtet. (Schwartz,Busse 1998)

Effektivität auf der pragmatischen Ebene kann nur auf der Basis empirischer Dokumentationsdaten betrachtet werden, die differenziert, detailliert und sehr präzise erhoben werden müssen.

Abb. 48: Definition Effektivität

Es geht um die Bewertung im Hinblick auf den Einsatz diagnostischer Instrumente und die im Behandlungsplan prognostizierten Zielorientierungen. Hat sich durch die Maßnahmen der Zustand des Patienten stabilisiert, sind Verbesserungen von Funktionseinschränkungen, Fähigkeitsminderungen oder sozialen Deprivationen feststellbar, sind Komplikationen aufgetreten und welche Maßnahmen wurden modifiziert oder zusätzlich durch Auftreten von Komplikationen notwendig. Waren die verwendeten Kompensationsstrategien erfolgreich und welche Verbesserungen oder Verschlechterungen sind aufgrund welcher Maßnahmen aufgetreten (vgl. hierzu besonders Schmidt und Lamprecht 1989/1992). Es ist auch zu prüfen ob die Summe der Einzelmaßnahmen oder nur spezifische Einzelmaßnahmen zum Ziel geführt haben.

Hier zeigt sich dann, ob in der Dokumentation die relevanten Aspekte notiert wurden oder ob auch im Hinblick auf Erfolgsfaktoren die Dokumentationsinhalte verändert werden müssen.
Die insbesondere interne Kontrolle hat Vorschläge zur Weiterentwicklung oder zur Modifizierung von Qualitätssicherungsmaßnahmen zum Ziel.

Extern können nur generelle Indikatoren vorgegeben werden. Qualitätssicherung selbst und ihre Entwicklungsmöglichkeiten sind primär Gegenstand und Aufgabe der internen Qualitätssicherung und -kontrolle.

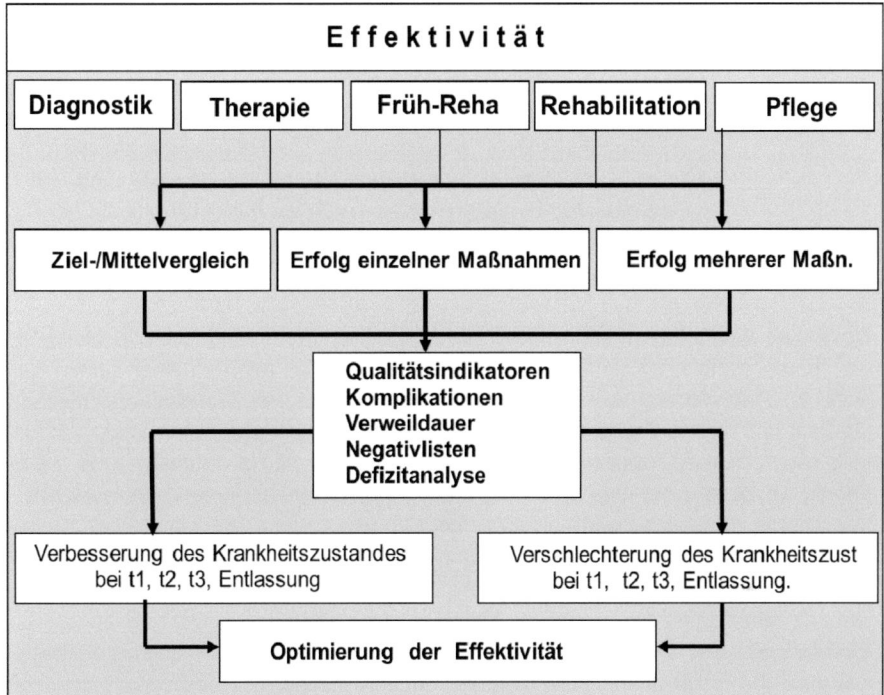

Abb. 49: Aspekte der Effektivität

Im Rahmen der Effektivitätsanalyse zeigt sich zunächst, in wie fern die in den Standards fixierten Handlungsmuster und Methoden auch tatsächlich den gewünschten bzw. den prognostizierten Erfolg haben, ob der Standard, die Leitlinie oder die Empfehlung angewendet und ob die Qualitätsindikatoren adäquat extrahiert wurden. Dies trifft selbstverständlich zunächst auf die diagnostischen Methoden zu, da sich bei der Implementation herausstellen könnte, das die diagnostischen Methoden unzureichend, übertrieben oder optimal für die spezifische Erkrankung eingesetzt wurden; denn es darf nicht vergessen werden, dass jeder Standard auch einen Spielraum für die Anwendung neuer oder auch alter Methoden impliziert. Flexible Handlungsmuster lassen sich daran ablesen, dass Handlungsalternativen zur Verfügung stehen und auch angewendet werden. Gerade dann, wenn sich Erkenntnisse im Bereich der Diagnostik verändern oder Unsicherheit bezüglich der optimalen Methode besteht, erscheint es sinnvoll, vermittels kleiner Projekte oder Experimente zu prüfen, mit welchen Methoden man welche Ziele erreicht.

Ein kleines Beispiel.: Die therapieorientierte Diagnostik einer Achillessehnenruptur. Die einen diagnostizieren allein mit Hilfe einer Sonographie oder NMR, was oftmals zu einer OP führt, die anderen diagnostizieren vermittels einer Belastungssonographie, was dann oftmals eine Behandlung ohne OP, aber mit Behandlungsschuh präferiert; für den Patienten eine geringere Belastung darstellt und einen schnelleren Heilungsprozess zur Folge hat, zudem bleibt der Patient wesentlich beweglicher und teilweise noch arbeitsfähig, was wiederum die Kosten erheblich senkt.

Das kleine Beispiel zeigt sehr eindrucksvoll, wie spezifische diagnostische Methoden die Therapie und auch die Kosten beeinflussen. Eine OP erfordert einen hohen Aufwand an Personal und technischem Know how in Form von Krankenhausaufenthalt, Op-Saal und –team, Pflege usw. sowie an Betriebs- und Verbrauchsmitteln. Der Einsatz eines Behandlungsschuhs bedarf keines Krankenhausaufenthaltes und keiner Pflege, d.h. bei gleicher bzw. besserer Wirkung werden erhebliche Kosten eingespart.
Vor diesem Hintergrund wird auch sehr deutlich, dass Standards immer auch flexibel sein müssen und dass es dem professionellen Personal gestattet sein muss, Handlungsalternativen zu vergleichen, um eine optimale Prozessqualität und Ergebnisqualität zu erreichen. Nicht immer ist das Teuerste ist auch das Beste.
Ebenfalls wird hier nochmals der Zusammenhang zwischen Prozess und Ergebnisqualität deutlich. Fehler, Mängel und Defizite, die im Prozess auftreten, wirken sich logischerweise auf das Ergebnis aus, können aber im Rahmen der Effektivitätsanalyse auch dazu führen, beim nächsten Fall die optimalen Methoden anzuwenden und als Standard zu formulieren sowie Defizite zu beseitigen. Fatal wäre nur, wenn man trotz besseren Wissens die kostenintensivste Methoden beibehält, um Kapazitäten auszulasten.

Eine Effektivitätsanalyse präsupponiert verbindliche Dokumentationsanweisungen, d.h. bei Vergleichen müssen die entscheidenden Parameter auch detailliert dokumentiert werden und als Vergleichsdaten ausgewiesen sein. Je besser die Dokumentation, desto besser ist auch die Effektivitätsanalyse und desto eher sind Mängel und Defizite erkennbar und damit auch veränderbar. Wenn Mängel und Defizite nicht dokumentiert werden, dann kann auch keine auf Optimierung von Prozessen gerichtete Effektivitätsanalyse durchgeführt werden.

5.10.3 Effizienz

Wenn, was insbesondere der Selbstdarstellung und der Legitimation dient, eine entsprechende Effizienzprüfung gewährleistet wird - monetäre sowie zeitliche Bewertung der standardisierten Qualitätssicherungsprogramme -, dann wäre letztendlich auch die Legitimation des Anspruchs nach Professionalisierung gewährleistet. Diagnose-, Therapie-, Rehabilitations- und Pflegeerfolge wären objektivierbar

```
┌─────────────────────────────────────────────────────────────────────┐
│                                                                   │   │
│  ┌──────────────────────────────────────────────────────────┐    │   │
│  │                      Definition                           │    │   │
│  └──────────────────────────────────────────────────────────┘    │   │
│                                                                       │
│  ┌──────────────────────────────────────────────────────────┐        │
│  │                       Effizienz                           │        │
│  └──────────────────────────────────────────────────────────┘        │
│                                                                       │
│  ┌──────────────────────────────────────────────────────────┐        │
│  │  Unter Effizienz wird die Bewertung des Nutzens in         │        │
│  │  Relation zu den dafür eingesetzten Mitteln verstanden,    │        │
│  │  im Input-Output/Outcome-Modell also der Quotient von      │        │
│  │  Outcome zu finanziellem Input.                            │        │
│  │  Die Effizienz eines Systems oder einer Maßnahme ist       │        │
│  │  daher umso höher, je Besser das Outcome bei gleichem      │        │
│  │  finanziellem Input ist bzw. je geringer der finanzielle   │        │
│  │  Input bei gleichbleibendem Outcome.                       │        │
│  │  (Schwartz,Busse 1998)                                     │        │
│  └──────────────────────────────────────────────────────────┘        │
│                                                                       │
└───────────────────────────────────────────────────────────────────────┘
```

Abb. 50: Definition Effizienz

Zumindest aber könnte die Argumentation bei Verhandlungen, Personaleinsatz oder Medizinotstandsdiskussionen auf der Basis von belegbaren Daten und nicht - wie derzeit üblich - auf der Basis subjektiver Eindrücke oder Prognosen gewährleistet werden. Der Sinn von Qualitätssicherung und -kontrolle liegt darin, nachweisbare Fakten zu liefern, das eigene Handeln zu reflektieren, Veränderungen zu ermöglichen und den Professionen Sicherheit im Hinblick auf Handlungsmuster zu vermitteln.

Diskussionen um ganzheitliche, aktivierende oder persönlichkeitsorientierte Patientenversorgung machen solange keinen Sinn, so langen nicht nachgewiesen wird, welche Ziele damit faktisch erreichbar sind und vor allem, was eine solche Versorgung kostet. Die Ergebnisqualität bietet hierzu die entsprechenden Möglichkeiten. Damit Qualitätssicherung Bestandteil der Klinik bleibt, wäre eine abteilungsinterne rsp. abteilungsübergreifende Qualitätssicherungsgruppe oder ein klinikinterner Qualiätszirkel zu etablieren, der sowohl Positiv- und Negativlisten für die internen Prozesse als auch Erfolgsparameter und Sanktionsmaßnahmen entwickelt, Einzelfallanalyse durchführt und Defizite aufdecken hilft. Generell also aufgrund von Problemanalysen Vorschläge für die Weiterentwicklung oder Defizitbeseitigung erarbeitet (vgl. Häussler 1990, Selbmann 1990, Schwartz 1990, 1998, Brandt 2001).

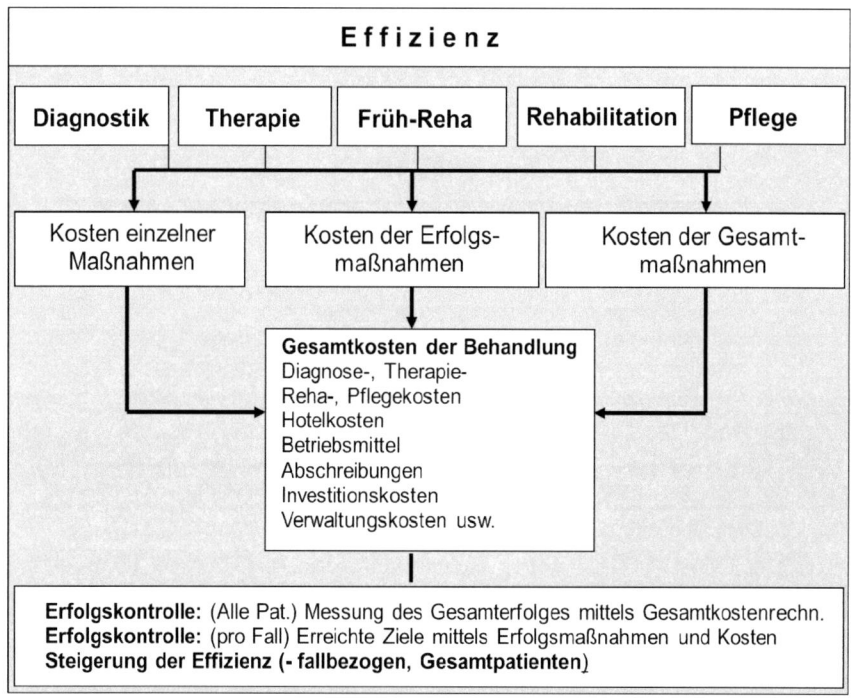

Abb. 51: Aspekte der Effizienz

Grundlage der Qualitätssicherung, insbesondere der Effizienzanalyse ist die präzise einzelfallorientierte Dokumentation der Diagnose-, Behandlungs-, Reha- und Pflegeverläufe in der Klinik ausgedrückt in monetären Einheiten und die Kompatibilität der EDV, so dass in den einzelnen Abteilungen die entsprechenden Daten vom Personal eingegeben werden können und die Verwaltung die Daten entsprechend auswerten kann. Den folgenden ökonomischen Modellen ist eines gemeinsam, sie arbeiten zu sehr mit prognostischen statt mit faktischen Daten, obwohl – und das kann man nicht oft genug wiederholen – eine adäquate Dokumentation die notwendigen faktischen Daten liefern kann. Ein Hauptaugenmerk im Rahmen der Qualitätsentwicklung muss auf die Dokumentation gelegt werden, was wir nicht dokumentieren, können wir auch nicht beurteilen, auch nicht mit prognostischen Versuchen.

Die Effizienzanalyse ist nicht nur ein Instrument, um Kostentransparenz in einem Unternehmen zu gewährleisten und die Kosten für unterschiedliche Niveaus der Versorgungsqualität zu eruieren, sondern dient als Basis für strategische Planungen.

Ökonomische Ansätze

Krankheitskosten-Analyse	Kostenminimie-rungs-Analyse	Kosteneffektivitäts-Analyse	Kosten-Nutzen-Analyse
Vergleich von Maßnahmenalternativen zur Identifikation wahrer kostentreibender Faktoren einer Erkrankung.	Vergleich von Maßnahmenalternativen hinsichtlich ihres Einflusses auf die Gesamtbehandlungskosten. Äquivalente Maßnahmen werden hinsichtlich modifizierter Nebenwirkung, Behandlungsdauer oder and. Komplikationen, Folge- und Spätschäden analysiert.	Vergleich von Maßnahmenalternativen hinsichtlich eines unterschiedlichen Outcomes, z.B. gerettete Lebensjahre, teurere bessere Maßnahme gegen Standardmaßnahme. Ansatz unterschiedlicher Qualitätsniveaus.	Vergleich von Maßnahmenalternativen ausgedrückt in Geldwerte der gesparten Arbeitszeit im vwl-Sinn, z.B. Reha vor Rente, Reha vor Pflege.

Für den pragmatischen Bereich der Pflege gilt, dass aufgrund der im Pflegeplan festgelegten Ziele, Maßnahmen und Verbrauchsmittel sowie Defizite und Modifikationen dokumentiert werden. Aufgrund der Dokumentation können differenzierte ökonomische Analyse durchgeführt werden, je nach den Präferenzen der/des Träger (s), es ist dabei entscheidend, welche Unternehmensziele Prioritäten genießen, d.h. wahrscheinlich wird ein Analysemix genutzt werden.

Abb. 52: Ökonomische Ansätze (vgl. Schwartz, F.W., Badura, B., Leidl, R., Raspe, H., Siegrist, J. 1998)

5.10.4 Patienten-/Kundenzufriedenheit

Das Produkt des Systems der Krankenbehandlung ist Behandlung von Krankheiten mit dem Ziel der Kuration bzw. der Palliation in Form einer Verhinderung einer Verschlimmerung oder der Kompensation von Funktions- und Fähigkeitseinschränkungen. Aufgrund der vorherrschenden Therapiefreiheit existieren wenige fachliche Standards zur Entwicklung und Prüfung von Qualitätsindikatoren, Indikatoren der Kundenzufriedenheit existieren so gut wie keine, eine Kundenzufriedenheitsstudie des gegliederten Systems der Krankenbehandlung existiert ebenfalls nicht.

Die Patientenzufriedenheit unterstellt eine Qualität der Versorgung aus Sicht der Patienten, d.h. ist der Kunde mit den Leistungen und dem Service des Systems Krankenbehandlung zufrieden oder liegen diesbezügliche Defizite und Mängel vor und wenn ja, um welche Mängel handelt es sich oder welche Aspekte der Versorgung entsprechen den Erwartungen eines zufriedenen Kunden. Patientenzufriedenheit in diesem Sinne, impliziert Kontrolle der vermittelten Kompetenzen der Profession gegenüber dem Kunden des Systems. Vermittlung bzw. Veröffentlichung von Qualität in der Patientenversorgung ist Bestandteil eines internen Qualitätssicherungsprogramms und intendiert die Prüfung des Interaktionssystems der Krankenbehandlung.

Sofern es um Folgeprobleme chronischer Erkrankungen geht, zeichnet sich derzeit in der wissenschaftlichen Diskussion eine Divergenz zwischen den Konstrukten 'Lebensqualität' und 'Patientenzufriedenheit' ab. Diese Diskussion ist nur im Kontext mit Qualitätsmanagement und ihren korrespondierenden Qualitätsindikatoren zur Verbesserung der Versorgungsqualität von Patienten zu verstehen. Das System Krankenbehandlung steht - wie bereits erwähnt - seit Jahren unter einem erheblichen Legitimationszwang im Hinblick auf die Qualität des medizinischen Versorgungsprozesses, insbesondere was ihre effektiven und effizienten Outcome-Indikatoren betrifft, d.h. ihren Erfolg unter Bedingungen des Kosten-Nutzen-Kalküls für die Konsumenten des Systems. Das System hat es bislang versäumt, seine Handlungen an den Versorgungsbedürfnisse und -bedarfen der Konsumenten auszurichten.

Die Qualität eines Versorgungsprozesses hat eine objektive Dimension (Lebenserwartung, Mortalität, Morbidität, Behandlungserfolg, Verweildauer usw.) und eine subjektive Dimension (Zufriedenheit mit dem Versorgungssystem und Grad des biopsycho-sozialen Wohlbefindens - Lebensqualität -). "Die subjektiven Indikatoren entsprechen den Anforderungen des methodischen Individualismus der ökonomischen Wohlfahrtstheorie eher als die objektiven, da die letzteren keinen unmittelbaren Bezug zu den individuellen Präferenzen der betroffenen Individuen mehr aufweisen." (Wille 1997) Wie die individuellen Präferenzen auch vom Anspruchsniveau abhängen, so hängen die objektiven Faktoren von den professionellen Präferenzen ab, die nicht zwangsläufig zur Harmonisierung der Versorgungsqualität beitragen.
Die derzeit beobachtbaren Divergenzen zwischen objektiven und subjektiven Faktoren bezeichnen generell die bereits diskutierten interindividuellen Divergenzen auf der Ebene der Profession und der Laien. Die objektive Präferenz liegt im Bereich der biologisch funktionalen Theorie und die subjektive Präferenz liegt im Bereich biopsycho-sozialer Theorien. Auf der einen Seite dominieren naturwissenschaftliche Methoden und auf der anderen Seite emotional und social support, d.h. psychosoziale Methoden.
Generell geht es darum, eine Konvergenz zwischen diesen beiden Indikatoren herbeizuführen, was aber nur dann Sinn macht, wenn die Profession überhaupt eine Bereitschaft signalisiert, Patientenorientierung als ihre genuine Funktion zu begreifen und die subjektiven Indikatoren überhaupt wahrzunehmen und als berechtigt anzusehen bzw. anzunehmen, als komplementäre Indikatoren zu betrachten und quasi als Kontrolle ihres Handlungsrepertoirs, um Störungen im Interaktionskontext des Systems Krankenbehandlung zu vermindern bzw. zu beseitigen. Dazu ist aber auch notwendig, die subjektiven Indikatoren zu differenzieren und zu spezifizieren; denn das Konstrukt 'Lebensqualität' impliziert andere Dimensionen als die empirische Patientenzufriedenheit mit dem Versorgungssystem.

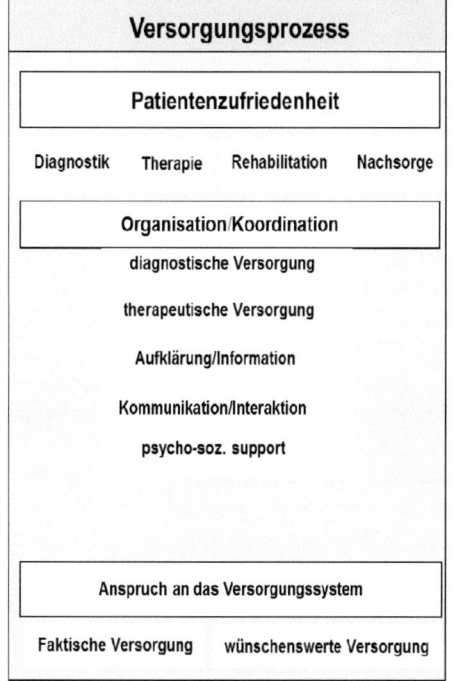
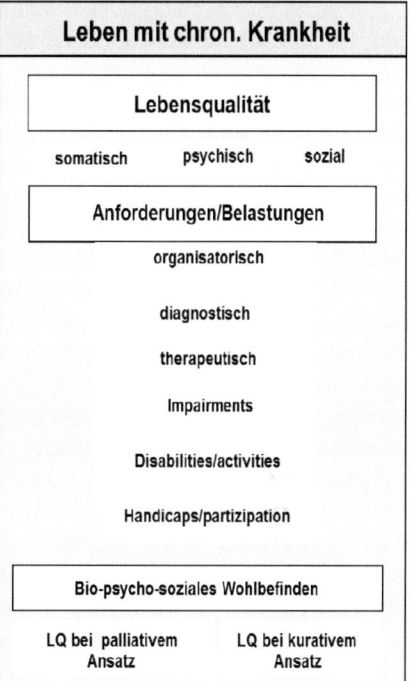

Patientenbefragung als Instrument der Qualitätssicherung und -kontrolle	
Versorgungsprozess	**Leben mit chron. Krankheit**
Patientenzufriedenheit	**Lebensqualität**
Diagnostik Therapie Rehabilitation Nachsorge	somatisch psychisch sozial
Organisation/Koordination	**Anforderungen/Belastungen**
diagnostische Versorgung	organisatorisch
therapeutische Versorgung	diagnostisch
Aufklärung/Information	therapeutisch
Kommunikation/Interaktion	Impairments
psycho-soz. support	Disabilities/activities
	Handicaps/partizipation
Anspruch an das Versorgungssystem	**Bio-psycho-soziales Wohlbefinden**
Faktische Versorgung wünschenswerte Versorgung	LQ bei palliativem LQ bei kurativem Ansatz Ansatz

Abb. 53: Patientenbefragung vs. Lebensqualität

Die Definition von Lebensqualität und Patientenzufriedenheit ist höchst problematisch, so dass die in der Abbildung gezeigte Gegenüberstellung den Versuch einer klaren Differenzierung der Begrifflichkeiten bedeutet. Wille 1997 beispielsweise definiert die Lebensqualität gleichsam mittels WHO-Dimensionen:

- physische Funktionsfähigkeit
- psychische Funktionsfähigkeit
- kognitive Funktionsfähigkeit
- soziale Funktionsfähigkeit,

wobei eine gewisse Ähnlichkeit mit den in der Abbildung dargestellten Dimension unschwer zu übersehen ist, nur dürfte die Lebensqualität aus der hier vertretenen Sicht einen Maßstab unterstellen, der bei Wille nicht genannt ist. Der Maßstab von Lebensqualität im Rahmen einer chronischen Erkrankungen, kann sich nur als Variation vom Gesundheitsmaßstab messen lassen.
Die Lebensqualität impliziert vor diesem Hintergrund mindestens vier zu differenzierende Ebenen

- die Ebene der Gesundheit
- die Ebene der kurativen Intention
- die Ebene der palliativen Intention und
- möglicherweise die Ebene der finalen Erkrankungsphase.

Wenn mithin von Lebensqualität gesprochen wird, dann muss jeweils die Ebene rsp. die Erkrankungsphase berücksichtigt werden. Normativer Maßstab kann dabei nur die Gesundheit (WHO 2001 – ICF) sein, weil konsequenterweise bei Exazerbation einer Krankheit einerseits permanente Belastungen und Anforderungen im Rahmen der Diagnostik, Therapie und Nachsorge die Lebensqualität beeinflussen und andererseits, die aus der Erkrankung resultierenden Folgen wie Einschränkungen oder Minderungen der Funktionen und Fähigkeiten sowie daraus resultierende Deprivationen die Aktivitäten des täglichen Lebens beeinflussen. Insbesondere intendiert die hier vertretene Auffassung auch die Berücksichtigung von intervenierenden Variablen wie Adaptation an die krankheitsspezifischen Einschränkungen, d.h. die Dauer der Erkrankung ist bei der Erforschung der Lebensqualität ein nicht zu unterschätzender Faktor, der - wird er nicht berücksichtigt - Redundanzen verursacht.

Kunzendorff, Scholl u. Scholl (1993) beispielsweise definieren Lebensqualität ”..als Prozeß und Resultat angemessener Bewältigung und aktiver Adaptation an die Bedingungen chronischen Krankseins, die sich in bestimmten Gradienten der Befindlichkeit, der sozialen Integration und der psycho-physischen Kompetenz (Funktionstüchtigkeit) ausdrückt.” Diese Autoren betrachten Lebensqualität als Konsequenz erfolgreichen Copings, wobei die Begriffe 'angemessene Bewältigung' und 'aktive Adaptation' wiederum keine individuellen Aspekte betreffen, sondern als quasi-objektivierte Wertungen vorgegeben sind und nicht als subjektive Bewertungen von Lebensqualität betrachtet werden. Vereinfacht ausgedrückt bedeutet Lebensqualität für die Autoren 'erfolgreiche' Anpassung an die aus der Krankheit resultierenden Funktionseinschränkungen und sozialen Deprivationen - Adaptation = Lebensqualität -.

Betrachtet man die drei hier vorliegenden Auffassungen über Lebensqualität, dann stellt sich die Frage, welches Ziel mit dem Konstrukt Lebensqualität assoziiert ist und ob die betroffenen Individuen ihre spezifische Lebensqualität definieren oder ob ihnen mittels theoretischer Konstrukte ein Begriff oktroyiert wird. Dabei geht es nicht um die Frage, ob eine spezifische Vorgehensweise legitim ist oder nicht, sondern ob die Forscher den Objektbereich explorativ erforscht haben, bevor sie mit ihren Definitionen begonnen haben. Es muss die Frage erlaubt sein, ob etwa in einer finalen Krankheitsphase überhaupt eine Adaptation möglich ist, ob etwa bei malignen Erkrankungen aufgrund der Erkrankungsphase chemotherapeutische oder strahlentherapeutische Experimente durchgeführt werden dürfen, wenn ja, unter welchen Umständen, wer bestimmt das - anonyme Ethikkommissionen kann diese möglicherweise folgenschwere Entscheidung nicht allein übertragen werden (Luhmann 1983) - und ist das System Krankenbehandlung verpflichtet, den Patienten auch über die möglicherweise Unwirksamkeit einer Therapie bzw. therapiebedingte verkürzte Lebenserwartung und die Langzeitfolgen einer Therapie zu informieren oder muss dem Patienten auch ein Zuendeleben seines Lebens gestattet werden - wie Luhmann es ausgedrückt hat -, d. h. auch passive Betreuung und Akzeptanz der Entscheidung des Individuums durch die Profession.

Vor diesem Hintergrund wird in dieser Arbeit die Auffassung vertreten, dass Lebensqualität zunächst nichts anderes ist als das bio-psycho-soziale Wohlbefinden des Individuums - gemäß der WHO - und im Rahmen einer chronischen Erkrankung immer am Normzustand 'Gesundheit' zu messen ist, d. h. eine chronische Krankheit schränkt aufgrund der daraus resultierenden disabilities und handicaps die Lebensqualität von Individuen grundsätzlich ein. In wie weit das System der Krankenbehandlung die bestehenden Funktionseinschränkungen beseitigen, kompensieren oder mildern kann, wirkt sich letztendlich auf die subjektive Perzeption rsp. Interpretation der Lebensqualität aus und dabei werden die Interdependenzen zwischen Lebensqualität und System Krankenbehandlung offensichtlich, d.h. die Messung der subjektiven Lebensqualität sollte auch als Kontrolle für die Effektivität des Systems Krankenbehandlung im Rahmen chronischer Erkrankungen aufgefasst werden und nicht als Adaptationsleistung des Individuums an seine disabilities und handicaps - das möglicherweise etwa im Rahmen von psychischen Störungen eine spezifische Vorgehensweise gewählt werden muss, steht außer Frage -.

Ein zweiter individueller Indikator ist die Patientenzufriedenheit, aber nicht einfach nur Patientenzufriedenheit, was zu definitorischen Problemen mit dem Konstrukt Lebensqualität führen könnte, sondern vielmehr Patientenzufriedenheit mit dem Versorgungssystem als Qualitätsindikator für eine bedürfnis- und bedarfsgerechte Versorgung von Kunden des Systems Krankenbehandlung. Bislang gehen die Ansätze fast ausschließlich in Richtung Patientenzufriedenheit mit der Versorgung im Krankenhaus (vgl. Seyfarth-Metzger et.al. 1997, Viethen et.al. 1997; Spießl et. al. 1997; Leimkühler und Müller 1996; Schors, Sodemann 1990), d.h. sie beschränken sich auf eine Institution.

Gemäß einer Pilot-Studie von Kutz (2001) kann die Patientenzufriedenheit im onkologischen Versorgungssystem durch mindestens 5 Faktoren erklärt werden:

- Kommunikationskompetenz
- Fachliche Kompetenz
- Interaktionskompetenz
- Empathie
- Sozial support.

Diese 5 Faktoren sind zwar in einem eher palliativen Versorgungsbereich eruiert worden, können aber sicherlich allgemeine Validität beanspruchen, sofern es um Versorgungsansprüche von Patienten geht, müssten sie selbstverständlich ergänzt werden durch:
- Service
- Küche
- Hotelleistungen
- Wohlbefinden/Orientierung (Wege, Design, Zimmer usw.)
- Hygiene
- Unfallschutz

5.10.5 Mitarbeiterzufriedenheit

Die Mitarbeiterzufriedenheit bezeichnet die Arbeitsbedingungen des Personals innerhalb einer Organisation im Hinblick auf die strukturellen und prozessorientierten Aspekte eines Tätigkeitsfeldes. Es geht um die Identifikation mit der Tätigkeit und der daraus resultierenden Motivation. Die Mitarbeiterorientierung wird oftmals zu wenig berücksichtigt, hat aber erhebliche Auswirkungen auf die Optimierung von Prozessen; denn unmotivierte Mitarbeiter können im Rahmen des change management zu confoundern werden. die Veränderungen konterkarieren, die Leistungsbereitschaft sinkt, die Tätigkeit wird nur noch funktional ausgeübt und die Patientenorientierung erschöpft sich in der Erfüllung von Minimalanforderung oder teilweise sogar in einer Tätigkeitsausübung auf dem schmalen Grad zwischen funktionaler und gefährlicher Versorgung. Ein Mitarbeiter, der sich an seinem Arbeitsplatz wohlfühlt, dessen Kompetenzen und Fähigkeiten akzeptiert werden, der sich in den Betrieb integriert fühlt und sich mit den Zielen des Unternehmens identifizieren kann, wird eher bereit sein, Veränderungen aktiv zu stützen und seine Arbeitsmuster zu optimieren. Leider glauben Manager und Chefärzte immer noch, dass Befehl und Befehlsausführung hinreichende Maßstäbe für eine qualitativ gute Patientenversorgung sind. Das dies ein Irrtum ist, belegen alle durchgeführten Mitarbeiterbefragungen (vgl. von Eiff 2000), nur leider hat sich in den letzten 10 Jahren kaum etwas verändert. Die tradierten Arbeitsstrukturen sind in den meisten Institutionen des Gesundheitswesens immer noch vorhanden.

Dimensionen der Mitarbeiterzufriedenheit

fachlich	sozial	emotional
Ausbildung Fortbildung Arbeitsmotivation Anforderungen Belastungen Herausforderung Selbständigkeit Information Integration Partizipation Entwicklung Führung Verwaltung	Integration Kommunikation Anerkennung Mitentscheidung Team Akzeptanz Interaktion Kompetenz Partizipation	Empathie Identifikation Mobbing Kommunikation Wohlbefinden Deprivation Freude Spaß

Abb. 55: Dimensionen der Mitarbeiterzufriedenheit

Die meisten Mitarbeiterbefragungen haben aber auch den Nachteil, dass keine explorative Erforschung des Objektbereiches stattgefunden hat und primär irgendwelche standardisierten Inventare und Fragebögen übernommen bzw. zusammengestellt wurden. Der erste Schritt zu einer wissenschaftlichen Mitarbeiterbefragung ist die Exploration in Form von qualitativen Einzel- oder Gruppeninterviews, um die Dimensionen zu eruieren, die Mitarbeiter als Zufriedenheitskriterien überhaupt akzeptieren. Versäumnisse in diesem Bereich führen dann dazu – wie bei Patientenbefragungen vgl. Kutz 2001 -, dass die eruierten Zufriedenheitsgrade sehr stark differieren und Befragungen nicht miteinander verglichen werden können (von Eiff 2000) – das größte Problem bei Befragungen im Gesundheitswesen, vor allem bei Mitarbeitern und Patienten.

Wie der Abbildung zu entnehmen ist, müsste als Minimalforderungen eine Differenzierung zwischen drei übergeordneten Analyseaspekten vorgenommen werden:

fachlich insofern als es dabei um Ausbildung, Fortbildung, Kompetenz und Akzeptanz geht,

sozial insofern als Integration in den Betrieb, Interaktion zwischen den professionellen Akteuren und Partizipation am Informationsfluss betroffen sind,

und **emotional** insofern als das Wohlbefinden am Arbeitsplatz, die Identifikation mit der Organisation und die Arbeits- und Kommunikationsbedürfnisse angesprochen werden.

Der Grad der Mitarbeiterzufriedenheit ist ein relativ guter Indikator für die Funktionsfähigkeit eines Unternehmens, und zwar nicht nur im Hinblick auf fachlichen-professionellen Kompetenzen und Funktionsabläufe, sondern auch im Hinblick auf die Arbeitsatmosphäre und das soziale und emotionale Wohlbefinden. Gleichwohl wirkt sich die Mitarbeiterzufriedenheit auf die Patientenzufriedenheit aus, ein motivierter Mitarbeiter ist auch bereit, die Wünsche von Patienten zu akzeptieren und in seine Handlungsmuster zu integrieren. Ebenfalls wird ein zufriedener Mitarbeiter, der nicht permanent um seinen Job fürchten muss, seine geistige und kreative Flexibilität gerne in den Dienst des Unternehmens stellen. Ein unzufriedener oder frustrierter Mitarbeiter hingegen, wird Veränderungsprozesse eher konterkarieren, den Patienten autoritär und funktional versorgen und wahrscheinlich nicht bereit sein, seine vollen Fähigkeiten im Unternehmen zu entfalten bzw. dem Unternehmen zur Verfügung zu stellen.

Eine Analyse der Mitarbeiterbefragung erfüllt überdies die Funktion einer Problemanalyse im Hinblick auf nicht ausgeschöpfte Ressourcen im Versorgungsprozess. Eine Prozessoptimierung ist nur mit motivierten Mitarbeitern möglich. Externe Berater beispielsweise machen sehr oft den Fehler, ihre Konzepte ohne Rückkoppelung mit dem Personal durchsetzen zu wollen, teilweise assoziiert mit der Zielsetzung des Personalabbaus und/oder einer erheblich stärkeren Arbeitsbelastung und/ oder Kompetenzeinschränkung, was logischerweise zu Ängsten und Frustrationen auf Seiten des Personals führt und dadurch auch gutgemeinte bzw. optimale Konzepte scheitern lässt. (vgl. hierzu Büssing, Glaser 2001)

5.10.6 Defizitanalyse

Die Defizitanalyse im Dienstleistungssektor, insbesondere im Gesundheitswesen scheint immer noch ein Schattendasein zu führen: Die professionellen Akteure fürchten die Defizitanalyse wie der ‚Teufel das Weihwasser', zumindest gemessen an der öffentlichen Diskussion über Qualitätsmanagement. Eine Verweigerung wird immer wieder mit immensen Regressansprüchen und ‚normalen menschlichen Fehlerquellen' legitimiert, professionelle Akteure seien eben auch nur Menschen und der tägliche Stress und die emotionalen Belastungen führen zwangsläufig auch zu Fehlern. Leider ist es aber so, dass diese Mängel und Fehler mittels strategischer Handlungen kaschiert werden und niemand so recht weiß, wie hoch die Rate der Diagnose- und Behandlungsfehler wirklich ist. Problematisch daran ist nur, dass iatrogene Fixierungen, Übermedikation, Doppel- und Dreifachdiagnostik, fehlerhafte oder falsche Diagnostik, Übertherapie oder fehlerhafte Therapie, unzureichende Therapie oder falsche Zuweisung erhebliche Kosten nach sich ziehen, die bislang nicht von den Verursachern getragen werden, sondern von der Solidargemeinschaft. Die Kosten, die dadurch verursacht werden sind bis heute nicht bekannt, sondern es existieren nur Prognosen oder Vermutungen.

Die Vorstellung, dass beispielsweise ein Produktionsbetrieb permanente Qualitätsdefizite ignorieren oder kaschieren kann, ist vor dem Hintergrund des Prinzips der ökonomischen Rationalität kaum vorstellbar. In diesem Bereich würde der Kostenanstieg im Produktionsbereich oder die Kosten der Mängelgewährleistung sich unmittelbar auf die Rendite auswirken und allein dadurch direkte Interventionen bewirken. Hier zeigt sich aber der Unterschied zwischen einem Betrieb, der nachfrageabhängig und einem der angebotsinduziert ist und mittels Versicherungsbeiträgen und gesetzlicher Intervention reguliert wird. Das Sachleistungsprinzip im Rahmen der Nachfrage nach Behandlungsleistungen verhindert bislang eine Qualitätsorientierung, denn unabhängig davon, wieviele Mängel, Defizite und Fehler konstatiert werden, die GKV zahlt immer und sie zahlt eben auch noch die Folgekosten – ein etwas paradoxes System -, so dass die Anbieter gar kein Interesse an der Einführung von Qualitätsmanagementprogrammen haben, was die Praxis der letzten 10 Jahre eindeutig belegt.

Ein kleines Beispiel: Durchführung einer Herzkathederuntersuchung – ohne fachlich hinreichende Begründung (Person 78 Jahre alt, Blutdruck und Blutwerte ohne pathologische Veränderung) -. Nach der Untersuchung sackt der Blutdruck sehr stark ab. Sofortige Untersuchung ergibt eine erhebliche Blutung im Adominalbereich, Folge OP, Op ergibt eine erhebliche Verletzung der Blutgefäße durch den Herzkatheder im Abdominalbereich, und 3 wöchiger Krankenhausaufenthalt – die Kosten sind leicht auszurechnen bei einem Pflegesatz von 150 Euro täglich, ganz zu schweigen von der OP, einer Woche Intensivstation und sonstigen Maßnahmen.

Zunächst ist konstatierbar, dass eine verbindliche Indikationsliste für den Einsatz eines Herzkatheders, diesen Eingriff verhindert hätte, zweitens hätte eine verbindliche Verpflichtung zur Dokumentation dieses Fehlers eine Kosten- und Folgekostenübernahme durch das Krankenhauses bedeutet, drittens hätte man der alten Dame Schmerzensgeld zahlen müssen und letztendlich würde eine diesbezügliche Defizitanalyse dazu geführt haben, die Indikation zu prüfen und im Standard festzulegen, welche Untersuchungen durchzuführen sind, um derartige Fehler zu verhindern und welche Alternativen zur Verfügung stehen. Im Falle einer patientenorientierten corporate identity schließlich wäre die primäre Zielsetzung, welche Methode belastet den Patienten bei gleichen bzw. ähnlichen Resultaten am wenigsten bzw. ist ein Herzkatheder bei einer 78jährigen überhaupt die adäquate diagnostische Methode.

Fehler und Defizite sind überall konstatierbar. Die Frage ist nur, wie geht man damit um. Für Defizite im Krankenhaus existieren Versicherungen, Feststellung von Defiziten führt zur Analyse und zukünftig zur Verhinderung des gleichen Fehlers, so dass eine Prozessoptimierung nur erreicht werden kann, wenn eine Defizitanalyse durchgeführt wird und die professionellen Akteure diese Fehler auch zugeben und dokumentieren. Dazu gehört natürlich auch, dass Behandlungsfehler nicht individualisiert werden - wie derzeit -, sondern das die professionellen Akteure sich darauf verlassen können, dass – solange nicht grobe Fahrlässigkeit unterstellt werden kann – die Versicherung des Krankenhauses die Schadensersatzansprüche des Kunden reguliert. Internes Qualitätsmanagement verpflichtet das Haus zu einer internen Kontrolle und zu für den Kunden verbindlichen Versorgungsansprüchen, deren Verletzung Regressansprüche gegenüber dem Haus bewirken und nicht gegenüber dem einzelnen professionellen Akteur. (Im Produktionsbereich werden Mängel auch nicht dem Verkäufer oder einzelnen Mitarbeitern angelastet, sondern dem Hersteller).

Dass die Defizitanalyse ein Instrument zur Beseitigung von Fehlern, zur besseren qualitativen Versorgung von Patienten, zum sicheren und validen Einsatz von Maßnahmen, zur Prozessoptimierung und schließlich auch zur Reflexion habitualisierter professioneller Handlungsmuster ist, wird bislang immer noch verkannt.

5.10.7 Berichterstattung

Die Qualitätsberichterstattung ist im Gesundheitswesen der Bundesrepublik leider auch nur ein marginales Problem. Niedergelassene Ärzte, KV, Krankenhäuser, Reha-Kliniken oder auch ambulante Therapeuten sind nicht verpflichtet Qualitätsberichte zu erstellen bzw. den Kostenträgern zur Verfügung zu stellen. Qualitätsberichte sind aber schlicht die Voraussetzung für eine Qualitätskontrolle, sowohl intern als auch extern.

Derzeitige Qualitätsberichte erschöpfen sich in der Darstellung von Konzeptionen und theoretischen Modellen sowie in der Darstellung zukünftiger Projekte. Faktische Ergebnisse erscheinen nur sporadisch in der Öffentlichkeit, in Form von Zeitschriftenartikeln, die mehr oder minder der wissenschaftlichen Profilierung dienen denn einer an Qualitätsindikatoren ausgerichteten Berichterstattung. Derzeitige Qualitätsberichte sind keine die Transparenz fördernde Darstellung der faktischen Versorgungsqualität, sie orientieren sich an einer oberflächlichen Selbstdarstellung denn an quantitativ wie qualitativ präzisen Auswertung der Dokumentation. Die logische Konsistenz zwischen Standards, Dokumentation und Auswertung mittels Qualitätsindikatoren, die auch Benchmarking zuließen, wird vermittels langatmiger Prosa konterkariert und eine am Prinzip der wissenschaftlichen Rationalität und Ergebnisorientierung ausgerichtet Qualitätsberichterstattung wird durch Intellektualisierung und strategische Handlungen in den Bereich der Ideologie verlagert.

Gerade im Bereich der Qualitätsberichterstattung zeigt sich, inwiefern Konzeptionen und Programme logisch konsistent sind und ob die Strategie einer stringenten Qualitätsentwicklung durchgehalten wird. Der Bericht müsste die Logik der Konzeption widerspiegeln, wobei selbstverständlich zwischen dem Prozess der Qualitätsentwicklung und einer fixen Etablierung zu differenzieren ist.

Während der Qualitätsentwicklung ist zunächst die Konzeption mit einzelnen geplanten Projekten auf den Ebenen der Struktur-, Prozess- und Ergebnisqualität darzustellen. Dieser Anfangsbericht müsste aber kontinuierlich durch faktische Ergebnisse und Konzeptionsmodifikationen ergänzt werden, so dass die Berichterstattung als Dokumentation den Qualitätsentwicklungsprozesses transparent und für alle Beteiligten nachvollziehbar gestaltet.

Das optimale Ziel einer Qualitätsberichterstattung ist die transparente Darstellung der Ergebnisse eines Unternehmens, sowohl im Bereich der Effektivität als auch im Bereich der Effizienz. Damit der Umfang eines Qualitätsberichtes nicht unnötig überfrachtet wird, hat es sich als sinnvoll erwiesen, ein Qualitätshandbuch zu erstellen und zwischen Handbuch und Qualitätsberichterstattung zu differenzieren. Das Handbuch beinhaltet das Evaluationskonzept und kann durch Rückkoppelungsprozesse mit Implementations- und Bewertungsphase adäquat und aktuell adaptiert werden. Dadurch erspart man sich in den Qualitätsberichten eine permanente Wiederholung von Konzeptionen. Das gleiche gilt für die Entwicklung von Standards, Leitlinien, Empfehlungen und deren Dokumentationshinweisen, die aufgrund der kontinuierlichen Verfügbarkeit einerseits als Gesamtverzeichnis und andererseits – für den täglichen Gebrauch – in den einzelnen Fachbereichen für jeden Mitarbeiter zugänglich sein sollten.

Der Qualitätsbericht sollte sich auf Auswertungen der Dokumentation, Qualitätsindikatoren, Veränderungsprozesse, statistische Methoden, Defizitanalyse und daraus resultierende Veränderungen der Konzeption oder der verwendeten Methoden beschränken. Dabei sollte die gleiche Strukturierung wie in der Konzeption verwendet werden Strukturqualität, Prozessqualität und Ergebnisqualität, d.h. sofern Qualitätszirkel etabliert sind, können abteilungsinterne Berichte für den Gesamtbericht verwendet werden, was zu Synergieeffekten führt. Besonders die Entwicklung der Qualitätsindikatoren zeigt in den Qualitätsberichten die adäquaten Fortschritte auf, da die Dokumentation kontinuierlich angepasst werden kann.

Ein Qualitätsbericht sollte folgende Inhalte berücksichtigen:

- Projekte (Struktur, Prozess)
    - Kurzbeschreibung der Projekte
    - Zielformulierung
    - Verwendete Instrument
    - Qualitätsindikatoren
    - Auswertung/Bewertung (t0-t1…)

- Entwicklung von Standards
    - Defizitanalyse
    - Veränderungen (Konzeption, Standards, Dokumentation, Methoden usw.)
    - Effektivitätsanalyse (fallbezogen, fallgruppenbezogen)
    - Effizienzanalyse (fallbezogen, fallgruppenbezogen)
    - Kosten-Nutzen-Analyse
    - Zukünftige Planungen
    - Zusammenfassende Bewertung von Erfolgen und Veränderungen

5.10.8 Zusammenfassung

Ein wichtiger Schritt in Richtung Konstitutierung eines internen Qualitätsmanagements ist die Qualitätsentwicklung. Qualitätsentwicklung basiert prinzipiell auf einer hausinternen Corporate Identity, einer logisch konsistenten Konzeption und einer adäquaten fachlich-professionellen Ausgestaltung und Implementation.

Die logische Konsistenz eines internen Qualitätsmanagementsprogramms lässt sich ablesen an der Modellentwicklung und der Einhaltung einzelner Durchführungsschritte. Aus der Corporate Identity resultieren organisatorische Veränderungen, die wiederum die interne und externe Information, Kommunikation und Kooperation beeinflussen.

Die professionellen Handlungsstandards wiederum müssen logischerweise die in der corporate identity formulierten Handlungspräferenzen, Dokumentationsinhalte, Qualitätsindikatoren, Auswertungsstandards sowie die Effektivitäts- und Effizienzmerkmale veranschaulichen, so dass eine Stringenz von Corporate Identity über Struktur-, Prozess- bis zur Ergebnisqualität erkennbar ist, die letztendlich in der Berichterstattung ihren faktischen Ausdruck findet.

Die Methoden, die den Qualitätsentwicklungsprozess begleiten, können nur durch flexible Handhabung im jeweiligen Implementationsstadium adaptiert und durch Rückkoppelungsprozesse zur Konzeption adäquat etabliert werden.

Dass dabei sowohl organisatorische, Mitarbeiter- als auch Kundeninteressen einen konsensfähigen Kompromiss unterstellen, liegt auf der Hand, aber primär gelten die formulierten und umsetzbaren Präferenzen, die im Falle einer Konkurrenz eine Kundenbindung ermöglichen, d.h. eine moderne Organisation (auch ein Krankenhaus) kann auf Dauer nur bestehen, wenn nicht Managerinteressen, sondern Kundeninteressen Vorrang haben. Die Bedürfnisse des Kunden müssen befriedigt werden, was aber nur dann realisiert werden kann, wenn auch die Mitarbeiter sich mit der Organisation und den Zielen der Organisation identifizieren können und entsprechend motiviert sind.

Glossar

Angebotsinduzierte Nachfrage:

Normalerweise herrscht Marktgleichgewicht, wenn Anbieter und Nachfrager ähnliche Machtpositionen haben, insbesondere kann ein Nachfrager auf dem Markt unter Abwägung seiner finanziellen Lage und der Qualität von Produkten entscheiden, ob er sie erwirbt oder nicht. Im Versorgungsbereich des Gesundheits- und Sozialwesens ist dies nicht der Fall. Bei einem Arztbesuch z.B. entscheidet der Arzt sowohl über den Umfang der diagnostischen als auch der therapeutischen Leistungen, der Nachfrager – in diesem Fall der Patient – hat weder einen Einfluß auf den Umfang der Leistungen, noch auf die Preise, denn letztere werden über Institutionen (Krankenkassen-KV, Krankenhäuser bzw. Krankenhausgesellschaft) ausgehandelt.

DMP's: Disease Management Programme

Diese Programme beinhalte standardisierte Vorgehensweisen bei spezifisch chronischen Indikationen (chron. Krankheiten, Behinderungen). Sie unterstellen ein Konzept zur Diagnose, Behandlung, Rehabilitation und Nachsorge, das den gegenwärtigen wissenschaftlichen Erkenntissen entspricht und Koordination des Versorgungsprozesses sowie Kooperation zwischen versorgenden Einrichtungen mittels eines Case Managers herstellen soll. Es ist sowohl fachlich als auch ökonomisch orientiert.

DRG's: Diagnoses Related Groups

Die DRG's beinhalten eine sogenannte Fallpauschale. Bislang wurden bei uns Einzelleistungen abgerechnet. Durch die Umstellung auf Fallpauschalen verspricht man sich eine Reduzierung der Kosten.

EFQM: European Foundation of Quality Management

Ein eingetragener Verein, der europaweit für eine Vereinheitlichung des QM eintritt, seinen Hauptsitz in Brüssel hat und in verschiedenen Ländern Niederlassung betreibt, etwa Schweiz, Österreich, Bundesrepublik (EFQM-Konzept).

Evaluationsprogramme:

Diese Programme entstanden aus der sogenannten Evaluationforschung, die ein Modell entwickelt hat, dass sich im Rahmen von Veränderungsprozesse als sehr erfolgreich erwiesen hat: Auftrag-Problemstellung-Konzeption-Pla-nung-Implementation-Bewertung.

Evidenz Based Medicine:

Die Basis jeder standardisierten Behandlung rsp. von Behandlungsstandards. Jede durchgeführte Maßnahme – gleichgültig in welchem Bereich – muß den Anforderungen einer wissenschaftlichen Prüfung standhalten. Maßnahmen sollten nach diesem Konzept evaluiert sein, d.h. nicht nur wissenschaftlich bewiesen sein, sondern auch im Hinblick auf Notwendigkeit und Erfolg bewertet.

DIN EN ISO 9000 ff.: Institut für Normung in der Bundesrepublik

Diese Institut hat ein QM-Konzept für Dienstleistungsunternehmen entwickelt, dass primär mit Hilfe des TÜV's verbreitet wird.

HMO's : Health Maintenance Organizations

Hierbei handelt es sich um private Organisationen in den USA und der Schweiz, die für die Kostenträger im Versorgungssystem die finanztech-nischen Transaktionen übernehmen und häufig mittels einer Kopfpauschale die Kosten zu senken suchen. Dieses System unterstellt gleichwohl eine Einschränkung der Therapiefreiheit, weil Ärzte nur die Leistungen erbringen dürfen, die von der HMO abgesegnet sind, und eine Einschränkung der freien Wahl von Leistungen und Anbietern auf Seiten der Kunden, da einerseits nur ein spezifisches Leistungspackelt abgesichert ist und ande-rerseits nur die Institutionen genutzt werden dürfen, die im Versorgungsnetz des HMO's eingeschrieben sind.

JCAHO: Joint Commission of Akkreditation on Health Care Organization

Auch eine Institution in den USA, die landesweit tätig ist und mittels Zertifizierungen den Anbietern von Leistungen den Zugang zum Markt erst ermöglicht, d.h. nur die In-stitution erhalten von den Kostenträgern einen Versorgungsvertrag, die die QM-An-forderungen der JCAHO erfüllen.

KTQ : Konferenz für Transparenz und Qualitätssicherung

Ist eine QM-Einrichtung, die einen Zusammenschluß zwischen Krankenkassen, Ärz-teverbänden und Krankenhäusern in der Bundesrepublik darstellt und für die Verein-heitlichung eines bundesweiten QM's plädiert (KTQ-Konzept).

PQM : Patientenorientiertes Qualitäts-Management

Dieses Konzept ist von mir entwickelt worden und umfaßt sowohl externe Qualitäts-kontrolle als auch internes QM unter besonderer Berücksichtung der Bedürfnisse und Bedarfe der Patienten, Kunden oder Nutzers des Versorgungssystems.

Managed Care:

Diesen Ansatz könnte man mit Versorgungsmanagement übersetzen. Er beinhaltet, dass die Versorgung von Kunden, Nutzern, Klienten oder Patienten durch Koordina-tion und Notwenigkeit der Maßnahme, durch Kooperation zwischen den beteiligten Institutionen und unter Berücksichtigung der ökonomischen Rationalität erfolgt (Stichwort: Verhinderung von Über- und Unterversorgung).

Reliabilität:

Ein Begriff aus der Statistik, der die Zuverlässigkeit der statistischen Erhebung be-trifft, und zwar im Hinblick darauf, dass die stat. Verfahren auch das messen, was gemessen werden soll.

Selbstregulationsmechanismen:
>   Damit ist gemeint, dass innerhalb eines Systems spezifische Funktionen sich gegenseitig ergänzen und auf Dauer immer ein Gleichgewicht der Kräfte bewirken und dass Eingriffe von Außen immer als inadäquat abgelehnt werden.

TQM: Total Quality Management
>   Eine Organisation wird insgesamt von der Verwaltung über Produktion rsp. Dienstleistung bis zum Ergebnis einem QM-Konzept subsumiert.

UQM: Umfassendes Qualitäts-Management
>   Dieses QM-Mamagement-Konzept wird derzeit primär von der Asklepios Gesellschaft propagiert und angewendet (s. Literaturliste: Paeger).

Validität:
>   Ein Begriff aus der Statistik, der die Allgemeingültigkeit von statistischen Erhebungen betrifft.

Empfehlenswerte Literatur

Arnold, M.; Lauterbach K.W.; Preuß K.-J. (Hrsg. Robert Bosch Stiftung): Manged Care – Ursachen, Prinzipien, Formen und Effekte, Stuttgart –New York 1997

Esche, Andreas (Hrsg.), Butzlaff, M.; Böcken, J.: Reformen im Gesundheitswesen – Ergebnisse der internationalen Recherche. Bertelsmann, Gütersloh 2000

Brandt, Elimar (Hrsg.) et.al.: Qualitätsmanagement, Gesundheitsförderung im Krankenhaus – Handbuch zur EFQM-Einführung, Luchterhand, Neuwied 2001

Görres, S.: Gesundheits- und Qualitätszirkel Teil I, Pflege 5 (1992) 2: 127-132

Görres, S.: Gesundheits- und Qualitätszirkel Teil II, Pflege 5 (1992) 2: 177-182

Kutz, Rudolf: Qualitätssicherung und Qualitätskontrolle im Gesundheitswesen, Regensburg 2001

Sachverständigenrat für die konzertierte Aktion im Gesundheitswesen: Jahresgutachten 2000/2001, Bundestagsdruchsache 14/5660/5661, Bonn 2001

Schwartz, F.W., Badura, R. Leidl, H. Raspe, J. Siegrist: Das Publik Health Buch; München-Wien -Baltimore (1998)

Literaturverzeichnis

Asklepios Kliniken GmbH: III. Asklepios Symposium, Kronberg 1998

Badura, B., Strodholz, P.: (1998) Qualitätsförderung, Qualitätsforschung und Evaluation im Gesundheitswesen, in Schwartz, F. W., Badura, B., Leidl, R., Raspe, H., Siegrist, J. (Hrsg.): Das Public Health Buch, S. 574ff

Besken, F/Kunczik, Th.: Frühzeitige Therapie kann Milliarden sparen. Der Kassenarzt 42 (1991) 36-42

Beyer, J.: Pflegemodelle von Morgen, Altenpflege 17 (1992) 4, 256-259

Beyer, J.: Pflegeziel Wohlbefinden, Altenpflege 17 (1992) 7, 447-449

Bierhoff, H.W.; G.F. Müller: Kooperation in Organisationen. Zschr. f. Arbeits- und Organisationspsychologie 37 (1993) 42-51

Böcken, Jan; Butzlaff, Martin; Esche, Andreas (Hrsg.): Reformen im Gwesundheitswesen, Gütersloh (2000), Bertelsmann Verlag

Büssing, Andre; Glaser, Jürgen: Mitarbeiter- und Patientenorientierung in der Pflege als Teil des QM, Pflege 2001: 339-350

Corbie, Jean Paul: Defizite im Gesundheitswesen, München 2003, http:www.wissen24.de

Donabedian, A.: Evaluating the Quality of Medical Care. Milbank Mem Fund Quart 44 (1966) 166-203

Donabedian, A.: Evaluating physician competence. Conference on assessing physician performance in ambulatory care, American Society of internal Medicine, San Francisco 1976

Donahue, Tina: ISO, EFQM, BALDRIDGE and HEALTH CARE ACCREDITATION - a comparison, in Asklepios Kliniken GmbH: IV. Asklepios Kongreß, Kronberg 1998

Donahue, Tina: Joint Commision on Accreditation of Healthcare Organizations, in Asklepios Kliniken GmbH: IV. Asklepios Kongreß, Kronberg 1998

Enghofer, E., K. Winkler: Qualitätssicherung in der Onkologie - Grundlagen und Definitionen, Hrsg.: Deutsche Krebsgesellschaft, München, Bern (1995)

Eiff, Wilfried von: Führung und Motivation im Krankenhaus, Stuttgart Berlin Köln (2000), Verlag W. Kohlhammer

Gabanyi, Monika: Qualitätssicherung in der ambulanten Pflege, (BASYS) (1995)

Gaeredts M: Qualitätsbewertung in amerikanischen Managed-Care-Organisationen, Gesundh.ökon.Qual.mang. 4, 1999: 4-13

Gebert, A. J.: Evaluation und Qualitätssicherung in Health Maintenance Organization, Deutsche Rentenversicherung, 8-9 (1989) 494-501

Giebing, H.: Qualitätssicherung in den Niederlanden. Die Schwester/Der Pflleger 30 (1991) 12ff.

Glaeske Gerd, Wuppertal: „Qualitätszirkel – Instrument zur Optimierung der Arzneimittelversorgung". Die Ersatzkasse 12/96: 447-452

Glaeske Gerd, Wuppertal: „Qualitätszirkel". Die Ersatzkasse (1996) 447-452.

Görres, S.: Gesundheits- und Qualitätszirkel Teil I, Pflege 5 (1992) 2: 127-132

Görres, S.: Gesundheits- und Qualitätszirkel Teil II, Pflege 5 (1992) 2: 177-182

Görres, Stefan; Hinz, Ingo M.; Reif, Karl: Pflegevisite: Möglichkeiten und Grenzen, Pflege 2002: 25-32

Grossarth-Maticek, Ronald: „Krankheit als Biographie". Berlin 1979

Großpietzsch, R.; S. M. Großpietzsch: Die Wahrheitsfrage in der sozialmedizinischen Begutachtung. Öff. Gesundh-Wes. 48 (1986) 277-280

Hansis, M.: Medizinische und administrative abteilungsinterne Leitlinien als Grundlage eines Qualitätsmanagementsystems. QualiMed 6 (1998) 8-12

Hauke, Eugen: Qualitätssicherung im Krankenhaus, Wien (1991)

Hauser, E.. Qualitätszirkel als Innovationsinstrument, Zschr. f. Führung und Org. 3/1991: 215-220

Häussler, B.: Hürdenlauf - Qualitätssicherung in der ambulanten Versorgung, Mabuse 17 (1992) 28-31

Helou, A.; Perleth, M.; Bitzer, E. M.; Döring, H.; Schwartz, F. W.: Methodische Qualität ärztlicher Leitlinien in Deutschland, ZäfQ 1998: 421-428

Helou, A.; G. Ollenschläger: Ziele, Möglichkeiten und Grenzen der Qualitätsbewertung von Leitlinien. Zschr. ärztl. Fortbildung Qualitätssicherung (ZaeFQ) 92 (1998) 361-365

Hermanek, P. (Hrsg.): Diagnostische Standards, Deutsche Krebsgesellschaft: Qualitätssicherung in der Onkologie, Band 3.1, München, Bern, Wien (1995)

Hermenek, P.: Standard, Richtlinie oder Leitlinie, Onkologe 4 (1998) 382-386

Hildebrandt, H.; A. Domdey: Disease Management, Die Ersatzkasse, 2 (1996) 50-54

Igl, G.: Kein neues Problem - Qualitätssicherung alter und behinderter Menschen gewinnt sozialpolitisch zunehmend an Bedeutung, Selbsthilfe 5-6 (1992) 54-57

Jaster, Hans-J.: Qualitätssicherung im Gesundheitswesen, Stuttgart (1996)

Kath, R.; K. Höffken: Bedeutung evidenz-basierter Entscheidungen für die internistische Onkologie, Onkologe 4 (1998) 387-393

Kaltenbach: Qualitätsmanagement im Krankenhaus, 2. Aufl., Meisungen (1993)

Keller, Thomas: Beziehungsmanagement im Arzt-Patienten-Verhältnis, Universitätsverlag, Wiesbaden 2002

Kellnhauser, E.: Die Sicherung der Qualität in der Krankenpflege, Die Schwester/Der Pfleger 30 (1991) 332-336

Kersting T. und Eichhorn S.: „Prüfung von Wirtschaftlichkeit und Qualität der Krankenhaus-behandlung: Das Modell der amerikanischen Medicare Peer

Kirch Peter: „Qualität und Wirtschaftlichkeit – neue Wege zu einer gemeinsamen Verant-wortung". DOK 3 (1998) 70-77

Korn v., Angela (Hrsg.): Qualitätssicherung in der allgemeinen Krankenpflege, Schriftenreihe Krankenpflege (Facultas BRO) Bremen (1994)

Kuhlemann/Majerus/Möller: „Qualitätssicherung im Krankenhaus, Trugschlüsse biometri-scher Untersuchungen.. Deutsches Ärzteblatt 93, Heft 36(1996) 1747-1750

Kunzendorff, E.; U. Scholl; M. Scholl: Lebensqualität und Coping im Vergleich mehrerer Gruppen chronisch Kranker während der stationären Rehabilitation. Rehabilitation 32 (1993) 177-184

Kurrath-Lies, Gerda: Sicherung der Pflegequalität bei chronisch Kranken, Die Schwester/Der Pfleger 31 (1992)744-753

Kommission zur Weiterentwicklung der Rehabilitation in der GRV: Abschlußberichte: Band II, Arbeitsbereich "Sozialmedizinische Grundlagen" Frankfurt 1991

Bericht der Rehakommission des Verbandes Deutscher Rentenversicherungsträger: Empfeh-lungen zur Weiterentwicklung der medizinischen Rehabilitation in der gesetzlichen Ren-tenversicherung - insbesondere Teil II, Kap.5+9 sowie Teil III, Kap. 5+9, Frankfurt 1991

Kutz, R. u. Moschner, M.: Zwischenbericht I des Modellprojektes Verbundsystem Pflege. Hrsg.: Stadt Münster 1993

Kutz, R.: Konzept: Wohnortnahe Rehabilitation, Münster 1993, unveröffentlichtes Manuscript

Kutz, R.: Empirischer Zwischenbericht Teil I und II, Hrsg.: Stadt Münster 1994

Kutz, R. u. Moschner, M.: Zwischenbericht II Modellprojekt Verbundsystem Pflege, Hrsg.: Stadt Münster 1994

Kutz, R.: Schätzungen des Einsparpotentials der Stadt Münster durch die Pflegeversicherung, Münster 1994

Kutz, R. : Konzept Qualitätsmanagement in der Pflege, Münster 1994

Kutz, R. : Konzept Ambulante Rehabilitation, Münster 1994

Kutz, R. u. Moschner, M.: Zwischenbericht III Modellprojekt Pflege, Hrsg.: Stadt Münster 1995

Kutz, R. u. Moschner M.: Abschlußbericht des Modellprojektes Verbundsystem Pflege, Hrsg.: Stadt Münster 1995,

Kutz, R.: Empirischer Endbericht - Auswertung der Dokumentation des Informationsbüros Pfle-ge, Hrsg.: Stadt Münster 1995,

Kutz, R.: Transparent und kompetent - Modell der Qualitätssicherung und -kontrolle für die Pflegeversicherung -, Teil I , Altenpflege Forum 3, 1995,

Kutz, R.: Transparent und kompetent - Modell der Qualitätssicherung und -kontrolle für die Pflegeversicherung -, Teil II , Altenpflege Forum 4, 1995,

Deutsche Gesellschaft für Gerontologie und Geriatrie: Fachbereich IV -Soziale Gerontologie und Alten-arbeit: Professionelle Pflege alter Menschen - Positionspapier -, Freiburg 1995

Kutz, R.: Um Verbesserung der onkologischen Versorgung bemüht - Das Tumorzentrum Regensburg , Uni-Zeitung Mai 1996

Kutz, R., F. Hofstädter, M. Hamzakadi: Tumorzentrum Regensburg - Qualitätssicherung am Beispiel des colorektalen Karzinoms, in 'Der Allgemeinarzt' 16/96, S. 1744-1750

Altenhofen, L.; Kutz, R. et. al.: Modellprojekt zur Früherkennung des kolorektalen Karzinoms, Zwischenbericht Regensburg, Köln 1997

Kutz, Rudolf: Psychosoziale Ansätze in der Onkologie, in 2.Onkologisches Symposium, Tumorzentrum Regensburg (Hrsg.) 1998:49-72

Altenhofen, L.; Kutz, R. et. al.: Zwischenbilanz des Modellprojektes zur Förderung der Früherkennung des kolorektalen Karzinoms, Forum (Zeitschrift der Deutschen Krebsgesellschaft) 1998, S. 84-93

Altenhofen, L., Brenner, G., Flatten, G., Hofstädter, F., Kutz, R., Oliveira, J.:
Modellprojekt 'Früherkennung des kolorektalen Karzinoms', Abschlußbericht, Köln, Regensburg 1999

Kutz, R.: Aspekte der Patientenzufriedenheit, in 3. Symposium des Tumorzentrums (Hrsg.),
Regensburg 1999: 1-15

Dammer R., V. Bonkowski, R. Kutz, J. Friesenecker, T. Schüsselbauer :
Die Früherkennung von Mehrfachtumoren bei der Primärdiagnostik oraler Karzinome
mit Hilfe der Panendoskopie; MundKieferGesichtsChir (1999) 3:61-66

Kutz, R., G. Wölfl, E. Grünzinger, F. Hofstädter: Externe Qualitätssicherung am Beispiel colo-
rektaler Karzinome - Tumorzentrum Regensburg -, DKG - Forum 8/1999, S. 659-64

Kutz, R.: Patientenzufriedenheit in der onkologischen Versorgung - eine Pilotstudie -Mün-
chen 2003, http:www.grin.de.

Kutz, R.: Qualitätsmanagement in der empirischen Sozialforschung - Qualitative vs. quantitative Sozialforschung –. München 2003, http:www.wissen24.de

Kutz, R.: Studienbrief: Medizinsoziologie, Hrsg: DIPLOMA-Private FH Nordhessen 2003

Kutz, R.: Theorie und Anwendungsbereiche der Analytischen Soziologie, München 2004,
http:www.wissen24.de

Kutz, R.: Transparent und kompetent - Modell der Qualitätssicherung und -kontrolle für die
Pflegeversicherung -, Teil I, Altenpflege 'Forum' 3 (1995) 81ff.

Kutz, R.: Transparent und kompetent - Modell der Qualitätssicherung und -kontrolle für die
Pflegeversicherung -, Teil II, Altenpflege 'Forum' 4 (1995) 105ff.

Lauterbach, Karl, W.: Die Möglichkeiten und Grenzen von Managed Care.
In III. Asklepios Symposium 1997, Hrsg: Asklepios Kliniken GmbH (1998)

Luhmann, Niklas: Medizin und Gesellschaftstheorie, MMG 8 (1983) 168-175

Möller, Johannes: (1998) EFQM - Das Europäische Modell für ein Umfassendes Qualitätsmanagement im Gesundheitswesen, in III. Asklepios Symposium 1997, Hrsg: Asklepios Kliniken GmbH

Müller, J.: Manage Care in USA: Welche Erfahrungen sind auf Deutschland übertragbar. III.
Asklepios Symposium, Wiesbaden 1997

Muller-M: Participative management in health care services. Curationis. 1995 Mar; 18(1): 15-
21

Nagorny, H.-O.; Faus, G.; Plocek, M.: Qualitätsmanagement im Krankenhaus, ZaeFQ 1998:
208-214

Paeger, A.: Vom AMIQ-Baustein „Prozeßqualität zum Pathway Management und Disease
Management, IV. Asklepioskongress, Wiesbaden 1998

Paeger Axel: „Ärzteschaft und Controlling: auf dem Weg zur Profit-Center-Idee". Gesundheitsökonomie & Qualitätsmanagement 2 (1997) 144-147

Paeger Axel: Quality improvement in Germany, Journal on Quality Improvement 1, 1997, 6-
14

Paeger/Möller: „Interne Qualitätssicherung im Krankenhaus". f&w 3/97 14. Jahrg.: 242-245.

Piechowiak, H.: Soziamedizinische Analyse: Wie krank sind Reha-Antragsteller. Öff. Gesundh.-Wes. 50 (1988) 572-578

Piechowiak, H.: Evaluation der sozialmedizinischen Begutachtung, Öff. Gesundh.-Wes. 51 (1989) 599-603

Pientka, L.: Die Bedeutung evidenzbasierter Entscheidungen für die Gesundheitspolitik, Der Onkologe, 7 (1999) 577-580

Porszolt, F.: Können Standards die internistische Therapie für den Patienten transparent machen? Der Onkologe, 5 (1998) 436ff.

Porszolt, F.: Evidence-Based Medicine: Attitüde-Skills-Knowledge Die Reiehnfolge ist entscheidend. Gesundh.ökon.Qual-manag. 3 (1998) 192-197

Rath Thomas: „Qualitätssicherung im Krankenhaus. Warten auf den Durchbruch". DOK 3 (1. Febr. 97) 90-94.

Rau, Ferdinand: DRG-Einführung in Deutschland, ZaeFQ 2002: 498-504

Riegel Theo: „Qualitätssicherung im Krankenhaus aus der Sicht der Kostenträger". Das Krankenhaus 12/97. 725-738.

Rienhoff, O.: Qualitätsmanagement, in Schwartz, F. W., Badura, B., Leidl, R., Raspe, H., Siegrist, J. (Hrsg.): Das Public Health Buch, (1998) 585ff.

Robinson, J.C.: Deecline in Hospital Utilization and Cost Inflation Under Managed Care in California. JAMA Oct. 2 (1996) 1060-1064

Ruprecht Thomas M.: „Qualität im Gesundheitswesen".. Gustav-Fischer-Verlag. 1997: 75-81

Sachverständigenrat zur konzertierten Aktion im Gesundheitswesen: Jahresgutachten 1989, Bonn 1991

Sachverständigenrat für die konzertierte Aktion im Gesundheitswesen: Gesundheitsversorgung und Krankenversicherung 2000, Sachstandsbericht, Bonn (1994)

Sachverständigenrat für die konzertierte Aktion im Gesundheitswesen: Jahresgutachten 2000/2001, Bundestagsdruchsache 14/5660/5661, Bonn 2001

Selbmann, Hans-Konrad: (1998) Qualitätsstrategien für das Gesundheitswesen von morgen, in Asklepios Kliniken GmbH: IV. Asklepios Kongreß, Kronberg 1998

Selbmann, Hans-Konrad (Hrsg.): Evaluation qualitätssichernder Maßnahmen in der Medizin, Beiträge zur Gesundheitsökonomie 30, Gerlingen 1995

Selbmann, Hans-Konrad: Messen der Qualität, in Eichhorn P., Seelos H.-J., Schulenberg J.-M. (Hrsg.): Krankenhausmanagement, München Jena 2000

Schmitz, Harald; Bauder, D.; Jacob, M; Schindler,I.: Kalkulation von Fallkosten in einem deutschen DRG-System, Das Krankenhaus 2002: 111-112

Schoppe, Chriastiane; Walger, Martin: Krankenhausspezifische Zertifizierungsverfahren KTQ startet 2002 (Teil II), Das Krankenhaus 2002: 15-20

Schöffski, Oliver; J.-Matthias Graf v.d. Schulenburg (Hrsg.): Gesundheitsökonomische Evaluation, Berlin Heidelberg 2002

Schumacher, Martin; Schulgen, Gabi: Methodik klinischer Studien, Springer, Berlin Heidelberg 2002

Schütze, F.: Die Technik des narrativen Interviews in Interaktionsfeldstudien, Arbeitsberichte und Forschungsmaterialien der Fakultät für Soziologie, Bielefeld 1977

Schuntermann, Michael, F.: Konzepte zur Beurteilung medizinischer Rehabilitationsmaßnahmen durch den Rentenverischerungsträger, Deutsche Rentenversicherung 4-5 (1988), 238-265

Schwartz, F.W., Badura, R. Leidl, H. Raspe, J. Siegrist: Das Publik Health Buch; München-Wien -Baltimore (1998)

Schwartz/Perleth: „Ein neuer Standard in der Qualitätssicherung: Die systematische Einbeziehung externer Wissensressourcen". Gesundh.ökon. Qual.-manag.2 (1997) 107-113.

The Joint Commission: „Journal on quality improvement" S. 40-47

Thiel, Volker; Steger, Kai-Uwe; Josten, Cornelia; Shemmer, Eckard: Evodence-based Nursing – missing link zwischen Forschung und Praxis, Pflege 2001: 267-276

Viethen, Gregor: Qualität im Krankenhaus - Grundbegriffe und Modelle des Qualitätsmanagements, Stuttgart 1995

Viethen, Gregor: Qualität rechnet sich - Erfahrungen zum Qualitätsmanagement im Krankenhaus, Stuttgart 1996

Viethen, G.; T. Dombert; M. Klinger; S. Lachmann; C. Bürk: Ein Trendinstrument zur Erhebung von Patientenzufriedenheit: Die Lübecker Fragebogen-Doppelkarte. Gesundh. Ökonom.Qual.manag. 2 (1997) 50-53

Walger Martin: „Qualitätssicherung in der stationären Versorgung". Das Krankenhaus 12/97: 721-724

Werntges, Axel: Die Prozeßmodule-Dokumentation und -optimierung mittels eines Handbuches gemäß der DIN EN ISO 9001, in III. Asklepios Symposium 1997, Hrsg: Asklepios Kliniken GmbH (1998)